M ONOGRAPHIEN AUS DEM G ESAMTGEBIETE DER P SYCHIATRIE

MONOGRAPHIEN AUS DEM GESAMTGEBIETE DER PSYCHIATRIE

Herausgegeben von
H. Hippius, München · W. Janzarik, Heidelberg · C. Müller, Onnens (VD)

Karl Bechter

Borna Disease Virus

Mögliche Ursache neurologischer und psychiatrischer Störungen des Menschen

Professor Dr. Karl Bechter, Chefarzt der Abteilung für Psychotherapeutische Medizin und Psychosomatik an der Klinik für Psychiatrie und Psychotherapie II des Schwäbischen Bezirkskrankenhauses Günzburg, wurde mit seinen Mitarbeitern der Anerkennungspreis der Deutschen Herdforschungsstiftung 2008 verliehen.

104 Bayerisches Ärzteblatt 3/2009

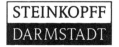

Dr. Karl Bechter
Abt. Psychiatrie II der Universität Ulm
und Abt. Psychiatrie des Bezirkskrankenhauses Günzburg
Ludwig-Heilmeyer-Str. 2
89312 Günzburg

Die Deutsche Bibliothek – CIP-Einheitsaufnahme
Bechter, Karl: Borna Disease Virus / Karl Bechter. – Darmstadt: Steinkopff, 1998
  (Monographien aus dem Gesamtgebiete der Psychiatrie; Vol. 89)
  ISBN 3-7985-1140-3

© 1998 by Dr. Dietrich Steinkopff Verlag, GmbH & Co. KG Darmstadt
Verlagsredaktion: Sabine Ibkendanz – Herstellung: Renate Münzenmayer
Umschlaggestaltung: Erich Kirchner, Heidelberg

Printed in Germany

Satzherstellung: Reproduktionsfertige Vorlage des Autors

SPIN 10694801   85/7231-5 4 3 2 1 0 – Gedruckt auf säurefreiem Papier

Vorwort

Immer wieder wird davon gesprochen, daß eine Infektion mit neurotropen Viren nicht nur die bekannten encephalitischen oder meningoencephalitischen Krankheitsbilder hervorruft, sondern auch zu psychiatrischen Störungen führen kann. Dabei wird vor allem an solche Infektionen gedacht, bei denen der Erreger für lange Zeit im Zentralnervensystem persistiert, ohne zu massiven degenerativen Prozessen zu führen. Nur an wenigen Beispielen ließen sich jedoch Hinweise dafür gewinnen, daß Verhaltensstörungen nicht nur auf der Grundlage genetisch bedingter Anfälligkeit, sondern tatsächlich auch durch die Einwirkung eines Virus oder - wie bei den spongiformen Encephalopathien - durch ein noch nicht eindeutig definiertes, übertragbares Agens entstehen können. Wie in den letzten Jahren wahrscheinlich gemacht werden konnte, gehört dazu das Virus der Borna'schen Krankheit (BD-Virus).

Die Borna'sche Krankheit ist den Veterinärmedizinern schon lange als eine insbesondere bei Pferd und Schaf sporadisch auftretende, progressiv verlaufende Encephalomyelitis bekannt. Studien, die bereits vor mehr als 70 Jahren in Gießen durchgeführt wurden, haben ergeben, daß der Erreger ein streng neurotropes Virus ist, das sich auf Tiere verschiedener Spezies übertragen läßt. Die Infektion ist gekennzeichnet durch eine lange Inkubationszeit, während der der Erreger über Monate oder sogar Jahre im Gehirn persistieren kann. Bei vergleichbarem pathologisch-histologischem Befund ist das Krankheitsbild abhängig von der infizierten Tierart, aber auch vom Phänotyp des infizierenden Virus, das in seinen pathogenen Eigenschaften sehr variabel zu sein scheint. So wurden Lähmungen mit Todesfolge, Fettsucht mit Fertilitätsstörungen, lang anhaltende Verhaltensstörungen, aber auch inapparente Verlaufsformen beschrieben. In allen Fällen vermehrt sich das Virus in Zellen des Zentralnervensystems und persistiert insbesondere im limbischen System in relativ großen Mengen. Von pathogenetischer Bedeutung ist, daß das Virus selbst keine vitalen Funktionen beeinflußt, sondern daß die Krankheit auf einer virusspezifischen immunpathologischen Reaktion beruht, bei der T-Zellen vom Helfer/Inducer-Phänotyp die entscheidende Rolle spielen.

Diesen hauptsächlich von Rudolf Rott und seinen Mitarbeitern am Institut für Virologie in Gießen erhobenen Befunden wurde in letzter Zeit besondere Aufmerksamkeit zuteil, nachdem sie gefunden haben, daß sich BD-virusspezifische Antikörper in einigen Seren und z.T. auch in Liquores von Menschen mit psychiatrisch relevantem Krankheitsbild nachweisen lassen. Diese Beobachtungen führten zu weiteren Studien, die erkennen lassen, daß der Mensch mit dem BD-Virus infizierbar ist. Dafür sprechen die Ergebnisse über die Anwesenheit virusspezifischer Antikörper beim Menschen, die BD-Virusproteine erkennen, und zwar solche, die aus infiziertem Gewebe isoliert, aber auch mit Hilfe gentechnologischer Methoden in Säugerzellen exprimiert wurden. Dann konnten Virus-Protein und -RNA in Gehirnschnitten von psychiatrischen Patienten nachgewiesen und erste Ergebnisse über die Isolierung eines Virus aus dem Liquor von seropositiven Akutpatienten erhalten werden, welche darauf hinweisen, daß es sich dabei um eine Variante des BD-Virus handeln könnte.

Die Frage, ob BD-Virus oder eine seiner Varianten psychiatrische und neurologische Störungen auch beim Menschen verursacht, ist dagegen nicht so leicht zu beantworten. Karl Bechter hat in der vorliegenden Monographie die Ergebnisse seiner Untersuchungen zu dieser aktuellen Problematik dargestellt. Seine speziellen klinischen und seroepidemiologischen Studien, inklusive seiner Untersuchungen in Lebensgemeinschaften, stellen sicherlich die umfangreichsten dieser Art beim Menschen dar. Sehr vorsichtig und kritisch diskutiert er seine Befunde und stellt sie in Zusammenhang mit den bei Tieren beobachteten Auswirkungen der BD-Virusinfektion. Mit solidem Sachwissen versucht er deren Einordnung in den derzeitigen Erkenntnisstand zur Ätiologie und Pathogenese psychiatrischer Erkrankungen.

Es spricht vieles dafür, daß das BD-Virus bzw. eine seiner Varianten den Menschen nicht nur infizieren, sondern bei ihm auch zu psychischen Störungen führen könnte, deren Genese aber komplexe Mechanismen zugrunde liegen. Sie werden offenbar nicht nur vom Virus selbst, sondern auch von wirtsspezifischen Faktoren bestimmt. Genetische Prädispositionen und andere noch zu bestimmende endogene und exogene Einflüsse mögen dabei, wie bei empfänglichen Tieren, eine Rolle spielen. Das würde auch erklären, daß die Infektion unterschiedlich verlaufen und zu verschiedenartigen klinischen Manifestationen führen kann.

Herr Bechter ist mit seinen Untersuchungen in Neuland vorgestoßen. Es kann deshalb nicht ausbleiben, daß Meinungsverschiedenheiten in der Interpretation der Ergebnisse bestehen. Doch nicht die Meinungsäußerungen von Individuen, sondern die Ergebnisse weiterer Forschung entscheiden, ob eine Aussage richtig oder falsch ist. Dazu stellt die lesenswerte Monographie eine gute Grundlage dar.

Würzburg, im Frühjahr 1998

V. ter Meulen
Institut für Virologie
und Immunbiologie
Universität Würzburg

Inhaltsverzeichnis

1
Einleitung

Die Bornasche Krankheit (Borna Disease = BD*) ist in Deutschland seit über 200 Jahren unter verschiedenen Bezeichnungen, z.B. "Kopfkrankheit", "hitzige Kopfkrankheit", "Schlafsucht", "Nervenfieber", "hitzige Kopfkrankheit der Pferde", "halbakute Gehirnentzündung", "Kopfkrankheit der Pferde" und "zerebrospinale Meningitis epidemica" beschrieben worden. Es handelt sich um eine nicht-eitrige Encephalomyelitis. Den Namen Bornasche Krankheit erhielt diese als Pferdeseuche bekannt gewordene Erkrankung wegen eines seuchenhaften Ausbruchs im Kreis Borna in Sachsen im Jahre 1894 (Heinig 1969). Als typisch für BD gilt ein ganzjährig, im Frühsommer zum Teil seuchenhaftes Auftreten in weiten Gebieten Deutschlands, vor allem auch in Württemberg und in Bayern (Fröhner u. Zwick 1944; Düwel 1957; Heinig 1969; Mayr u. Danner 1978; Danner 1982). Die Krankheit wurde als in der Regel akut oder subakut verlaufend mit letalem Ausgang beschrieben. Die Krankheitsfälle schienen sich in bestimmten Jahren zu häufen. Das Auftreten der BD außerhalb Deutschlands galt als nicht gesichert (Heinig 1969). Neuere seroepidemiologische Untersuchungen weisen auf das Vorkommen der BD in allen Ländern hin, in welchen solche Untersuchungen durchgeführt wurden, so in Japan, USA, Holland, Luxenburg, Schweiz, Rußland und Polen (Rott et al. 1991; Kao et al. 1993; Herzog et al. 1994; Zimmermann et al. 1994a). Das Vorkommen der BD beim Schaf und anderen Tierarten wurde nach ersten gelungenen Übertragungsversuchen Mitte der 20er Jahre gesichert (Zwick u. Seifried 1925; Zwick 1926 u. 1939). Eine wirksame Therapie der BD ist bisher nicht möglich, eine wirksame Impfung existiert nicht.

Neuerkrankungen werden in Deutschland alljährlich beobachtet (Heckmann 1984; Pauels 1990 u. 1992). BD ist die häufigste Ursache lymphozytärer Meningoencephalitiden bei Pferd und Schaf in Deutschland. BD galt bisher als nicht humanpathogen, dies wurde allerdings seit einiger Zeit vermutet (Mayr u. Danner 1978). Durch den erstmaligen Nachweis BDV-spezifischer Serum-AK beim Menschen (Rott et al. 1985; Amsterdam et al. 1985) wurde diese Vermutung substantiell unterstützt.

Diese Studie befaßt sich mit der Hypothese einer humanen BD. Die vorgelegten Daten und Ergebnisse wurden gewonnen in einer 8-jährigen kontinuierlich durchgeführten offenen klinischen Studie. Die serologischen Screeninguntersuchungen sind die bisher umfangreichsten derartigen Untersuchungen. Zusätzlich wurde eine Reihe spezifischer und spezieller klinischer Untersuchungen bei BDV-seropositiven neuropsychiatrischen Patienten durchgeführt, welche in dieser Form von anderen Forschungsgruppen bisher ebenfalls nicht vorgelegt wurden. Die virologischen und serologischen Untersuchungen wurden im Rahmen einer wissenschaftlichen Kooperation von Mitarbeitern des Instituts für Virologie der Universität Gießen (Leiter Prof. Dr. Dr. h.c. Rudolf Rott), überwiegend von Frau Dr. Sibylle Herzog, durchgeführt.

2
Die Bornasche Krankheit beim Tier - Grundlagen der natürlichen Erkrankung und Ergebnisse experimenteller Untersuchungen

2.1
Vorkommen, Epidemiologie und Übertragung

BD wurde zunächst nur beim Pferd beschrieben. Erste Abhandlungen liegen von Autenrieth (1813), Wörz (1858), Dinter (1879) u. Walther (1899) vor, Prietsch (1896) u. Walther (1899), später Spiegl (1922) berichteten über das Vorkommen der BD bei Schafen (Literatur zitiert nach Heinig 1969). 1924 wurde im Zwick'schen Institut in Gießen die BD erstmals durch Gehirnmaterial eines erkrankten Pferdes auf Kaninchen und Meerschweinchen übertragen (Zwick u. Seifried 1925). Die Übertragungsversuche wurden bestätigt durch Hahn (1925), Ernst u. Hahn (1926), sowie Nikolau u. Galloway (1927) (Zitate nach Heinig 1969).

Unklar blieb bis heute, welche Tierart das hauptsächliche natürliche Virusreservoir darstellt und wie die natürliche Erkrankung übertragen wird (Heinig 1969; Danner 1982). Latente Verläufe galten lange Zeit als Rarität, wurden aber immer wieder vermutet (Zwick 1939; Netzer 1952; Matthias 1954; Görttler u. Vöhringer 1954; Fechner 1955); solche könnten die Schwierigkeit, den Übertragungsweg nachzuweisen, zum Teil erklären (Mayr u. Danner 1978). Eine zuverlässige serologische Methode der Antikörperbestimmung steht allerdings noch nicht lange zur Verfügung (Herzog u. Rott 1980). Die Hypothese, es handle sich bei BD um eine "Bodenseuche" (d.h. das Virus überlebe in bestimmten Böden und führe von dort immer wieder zu Neuinfektionen) ist nur als historische Aporie zu betrachten, da BDV extern labil ist (Heinig 1969; Danner 1982). Das seuchenartige Auftreten in Schaf- und Pferdebeständen, wie einer Vielzahl von Berichten zu entnehmen ist, spricht für einfache Kontagiosität. Bereits Joest und Degen hatten eine rhinogene Übertragung angenommen (Joest u. Degen 1911). Diese Annahme wird unterstützt durch neuere experimentelle Untersuchungen: Die intranasale (i.n.) wie die intrazerebrale (i.c.) Infektion gehen bei der Ratte praktisch zu 100% an (Morales et al. 1987; Carbone et al. 1987). Nach i.n.-Infektion wird das Virus über die Nerven der Riechschleimhaut aufgenommen, intraaxonal in den Bulbus olfactorius transportiert und von dort entlang den Nervenbahnen sowohl antero- wie retrograd im ZNS verbreitet. Über beliebige freiliegende Nervenendigungen (natürlich oder traumatisch) kann das Virus offenbar in das ZNS gelangen (Carbone et al. 1987). Räumliche Nachbarschaft und enger körperlicher Kontakt über längere Zeiträume begünstigen offenbar die Weitergabe der Infektion (Netzer 1952; Heinig 1969; Herzog et al. 1994). Ferner wurde erst kürzlich virusspezifische RNA in konjunktivalen und nasalen Sekreten sowie im Speichel BDV-seropositiver Pferde nachgewiesen (Richt et al. 1993a; Zimmermann et al.

1994a). Die rhinogene Übertragung dürfte demnach bei der natürlichen Infektion eine wesentliche Rolle spielen.

Bei serologischen Untersuchungen von ungefähr 9.000 Pferdeseren in den Jahren 1985-1994 zeigte es sich, daß 11,5 % dieser Seren BDV-spezifische Antikörper aufwiesen; diese Seren waren hauptsächlich zur Diagnose anderer Virusinfektionen eingesandt worden (Lange et al. 1987; Herzog et al. 1994). Ein geringer Teil dieser bei der aktuellen Untersuchung bezüglich einer BD typischen Symptomatik unauffällig erscheinenden Pferde (Lange et al. 1987) entwickelte im Verlaufe eines Jahres aber eine geringgradige Symptomatik, die mit einer latenten BD vereinbar erschien: Verhaltensauffälligkeiten, Neigung zu Koliken und passagere Lähmungen. Nur wenige Tiere mußten notgeschlachtet werden. - Nach diesen Ergebnissen ist mit einer erheblichen Anzahl latent mit BDV infizierter Tiere zu rechnen. Weitere seroepidemiologische Feldstudien an gesunden Pferdebeständen bestätigen das Vorkommen BDV-spezifischer Serum-AK in allen Ländern, in welchen solche Untersuchungen durchgeführt wurden (Kao et al. 1993; Herzog et al. 1994; Zimmermann et al. 1994a): in Luxemburg, Holland, Schweiz, Polen, Rußland, Israel, Nordafrika, USA. Bei unauffälligen Pferden aus Ställen, in denen kurz zuvor ein oder mehrere BD-Fälle aufgetreten waren, wurde eine Prävalenz von ca. 20-40 % BDV-seropositiver Tiere gefunden (Richt et al. 1993a).

Empfängliche Tierarten:
Jahrzehntelange experimentelle Forschungen haben ein breites Spektrum von Tierarten aufgezeigt, welche für die BDV-Infektion empfänglich sind: über die natürlichen Wirte der Equiden und des Schafes hinaus sind Rind, Kaninchen, Meerschweinchen, Ratte, Huhn, Primaten (Rhesusaffe und Spitzhörnchen sind untersucht), Ziegen und einige weitere für BD empfänglich. Hingegen sind Maus, Hund, Ratte, Frettchen und einige andere wenig für BD empfänglich (Übersichten bei Heinig 1969; Mayr u. Danner 1978; Ludwig et al. 1988). In einer neuen seroepidemiologischen Untersuchung wurde eine noch unbestätigte Verbindung zwischen der sog.n staggering disease der Katze und BDV hergestellt (Lundgren et al. 1993). Erst kürzlich wurde das natürliche Vorkommen der BD beim Rind nachgewiesen (Bode et al. 1994a; Caplazi et al. 1994). BD scheint auch beim Strauß vorzukommen (Malkinson 1993 u. 1995; Rott u. Becht 1995).

2.2
Pathologische Anatomie und Histopathologie

Makroskopisch lassen sich bei am Gehirn von Tieren, welche an akuter BD verendeten, in der Regel keine Veränderungen erkennen; nur in sehr ausgeprägten Fällen findet sich eine leichte Hyperämie oder ein Ödem der Hirnhäute (Heinig 1969). Nach abgelaufener BD kann sich ein Hydrocephalus externus und internus (e vacuo) darstellen (Narayan et al. 1983a u. b; Irigoin et al. 1990; Bilzer u. Stitz 1994). - *Mikroskopisch* lassen sich entzündliche Veränderungen des ZNS nachweisen. Wegweisend hierfür waren die Ergebnisse von Joest und Degen, welche erstmals über die nach ihnen benannten BD-typischen Einschlußkörperchen im Zellkern von Ganglienzellen berichteten (Joest u. Degen 1909 u. 1911). Nach Seifried u. Spatz (1930) wurde BD zu den Polioencephalomyelitiden vom fleckförmigen Typ gerechnet, bei welchen vorwiegend die graue Substanz betroffen ist. (Zu diesem Typ zählten sie noch Lyssa, Heine-Medin´sche Krankheit, d.h. Poliomyelitis, und Encephalitis epidemica von Economo). Diese Abgrenzung von Polioencephalomyelitiden mit einer geringeren meningealen Reaktion von den Meningoencephalitiden hat sich nicht halten können (Schmidt 1987), da bei ersteren zwar seltener, aber doch auch meningitische Verläufe beobachtet werden (Scheid 1980). Die Erwähnung der historisch gewordenen Einteilung nach Seifried und Spatz weist aber auf graduelle Besonderheiten hin. - Die als pathognomonisch geltenden Joest-Degen´schen Einschlußkörperchen in den Kernen großer Ganglienzellen treten unmittelbar vor der Degeneration der jeweiligen Zelle auf (Narayan et al. 1983b). Die Entzündungsherde entsprechen perivaskulär angeordneten mononukleären Zellinfiltraten (Seifried u. Spatz 1930; Narayan et al. 1983b). Prädilektionsorte der Entzündungsherde sind der Bulbus olfactorius und das Zwischenhirn, besonders das Ammonshorn und der fronto-basale Kortex. Die kleinen Herde findet man fast ausschließlich in der grauen Hirnsubstanz. Degenerative Erscheinungen stehen im Hintergrund, kommen aber vor. Neben Ganglienzelluntergängen, Neuronophagie u.a. kann es zum Teil zu reaktiven Veränderungen, besonders zu einer Gliose vom astrozytären Typ kommen. Bei gering ausgeprägter Entzündungsreaktion kann die Gliose aber völlig fehlen. Auch in der Ganglienzellschicht der okulären Retina können Entzündungsherde auftreten (Heinig 1969; Narayan et al. 1983b). - *Elektronenmikroskopisch* konnte das Virus bisher nicht sicher dargestellt werden. Neueste Untersuchungen lassen auf ein umhülltes Partikel mit einer Größe von 90 nm schließen (Richt et al. 1993b; Sasaki u. Ludwig 1993, Pyper u. Clements 1994; Compans et al. 1994; Zimmermann et al. 1994b).

2.3
Virologie und Pathogenese

BDV ist *streng neurotrop* wie bisher kein anderes bekanntes Virus (Gosztonyi u. Ludwig 1984; Herzog et al. 1984; Morales et al. 1988; Stitz et al. 1991). In Hirnhomogenaten, zum Teil auch im Liquor cerebrospinalis, infizierter Tiere läßt sich Infektiosität nachweisen (Zwick et al. 1932; Ludwig et al. 1977). BDV ist resistent gegen Trocknung, sensitiv gegenüber Lipidlösungsmitteln und kann leicht durch Erhitzung abgetötet werden (Heinig 1969). Die Anwesenheit des Virus wurde bisher dargestellt durch Übertragungsversuche oder durch den Nachweis komplementbindenden Antigens (Heinig 1969), seit 1980 zuverlässig mit der indirekten Immunfluoreszenz (Herzog u. Rott 1980). Erst in den letzten Jahren wurde das Virusgenom schrittweise identifiziert (Lipkin et al. 1990; Vande Woude et al. 1990; De La Torre et al. 1990; Richt et al. 1991 u. 1993a u. b; Mc Clure et al. 1992; Briese et al. 1992 u. 1994; Pyper u. Clements 1994). Die jüngst publizierte vollständige Genomsequenz (Cubbitt et al. 1994a) bedarf noch der Bestätigung durch andere Forschungsgruppen. Zweifellos handelt es sich bei BDV um ein negatives einsträngiges RNA-Virus mit einer Größe von ca. 9 kB (Briese et al. 1995). Es wird zur Klasse der Mononegavirales gezählt. Für die Serodiagnostik steht inzwischen auch der *Immunoblot* (Haas et al. 1986; Vande Woude et al. 1990; Rott et al. 1991; Thiedemann et al. 1992; Bode et al. 1992; Kao et al. 1993) und die *RT-PCR* zur Verfügung (Richt et al. 1993a; Zimmermann et al. 1994a). - BDV repliziert in vitro in einem extrem breiten Spektrum embryonaler Gehirnzellen tierischer wie menschlicher Provenienz (Danner et al. 1978). Durch Kokultivation von Gehirnzellen infizierter Tiere kann eine Vielzahl von Zellinien infiziert werden (Mayr u. Danner 1972; Herzog u. Rott 1980; Danner 1982). Virusspezifisches Antigen kann vor allem im Zellkern infizierter Zellen dargestellt werden. Persistent mit BDV infizierte Zellkulturen werden zur Diagnostik verwendet. Die BDV-spezifischen Antikörper reagieren meist mit 3 virusspezifischen Proteinen mit Molekulargewichten von 14,5 k Da, 24 k Da, 38/40 k Da, zum Teil gibt es wohl auch ein 60 k Da Protein (Schädler et al. 1985; Haas et al. 1986; Ludwig et al. 1988 u. 1993; Rott et al. 1988; Stitz et al. 1991; Ludwig et al. 1993; Stitz u. Rott 1994). Das 14,5 k Da, das 24 k Da und das 38/40 k Da Protein konnten inzwischen weiter charakterisiert und ihre Spezifität bestätigt werden (Vande Woude et al. 1990; Thierer et al. 1992; Thiedemann et al. 1992; Pyper et al. 1993; Cubbitt et al. 1994b; Briese et al. 1995).

Die *Inkubationszeit der Erkrankung* ist speziesabhängig sehr unterschiedlich von Wochen bis zu vielen Monaten (Danner 1982). BDV wird deshalb zu den "slow viruses" gerechnet (Danner 1977, Ludwig u. Becht 1977; Mayr u. Danner 1978). Die *klinische Manifestation* der Erkrankung ist *sehr variabel* in Abhängigkeit von infizierter Spezies, Immunstatus und Alter des infizierten Wirts, ferner in Abhängigkeit von genetischen Faktoren und Infektionsroute (Danner 1977 u. 1982; Ludwig u. Becht 1977; Herzog et al. 1984, 1985 u. 1991; Carbone et al. 1987; Morales et al. 1988; Rott et al. 1991; Rubin et al. 1993). Bei der experimentellen Infektion *adulter Tiere* resultiert regelmäßig eine *persistierende Infektion* (Anzil et al. 1973; Narayan et al. 1983a u. b).

Die *klinische Symptomatik* der typischerweise *zweiphasigen Erkrankung* bei der experimentell gut untersuchten adulten immunkompetenten Ratte (siehe unten) resultiert aus der Kombination *dreier einzigartiger Virus-Wirt-Interaktionen* (Narayan et al. 1983a u. b): 1. BDV zeigt einen strengen Tropismus für Zellen im limbischen System und im Kortex, in welchen die Virusreplikation unbegrenzt anhält. 2. Das Virusantigen ruft eine entzündliche Reaktion hervor, welche für die Ganglienzellen im betroffenen Gebiet zytolytisch wirkt und im wesentlichen die Krankheitssymptomatik verursacht. 3. Die Entzündungsreaktion limitiert sich selbst trotz permanent hoher Virusreplikation.

Der Einfluß *genetischer Faktoren* auf die Pathogenese der Erkrankung zeigt sich in Speziesunterschieden, aber auch innerhalb einer Art, so z.B. bei genetisch geringfügig unterschiedenen Ratten-Inzuchtstämmen (Herzog et al. 1991):

Unterschiede im resultierenden Krankheitsbild sind demnach allenfalls teilweise auf das MHC-System, überwiegend aber auf andere noch unbekannte genetische Faktoren zurückzuführen. - Bei immuninkompetenten neugeborenen Tieren, wie auch bei immunsupprimierten Tieren kommt es zu keiner Entzündungsreaktion, aber zu massiver anhaltender Virusreplikation bei gleichzeitiger Antikörperproduktion (Narayan et al. 1983a u. b; Stitz et al. 1991 u. 1993). Die *humoralen Immunfaktoren* sind aber für die Pathogenese der Krankheit offenbar ohne Bedeutung, die Antikörper wirken nicht neutralisierend (Narayan et al. 1983a u. b; Herzog et al. 1985; Deschl et al. 1990; Rott et al. 1991). Für die Pathogenese entscheidend sind vielmehr *zelluläre Immunfaktoren*, wobei T-Lymphozyten vom Typ der CD4+ und CD8+Zellen eine herausragende Rolle spielen (Rott et al. 1988; Deschl et al. 1990; Richt et al. 1990; Planz et al. 1993; Bilzer u. Stitz 1993; Stitz et al. 1993). Astrozyten können als Antigen-präsentierende Zellen sowie als Zielzellen für Lymphozyten funktionieren (Richt u. Stitz 1992). In Abhängigkeit von der Dynamik der Virusreplikation können BDV-spezifische T-Lymphozyten einen protektiven oder aber einen gegenteiligen Encephalitis-verstärkenden Einfluß ausüben (Richt et al. 1994b). Einzigartig gegenüber anderen bekannten Viren ist ferner die Beobachtung, daß sich das spezifische T-Zellgedächtnis nach der Akutinfektion spontan in eine autoimmune Prägung der T-Zellen umwandelt (Rott et al. 1993a). Eine ganze Reihe pathogenetischer Schritte ist ungewöhnlich und erst teilweise verstanden (Fu et al. 1993a; Planz et al. 1993; Rott et al. 1993a; Zheng et al. 1993; Cubitt u. De La Torre 1994; Schneider et al. 1994).

2.4
Serologie und Liquorbefunde

Der Nachweis einer BD beruhte lange Zeit auf der histopathologischen Untersuchung und dem Tierversuch. Von Sprockhoff (1954) führte die *Komplementbindungsreaktion* in die Diagnostik ein, diese war aber insensitiv (Heinig 1969). Später konnte BDV-Antigen in Gehirnen und in Zellkulturen fluoreszenzserologisch nachgewiesen werden (Wagner et al. 1968; Shadduck et al. 1970; Danner u. Mayr 1973). Durch Benutzung infizierter Zellkulturen als Testsystem wurde eine quantitative Titration möglich (Danner et al. 1978). Durch Kokultivation infizierter embryonaler Gehirnzellen mit den als Testsystem dienenden Zellinien konnte BDV besonders zuverlässig und gleichmäßig in die Testsysteme propagiert werden (Herzog u. Rott 1980). Der *indirekte Immunfluoreszenztest* an persistent mit BDV infizierten MDCK-Zellkulturen dient nun seit Jahren als Basis der Routinediagnostik beim Tier. (Die neueren Immunoblotmethoden wurden bereits erwähnt).

Die *Titerverläufe* von BDV-IgG-Serumantikörpern gemessen im indirekten Immunfluoreszenztest sind bei der Ratte gut untersucht: etwa 8-10 Tage nach intrazerebraler Infektion treten Serumantikörper auf, welche nach 30-40 Tagen ohne Spitzenbewegung eine gleichbleibende Höhe erreichen (Mayr u. Danner 1978; Narayan et al. 1983a u. b; Rott et al. 1988). Beim Pferd wurden auch in akuten Krankheitsstadien sehr niedrige Titer an der Nachweisgrenze beobachtet (Lange et al. 1987; Richt et al. 1993a). IgM-Serum-AK sind kaum nachweisbar (Danner 1982). Eine Übersicht zu den berichteten serologischen Ergebnissen beim Tier gibt Tabelle 1.

Im *Liquor* findet man bei akuter BD eine pathologische Zellzahlerhöhung in Form einer leichten bis mäßigen Lymphozytose (Heinig 1969; Ludwig et al. 1977). Der Liquor ist klar. Der Gesamt-Eiweißgehalt kann gering erhöht sein. Spezifische Antikörper finden sich bei akuter BD der Ratte und des Kaninchens meist in niedrigerer Konzentration als im Serum, aber oft relativ erhöht (Ludwig et al. 1977; Danner 1982; Narayan et al. 1983b). Die BLS ist selbst beim Kaninchen, welches regelmäßig eine massive Entzündungsreaktion mit rasch letalem Verlauf entwickelt, kaum gestört; oligoklonale Banden konnten erst nach Konzentration des Liquors gefunden werden (Ludwig et al. 1977). - Es ist zu bemerken, daß die bei den Tierversuchen angewandten proteinanalytischen Verfahren nicht den hohen methodischen Standard haben, der in der klinischen Humanmedizin üblich ist; vor allem fehlt die analoge Anwendung des Reiber-Schemas.

Tabelle 1: Übersicht zu Serologie und Liquorbefunden bei BD verschiedener Tierspezies

Spezies	BDV-Serumantikörper			Liquorbefunde			Entzündliche Reaktion (histopathologisch)
	Auftreten post infectionem	Titerhöhe	Verlauf der Antikörpertiter	Antikörper + = vorhanden - = nicht nach- weisbar	Antikörpertiter	oligoklonale Banden	
Ratte (Narayan et al. 1983a u. b)	15.-20. Tag	-1:10000 IF	allmählich ansteigend dann konstant (maxim. Beobachtungszeit 7 Monate)	+	4-8 fach niedriger als im Serum	?	stark
Pferd (Heinig 1969), Ludwig et al. 1977; Lange et al. 1987; Grabner und Fischer 1991; Herzog et al. 1994)	?	1:5-1:2000 IF z.T. in 40% nachweisbar (nach Herzog et al. 1994 in 100% bei kranken Pferden nachweisbar)	wahrscheinlich konstant bleibend kaum untersucht	+ 73 % (nach Herzog et al. 1994)	widersprüchlich angegeben , z.T. höher als im Serum	+ nach Konzentration des Liquors	in letalen Fällen stark
Spitzhörnchen (Sprankel et al. 1987)	?	1:2 - 1:8 CF	?	?	?	?	leicht bis mittel

IF = *indirekter Immunfluoreszenztest*
CF = *Complement-Fixations-Test*
? = *nicht beschrieben*

2.5
Symptomatologie, Krankheitsverlauf und Krankheitsfolgen

Die klinische Symptomatik der BD ist außerordentlich *variabel* in Abhängigkeit von infizierter Spezies (genetische Faktoren), Infektionsroute, Alter und Immunstatus des Wirts (siehe oben), ferner durch die Topologie der Entzündungsherde im ZNS und möglicherweise auch in Abhängigkeit von Virusvarianten (Heinig 1969). Da die genaue Kenntnis der Symtomatik beim Tier für unsere Hypothesenbildung einer möglichen humanen BD von Bedeutung ist, werden typische Krankheitssymptome, -verläufe und -folgen hier kurz referiert:

Beim Pferd kommt es nach einer Inkubationszeit von durchschnittlich 53 Tagen (24-143 Tagen) zu ersten Krankheitserscheinungen (Heinig 1969). Häufig werden die Tiere matt, träge, teilnahmslos, ermüden rasch bei der Arbeit. Sie gähnen vermehrt, kauen ohne Anlaß, nehmen aber weniger Nahrung zu sich. Es werden anfallsartige Koliken beobachtet, Verstopfung wechselt mit Durchfall. Später kommen leichte Erregbarkeit und nervöses Zucken hinzu, verstärkte Hautsensibilität und gesteigerter Geschlechtstrieb sind zu beobachten. Die Symptome verstärken sich allmählich und recht rasch tritt dann ein schweres Krankheitsbild mit Dämmerzuständen und Bewußtseinsstörungen auf, teilweise unterbrochen durch paroxysmale Erregungszustände. Die Tiere nehmen seltsame Haltungen an oder verharren in unnatürlichen Haltungen, wenn sie in solche gebracht werden. Aus einer Hyperästhesie zu Beginn entwickelt sich häufig eine Hypästhesie in bestimmten Körperregionen. Es können anfangs motorische Reizerscheinungen auftreten. Später werden Lähmungen beobachtet, vor allem der Extremitäten, aber auch des Schweifes, des Mastdarms, der Blase und der Zunge. Es kann zu Schlucklähmungen, Augenmuskellähmungen, Augenlidlähmungen, Nystagmus usw. kommen. Aus neurologischer Sicht, obwohl in der veterinärmedizinischen Literatur nicht so benannt, handelt es sich bei letzteren schweren Krankheitssymptomen wohl überwiegend um Hirnstamm- und Kleinhirn-Symptomatik, entsprechend dem Auftreten von Entzündungsherden auch in Hirnstamm und Kleinhirn bei schwereren Verläufen (Spatz 1930). Diese Krankheitssymptome dauern in der Regel 1 bis 3 Wochen und die Verläufe sind bei 75 bis 95 % der Fälle letal.

Beim Schaf verläuft die BD nach einer mittleren Inkubationszeit von ca. 50 Tagen (30-90) offenbar in der Hälfte der Fälle harmlos und ohne wesentliche Krankheitszeichen (Matthias 1955 u. 1958 zitiert nach Heinig 1969; Rott u. Frese 1983). Die Symptomatik ist in der Regel weniger ausgeprägt als beim Pferd, ähnelt dieser aber sehr. Die Krankheitsdauer beträgt ebenfalls meist einige Wochen. Hyperästhetische Syndrome scheinen bei der BD der Schafe besonders häufig vorzukommen (Heinig 1969). Besonders beim *Pferd, aber auch beim Schaf* kommt es bei nicht letalem Verlauf öfters zu *Defektheilungen*. *Rezidive* mit gleichartiger Symptomatik wie bei Ersterkrankung können noch nach Jahren beobachtet werden, deren Häufigkeit wurde bei klinisch diagnostizierten überlebenden BD-Fällen auf ein Viertel bis zur Hälfte der Fälle geschätzt (Schmidt 1912; Friedrichs 1951; Görttler u. Vöhringer 1954; Heinig 1969). Da Feldbeobachtungen wegen des Fehlens einer histopathologischen Untersuchung aber diagnostisch immer unsicher bleiben, sind diese Berichte immer bezweifelt worden. Die Annahme milder, rezidivierender Verläufe der natürlichen BD ist jetzt aber erheblich gestützt durch neuere experimentelle Untersuchungen (Sprankel et al. 1978) und durch seroepidemiologische Felduntersuchungen (Lange et al. 1987; Kao et al. 1993; Richt et al. 1993a).

Bei der *Lewisratte* ist bereits 5 Tage nach intrazerebraler Inokulation der adulten Ratte eine beginnende Virusreplikation nachweisbar (Narayan et al. 1983 a u. b). Etwa nach 20 Tagen sind deutliche Entzündungsherde histopathologisch im Gehirn nachweisbar, welche ihren Höhepunkt nach 30-40 Tagen erreichen und nach 60 Tagen weitgehend abgeklungen sind. Das Auftreten und Verschwinden der Krankheitssymptomatik ist zeitlich mit dem Auftreten und Verschwinden der Entzündungsherde korreliert (Narayan et al. 1983 u. b), wobei die anfängliche Symptomatik einer hyperaktiv-aggressiven Phase mit nachlassender Entzündungsreaktion von einer Phase gegenteiliger klinischer Symptomatik von vermehrtem Ruhebedürfnis, Schläfrigkeit, Mattigkeit, Dösigkeit und Passivität gefolgt wird. Letztere Symptomatik dürfte zum Teil i.S. einer beginnenden Defektentwicklung zu verstehen sein, da sich mit Abklingen der Entzündungsherde ein Hydrocephalus e vacuo entwickelte und diese Minussymptome *teilweise* persistierten. Allerdings blieb in schwach ausgeprägter Form selbst in dieser passiven oder defektiven Phase ein Teil der anfänglichen Hypersymptomatik bestehen, wie z.B. vermehrtes Beißen, Priapismus u.a.. Aus neuropsychiatrischer Sicht ist dies als ein Nebeneinander von Ausfall- und Enthemmungssymptomatik zu interpretieren. Pathogenetisch kaum verstanden ist die Entwicklung von Obesitas oder Magersucht, die sich bei einem Teil der Tiere entwickeln, wobei der hirnpathologische Befund dieser gegensätzlichen Syndrome gleichartig ist (Narayan et al. 1983 a u. b; Kao et al. 1984; Herzog et al. in Vorbereitung). - Die *Virusreplikation* bleibt zwar vom 20. Tag nach der Inokulation über die gesamte Beobachtungszeit von ca. 1 Jahr hinaus unverändert im ZNS erhalten. Bei Ratten, welche Obesitas entwickeln, kann die Virusreplikation später aber offenbar absinken und in akuten Rezidiven erneut beginnen (S. Herzog, in Vorbereitung; siehe auch Rott u. Becht 1995).

Das Kaninchen ist besonders sensitiv für BD und entwickelt innerhalb einiger Wochen eine dann rasch letal verlaufende schwere Meningoencephalitis (Zwick u. Seifried 1925; Danner 1982; Roggendorf et al. 1983).

Bei Primaten sind untersucht Spitzhörnchen (Sprankel et al. 1978) und Rhesusaffen (Pette u. Környey 1935; Cervos-Navarro et al. 1981; Stitz et al. 1980; Krey et al. 1982). *Rhesusaffen* erkranken relativ schwer (Rott u. Frese 1983). - Bei *Spitzhörnchen* manifestiert sich vorwiegend ein milder Verlauf der BD (Sprankel et al. 1978): So zeigten von 100% (histopathologisch) infizierten Spitzhörnchen nur 20% deutlich ausgeprägte klinische Symptomatik mit einer ersten aggressiv-hyperaktiven Phase gefolgt von einer passiv-depressiven Phase, welche sich beginnend nach 60 Tagen post inokulationem wieder weitgehend normalisierte. Bei 80% der Tiere wurde hingegen zunächst *keine klinische Symptomatik* erkannt. Erst bei genauerer Prüfung der Verhaltensweisen, welche erst durchgeführt wurde als histopathologisch eine bei diesen Tieren nicht vermutete Encephalitis nachzuweisen war, wurden *Störungen höherer sozialer Funktionen bemerkt*, welche sich nur in Paarhaltung, hingegen nicht bei Einzelhaltung der Tiere manifestierten: Das Kontaktverhalten der BDV-infizierten Tiere war erheblich verändert, die "Identitätskontrolle" vermindert, die Sexualrolle verwischt, die Reproduktivität vermindert u.a.. Bei einem Teil der Tiere kam es zu einer leichten Defektsymptomatik, die sich noch nach längerer Zeit bessern konnte. Etwa 2 1/2 Jahre nach der ersten Krankheitsphase trat bei einem der Tiere (nur ganz wenige Tiere wurden so lange Zeit beobachtet) eine erneute Krankheitsphase auf, welche der "depressiven zweiten Phase" bei Ersterkrankung ähnelte und nach 3 Monaten in eine aggressiv-hyperaktive Phase überging.

2.6
Die Rolle virusinduzierter Neurotransmitterstörungen in der Pathogenese

Virusinduzierte Neurotransmitterstörungen können sowohl in der Pathogenese der klinischen Symptomatik der akuten BD wie bei Folgeerscheinungen eine Rolle spielen. Die quantitative Bestimmung verschiedener mRNA´s bei Ratten mit akuter und chronischer BD wie bei BDV-infizierten neugeborenen Ratten mit persistenter Infektion (ohne Entzündung) zeigten im Vergleich zu Kontrolltieren folgende Ergebnisse (Lipkin et al. 1988b): Bei akuter BD waren die Absolutwerte für die mRNA´s von Cholezystokinin und Somatostatin und die mRNA für das GABA-synthetisierende Enzym Glutamat-Dekarboxylase in zeitlicher Korrelation zur entzündlichen Reaktion massiv reduziert. Die mRNA für Mu Br 8, welche ein axonales Membranprotein kodiert, war sowohl während als auch anschließend an die entzündliche Reaktion reduziert. Die mRNA für Actin blieb hingegen unverändert. Bei BDV-infizierten neugeborenen Ratten, welche keine Entzündungsreaktion entwickeln, fanden sich keinerlei Veränderungen der mRNA´s für Somatostatin, Mu Br 8 und Actin gegenüber Kontrollen. - Da diese Untersuchungen nur an Hirnhomogenaten durchgeführt wurden, kann daraus nicht mehr geschlossen werden, als daß mit der Entzündung Veränderungen von Neurotransmitterfunktionen assoziiert sind, die nicht ausschließlich durch Gewebsuntergang erklärt werden können und teilweise persistieren. Diese Neurotransmitterstörungen könnten somit durch die entzündungsassoziierte functio laesa erklärt sein. - Postencephalitisch auftretende Fertilitätsstörungen und Obesitas (Kao et al. 1983; Narayan et al. 1983b) beruhen hingegen offenbar auf anhaltenden Veränderungen im Gonadoliberinsystem und anderen hypothalamisch-hypophysären Neurotransmittersystemen, wie immunzytochemisch an Gehirnschnitten BDV-infizierter Ratten in der postakuten Phase gezeigt wurde (Bredthauer et al.

1989). - Eine Präferenz von BDV für bestimmte Neurotransmitter wurde vermutet, da die Verteilung von BDV-Antigen mit der Verteilung von Glutamat- und Aspartatrezeptoren koinzidiert (Gosztonyi u. Ludwig 1984 u. 1995).

2.7
Entwicklungs- und Verhaltensstörungen bei persistenter BD neugeborener Ratten

Die experimentelle Infektion neugeborener immuninkompetenter oder immunsupprimierter erwachsener Ratten führt nicht zur Entwicklung der typischen BD, sondern zu einer persistenten toleranten Infektion (Narayan et al. 1983b). Dennoch kommt es bei der Neugeboreneninfektion zu Lern- und Verhaltensstörungen (Dittrich et al. 1989), zu fokalen Zytolysen infizierter Neurone (Carbone et al. 1991) wie zu Störungen des Wachstums und der spontanen lokomotorischen Aktivität der Tiere (Bautista et al. 1994).

3
Hypothese einer humanen BD

Mit dem Nachweis spezifischer BDV-Serumantikörper beim Menschen (Rott et al. 1985; Amsterdam et al. 1985) war die Frage des Vorkommens einer humanen BD grundsätzlich gestellt. Die ursprüngliche Hypothese einer möglichen Bedeutung von BDV für affektive Psychosen (Amsterdam et al. 1985) erwies sich bald als erweiterungsbedürftig (Bechter et al. 1987; Bechter u. Herzog 1990). Um hier diese Hypothesen weiter zu präzisieren ist zunächst der derzeitige Kenntnisstand über die natürliche wie experimentelle BD von entscheidender Bedeutung. Die vom Tier bekannten Eigenschaften des Erregers und die Eigenheiten der Krankheit sind zu berücksichtigen und dann analog in die Hypothese einer humanen BD einzubringen. Aus anderem Blickwinkel betrachtet kommen prinzipiell als Manifestationen einer humanen BD alle neuropsychiatrischen Krankheitsbilder des Menschen in Frage, deren Ätiologie derzeit nicht geklärt ist und bei denen Analogien zur BD beim Tier erkennbar sind. Der Vergleich von tierischem mit menschlichem Verhalten ist zwar immer problematisch. Es scheint aber nicht widersinnig sondern folgerichtig, solche Analogien zu versuchen, wenn im Bewußtsein bleibt, daß menschliches Verhalten besonders komplex ist und Analogieschlüsse deshalb begrenzt bleiben müssen, wie dies für die vergleichende Verhaltensforschung generell gilt (Lorenz 1973; Eibl-Eibesfeldt 1984).

3.1
Bedeutsame Eigenschaften von BDV und Besonderheiten in der Pathogenese der BD

Gegenüber anderen Viren zeichnet sich BDV vor allem durch strengen Neurotropismus und außerordentliche Variabilität aus. Es kann also mit großer Sicherheit davon ausgegangen werden, daß BDV grundsätzlich nur zu Erkrankungen des Nervensystems führt und es kann erwartet werden, daß BDV-bedingte klinische Symptome durch eine erhebliche Variabilität charakterisiert sein dürften. Das Spektrum klinischer Symptomatik reicht beim Tier vom Krankheitsbild mit schweren neurologischen Störungen und hoher Letalität bis zu kaum merkbaren Störungen höheren Verhaltens. Wenn milde Verläufe mit langer Inkubationszeit und allmählichem Beginn einer klinischen Symptomatik bei der hypothetischen humanen BD häufig sein sollten, wäre die Verifikation einer derartigen Erkrankung äußerst schwierig. Psychiatrische Erkrankungen beginnen häufig mit Vorstadien und führen oft erst im Zusammenspiel mehrerer Faktoren zu einer manifesten Erkrankung oder gar zu stationärer klinischer Behandlung (Weinberger 1987; Häfner 1993). Je milder die Verläufe, desto geringer ist allgemein der Einfluß eines einzelnen Faktors in einer komplexen Pathogenese zu erwarten. Wenn der Beginn einer Erkrankung schwer zu definieren ist, ist es auch schwierig, relevante Befunde zu erheben. Bei BD sind die auftretenden IgG-Serum-AK zwar spezifisch, können aber selbst bei akuten

Meningoencephalitiden beim Tier niedrig sein. Ferner fehlt eine Spitzenbewegung des Titers in der akuten Krankheitsphase, spezifische IgM-AK treten
kaum auf. Eine Phasenzuordnung der BD, ob akut oder chronisch, ist damit rein
serologisch auch im Längsschnitt nicht möglich. Diese Aspekte müssen die
Identifikation eventueller humaner Fälle von BD in einer klinischen Studie
enorm erschweren.

3.2
Hypothetische Symptomatik einer humanen BD in Analogie zur BD beim Tier

Das morphologische Substrat für Funktionen des zentralen Nervensystems,
welche bei krankhaften Störungen als neurologische bezeichnet werden, ist bei
Tier und Mensch in recht ähnlicher Form angelegt. Analogieschlüsse sind
deshalb für neurologische Störungen wenig problematisch. Meningitische und
meningoencephalitische Krankheitsbilder erwarten wir im Fall einer humanen
BD klinisch somit in ganz ähnlicher Form wie beim Tier mit neurologischer
Symptomatik und relativ leicht abgrenzbar. Rein encephalitische
Krankheitsbilder können hingegen sowohl klinisch als auch laborchemisch
schwierig nachzuweisen sein (Felgenhauer 1991) und histopathologische
Untersuchungen kommen aus ethischen Gründen kaum in Frage, wenn eine
Erkrankung ausschließlich Verhaltensstörungen verursachen sollte. Da sich
ferner alle heute bekannten organischen Ursachen psychiatrischer Störungen
durch Unspezifität in der Symptomatik auszeichnen (Bonhoeffer 1917; Huber
1987 u. 1990; Gross et al. 1989) ist eine hypothetische BD in Form einer
blanden Encephalitis mit der Folge ausschließlich psychiatrischer Störungen
klinisch schwer abgrenzbar zu erwarten. Um zu einer möglichst klaren
Hypothesenformulierung einer humanen BD zu kommen, empfiehlt es sich also,
diese so eng wie möglich an Analogien zu Tiermodellen der BD zu orientieren.
Am interessantesten erscheint das Spitzhörnchenmodell (Sprankel et al. 1987):
Ein kleiner Anteil (ca. 20%) BDV-infizierter Tiere entwickelt typische Verläufe
mit neurologischer Symptomatik, steht aber einem großen Anteil (ca. 80% von
Tieren gegenüber, welche ausschließlich Störungen höherer Verhaltensweisen
entwickeln. Die Verhaltensstörungen korrelieren mit dem Verlauf der
Entzündung im limbischen System und sind damit als BD-bedingt anzusehen.
Die als Folge der Encephalitis bleibenden Defekte sind symptomatisch über
Jahre nachweisbar. - In Analogie zum Spitzhörnchenmodell würde man bei einer
humanen BD vor allem an psychiatrische Krankheitsbilder ungeklärter Ätiologie
denken, bei denen Störungen des limbischen Systems postuliert werden oder als
wahrscheinlich gelten und bei welchen Defekte im Verlauf bekannt sind. Solche
Krankheiten sind die sog.n endogenen oder idiopathischen Psychosen aus dem
schizophrenen und aus dem zyklothymen Formenkreis (Weinberger et al. 1987;
Gross et al. 1989; Huber 1992; Liddle 1994). Diese Erkrankungen verlaufen
ferner oft in Phasen oder Schüben, was eine weitere Analogie zu rezidivierenden
Verläufen der BD beim Tier darstellen könnte. - Die generelle Unspezifität

psychiatrischer Symptomatik durch einzelne Causae (Bonhoeffer 1917) wird erklärt durch die Komplexität spezifischer und unspezifischer Verschaltungen des Gehirns und deren komplexe Pathophysiologie und den Einfluß des Subjekts als solchem (Schüttler 1987; Reynolds 1990; Heimann 1991). Das Konzept der Unspezifität gilt aber offensichtlich nicht nur für akute Psychosen, wie ursprünglich von Bonhoeffer vorgeschlagen, sondern auch für Störungen, die sich über viele Jahre hin entwickeln, wie an den bisher aufgeklärten genetischen Krankheiten mit der Folge psychiatrischer Störungen dargestellt wurde (Propping 1983; Neumärker 1989). Unabhängig ob z.B. eine genetische Störung mono- oder multigenetisch ist, wird ein Spektrum psychiatrischer Diagnosen bei den durch den jeweiligen Gendefekt betroffenen Individuen gefunden. Die breite Streuung der Symptomatik ist dabei am ehesten zu erklären durch die zusätzliche Bedeutung unabhängiger pathogenetischer Faktoren. Doch wie läßt sich das Vorkommen typischer Erkrankungen wie "endogener" Psychosen mit dieser Unspezifität vereinbaren? Eine gewisse Charakteristik oder Typologie (Schneider 1980) bestimmter psychiatrischer Krankheitsbilder entsteht vermutlich durch topologische Präferenzen und in Abhängigkeit vom Schweregrad der Störung (Weinberger 1986; Liddle 1993 u. 1994). Bei der hypothetischen BD würden wir bei der bekannten Präferenz des limbischen Systems also ein Spektrum psychiatrischer Störungen erwarten, welches in Abhängigkeit vom Schweregrad durch die Topologie eine gewisse Charakteristik oder Häufung von Syndromen aufweisen könnte, welche als limbische anzusehen sind. Nicht a priori auszuschließen ist ferner die Möglichkeit einer BDV-Infektion von Neugeborenen. In diesem Falle würden wir ein weitgehend unspezifisches Muster von Störungen, vor allem der Entwicklung und des Wachstums, in Analogie zur BD bei neugeborenen Tieren erwarten.

3.3
Präzisierung der Hypothese

Als mögliche Manifestation einer humanen BD sind somit folgende Störungen in Betracht zu ziehen:

1. Ätiologisch ungeklärte typisch virale Meningitiden oder Meningo(-Encephal)itiden. 2. Krankheitsbilder mit einer neuropsychiatrischen Übergangssymptomatik, d.h. einer Kombination von neurologischen Störungen mit Verhaltensstörungen. 3. Rein psychiatrische Störungen mit einem möglicherweise breiten Spektrum in der diagnostischen Klassifikation und möglicherweise einer gewissen Häufung bestimmter Syndrome oder psychopathologischer Symptomcluster.
Falls eine humane BD in Form bisher ätiologisch ungeklärter neuropsychiatrischer Krankheitsbilder existiert, sind folgende Ergebnisse bei der Hypothesenprüfung zu erwarten:

a) Bei neurologischen oder/und psychiatrischen Patienten müßte eine erhöhte Prävalenz von BDV-Serumantikörpern gegenüber gesunden Kontrollen gefunden werden. Ausnahmen von dieser Regel sind nur vorstellbar bei ganz ungewöhnlichen epidemiologischen Konstellationen (Hennekens u. Buring 1987).

b) Bei BDV-seropositiven Individuen müßte ein gehäuftes Vorkommen von Krankheitsbildern festzustellen sein, welche mit der oben postulierten Symptomatik einer humanen BD übereinstimmen.

c) Spezifische Untersuchungen an Gehirnen und im Liquor BDV-seropositiver neuropsychiatrischer Patienten müßten den Nachweis einer BDV-Encephalitis erbringen.

d) In speziellen klinischen Untersuchungen, z.B. mit Hilfe bildgebender Verfahren, könnten eventuell indirekte Hinweise auf eine akute oder abgelaufene BD gefunden werden.

e) In spezifischen epidemiologischen Untersuchungen müßte geprüft werden, ob BDV-Seropositivität mit einer Exposition zu den natürlichen Wirten der BD in Beziehung zu bringen ist oder ob andere unbekannte Wege für die Übertragung einer humanen BD in Frage kommen.

4
Prävalenz von BDV-Serumantikörpern
bei neurologischen und psychiatrischen Patienten
und bei chirurgischen Kontrollen

4.1
Material und Methode

Patientenauswahl:
In einer offenen klinischen Studie wurden über einen Zeitraum von 8 Jahren kontinuierlich unselektiert Blutseren neu in die Klinik aufgenommener psychiatrischer Patienten i.S. einer Screeninguntersuchung auf BDV-AK untersucht, über einen Zeitraum von ca. 3 Jahren in selber Weise bei neurologischen Patienten. Ferner wurden übrigbleibende Seren neu aufgenommener chirurgischer Patienten unselektiert und sukzessiv über einen Zeitraum von ca. 1½ Jahren (überlappend mit Studie I und Studie II) auf BDV-AK untersucht. Für *2 geschlossene Zeiträume* wurde jeweils getrennt die Prävalenz von BDV-Serum-AK in den verschiedenen Patientengruppen ermittelt: Studie I betrifft den Zeitraum vom Beginn der Screeninguntersuchungen im Dezember 1985 bis zum Dezember 1986. In Studie I wurden neuaufgenommene und chronische Langzeitpatienten der PS-Klinik untersucht. Studie II betrifft den Zeitraum von April 1987 bis Mai 1989. In Studie II wurden nur neuaufgenommene PS- und NL-Patienten untersucht. Zur Bestimmung der BDV-Seroprävalenzraten wurde jede untersuchte Person im Studien-Zeitraum nur einmal gezählt.

BDV-Antikörperbestimmung:
Von den im Rahmen der Routinediagnostik anfallenden Blutseren, wie üblich gewonnen aus venösem Blut, wurde ½-1 ml Serum für die BDV-Antikörperbestimmung abgezweigt und in Plastikröhrchen bei -15° Celsius eingefroren und wöchentlich postalisch an das Institut für Virologie der Universität Gießen verschickt. Dort wurden die Seren im indirekten Immunfluoreszenztest auf die Anwesenheit von BDV-Serum-AK unter Blindbedingungen getestet und bei positivem Ergebnis quantifiziert. BDV-seropositive Seren wurden jeweils wiederholt getestet und erst nach Bestätigung als positiv gewertet. Titer ab 1:5 und mehr galten als BDV-seropositiv. Die Bestimmungsmethode wurde bereits früher detailliert beschrieben (Herzog u. Rott 1980). Eine kurze Darstellung folgt: die Serumproben wurden 1:5 mit Schweineserum verdünnt, mit Schweineleberpuder (100 mg/ml) absorbiert und auf azetonfixierte Präparationen von Madine Darbine Canine Kidney (MDCK)-Zellen inokuliert, welche persistent mit BDV infiziert waren. Nach Inkubation wurden die Zellen für den indirekten Immunfluoreszenztest präpariert wie früher beschrieben.

Statistik:

Bei Gruppenvergleichen mit großen Gesamtzahlen kann von einer Normalverteilung der Daten ausgegangen werden, wenn nicht besondere Selektionskriterien angewandt wurden, was hier nicht geschah. Die Darstellung der Gruppen erfolgt deshalb nur deskriptiv. Die Prüfung von Gruppenunterschieden bezüglich der Häufigkeit von BDV-Serum-AK erfolgte mit dem zweiseitigen χ^2-Test ohne Korrektur nach Fisher und Gates (Immich 1974; Sachs 1984). Das Signifikanzniveau wurde mit $p < 5\%$ gewählt. Um die statistische Zuverlässigkeit eventuell vorhandener Gruppenunterschiede abschätzen zu können, wurden Konfidenzintervalle für prozentuale Häufigkeiten nach Zöfel (1985) berechnet. Um die Größenordnung eventueller Häufigkeitsabweichungen genauer definieren zu können, wurde für vorhandene Unterschiede die sog. relative Inzidenz (synonym mit risk ratio oder relativem Risiko) mit der Formel $RR = ad/bc$ nach Rothman (1986) berechnet, ferner die 95% Konfidenzintervalle für RR nach der dort angegebenen Formel.

4.2
Ergebnisse

4.2.1
Ergebnisse der Studie I (Bechter et al. 1987)

In der untersuchten Gruppe psychiatrischer Patienten (n = 1003) befanden sich ca. 250 chronische Langzeitpatienten der Klinik. Insgesamt erwiesen sich *6,8%* (n = 68) der untersuchten PS-Patienten als BDV-seropositiv, hingegen nur *3%* (n = 4) der Seren von CH-Patienten.

Tabelle 2: Häufigkeit von Individuen mit positivem Nachweis von BDV-Serumantikörpern bei psychiatrischen und chirurgischen Patienten (Studie I)

	PS-Patienten	CH-Patienten
Anzahl	1003	133
BDV-seronegativ	935	129
BDV-seropositiv	68	4

4.2.2
Ergebnisse der Studie II (Bechter et al. 1992c)

In dem neuen Zeitraum von 2 Jahren wurden sukzessiv über 5000 Seren untersucht. Die untersuchten Patientengruppen waren nach Alter und Geschlecht gut vergleichbar, siehe Tabelle 3.

Tabelle 3: Deskriptive Daten der verglichenen Patientengruppen aus der Psychiatrie, Neurologie und Chirurgie (Studie II)

		PS-Patienten n=2377	NL-Patienten n=1791	CH-Patienten n=569
Geschlecht	m	48%	54,5%	56%
	w	52%	45,5%	44%
Alter (Jahre)		48,5 (16-93)	54,5 (13-92)	50,5 (14-93)

Die Prävalenz von BDV-Serum-AK (siehe Tabelle 4) in den untersuchten Vergleichsgruppen war mit rund 6% ($p < 0,05$) am höchsten in der Gruppe psychiatrischer Patienten, mit 4,9% (n.s) intermediär bei der Gruppe neurologischer Patienten und am niedrigsten mit 3,5% bei chirurgischen Patienten. Bei Berechung der BDV-Seroprävalenzraten in verschiedenen Altersgruppen zeigte sich bei etwa hälftiger Teilung der jeweiligen Gesamtgruppen, daß die Gruppenunterschiede epidemiologisch fast ausschließlich durch Unterschiede in den jüngeren Altersgruppen bedingt waren. Die Dichotomie der Patientengruppen wurde gewählt nach Geburtsjahrgängen der vor und bis 1940 Geborenen gegenüber den nach 1940 Geborenen. Die im folgenden als jüngere Patienten bezeichneten Gruppen der nach 1940 Geborenen entsprechen somit Patienten im Lebensalter von 13-48 Jahren.
Die BDV-Seroprävalenzrate in den jüngeren Altersgruppen der PS-Patienten ist beinahe um das 3-fache höher als in den entsprechenden Altersgruppen der CH-Patienten: RR=2,88 (Konfidenzbereich 1,244 - 6,681). Das Vorkommen BDV-seropositiver Individuen ist bei den jüngeren PS-Patienten signifikant häufiger als bei den jüngeren CH-Kontrollen: $\chi^2 = 6,663$; fg=1 zweiseitig; $p < 0,01$.

In den jüngeren Altersgruppen der NL-Patienten ist die BDV-Seroprävalenzrate gegenüber den CH-Kontrollen tendenziell höher: RR=1,72 (Konfidenzbereich 0,12 - 2,61). Das Vorkommen BDV-seropositiver Individuen ist bei jüngeren NL-Patienten tendenziell häufiger als bei den jüngeren CH-Kontrollen: $\chi^2 = 1,399$; fg=1 zweiseitig; nicht signifikant (p zwischen 0,2 und 0,3).

In den älteren Jahrgängen unserer dichotomen Teilung der Gesamtgruppen ist zwischen den verglichenen Gruppen eine gleichartige Hierarchie der Differenzen feststellbar: PS-Patienten weisen die höchste BDV-Seroprävalenzrate auf ($\chi^2 = 0,6$; nicht signifikant gegenüber CH-Patienten) und die NL-Patientengruppe liegt intermediär ($\chi^2 = 0,75$; nicht signifikant gegenüber CH-Patienten). - Vergleicht man die Gesamtgruppen weisen PS-Patienten gegenüber CH-Patienten eine signifikant höhere BDV-Seroprävalenzrate auf ($\chi^2 = 5,514$; fg=1 zweiseitig; p< 0,05), NL-Patienten eine tendenziell höhere BDV-Seroprävalenzrate ($\chi^2 = 1,799$; fg=1 zweiseitig; p=0,18).

Tabelle 4: Prävalenz BDV-seropositiver Individuen bei neu in die Klinik aufgenommenen Patienten aus Psychiatrie, Neurologie und Chirurgie (Studie II)

	Psychiatrie n=2377	Neurologie n=1791	Chirurgie n=569
Geburtsjahrgänge 1896-1940	5,73% n=1065	5,54% n=1138	4,8% n=293
Geburtsjahrgänge 1941-1976	6,02%** n=1312	3,7% n=653	2,2% n=276
Alle Patienten	5,9%*	4,86%	3,5%

** $p < 0,01$
* $p < 0,05$

Die BDV-Seroprävalenzraten innerhalb der einzelnen Patientengruppen sind zwischen den jeweiligen Geschlechtern nicht signifikant different. Die Konfidenzbereiche für die prozentualen Häufigkeiten in den Vergleichsgruppen entsprechend unserer Dichotomie sind zwischen den jüngeren Altergruppen der PS- und CH-Patienten deutlich voneinander getrennt, überlappen aber zwischen den Gruppen der jüngeren NL- und CH-Patienten (siehe Tabelle 5).

Zur weiteren Analyse der festgestellten altersgruppenspezifischen Differenzen der BDV-Seroprävalenzraten zwischen den verglichenen Gruppen von PS-, NL- und CH-Patienten wurden Subgruppen von jeweils 2 Dezennien gebildet. Dabei scheint sich noch deutlicher eine altersgruppenspezifische epidemiologische Dynamik abzuzeichnen mit der höchsten BDV-Seroprävalenzrate bei den jüngeren PS-Patienten und einer stetigen Differenz der Seroprävalenzraten sowohl zwischen PS- und CH-Patienten wie zwischen NL- und CH-Patienten, wobei sich in den höchsten Altersgruppen die Seroprävalenzraten annähern. Siehe Abb. 1, Rohwerte dargestellt in Tabelle 6.

Tabelle 5: BDV-Seroprävalenzraten bei PS-, NL- und CH-Patienten differenziert nach jüngeren und älteren Jahrgängen und Geschlecht und 95%-Konfidenzbereiche für prozentuale Häufigkeiten berechnet nach Zöfel 1985 (Studie II)

	PS			NL			CH		
	m	w	ges	m	w	ges	m	w	ges
Ältere Altersgruppen (Geb.-Jahrgänge 1894-1940)									
BDV-Seroprävalenzrate (%)	5,2	6,1	5,7	4,9	6,3	5,5	4,9	4,7	4,8
95%-Konfidenzbereich	3,6-7,2	4,5-7,7	4,4-7,1	3,6-6,7	4,7-7,7	4,5-7,5	2,26-8,93	2,19-8,65	2,81-7,37
Fallzahl	439	626	1065	613	525	1139	144	149	293
Jüngere Altersgruppen (Geb.-Jahrgänge 1941-1973)									
BDV-Seroprävalenzrate (%)	6,8	5,1	6,02	3,3	4,2	3,7	2,3	2,0	2,2
95%-Konfidenzbereiche	5,3-8,4	3,9-7,0	4,9-7,4	1,8-4,7	2,3-5,9	2,5-4,9	0,78-5,19	0,35-6,03	0,93-4,25
Fallzahl	704	608	1312	364	289	653	174	102	276

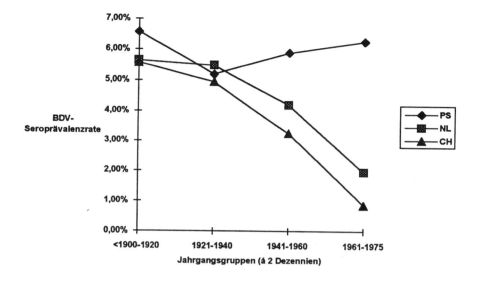

Abb. 1: BDV-Seroprävalenzraten in verschiedenen Jahrgangsgruppen (á 2 Dezennien) in den Vergleichsgruppen der Patients aus Psychiatrie, Neurologie und Chirurgie unter Zugrundelegung der Rohdaten der Studie II

Tabelle 6: Rohdaten zu Abb. 1

| Geburts-jahrgänge | PS | | | NL | | | CH | | |
	BDV-seroneg.	BDV-seropos.	%	BDV-seroneg.	BDV-seropos.	%	BDV-seroneg.	BDV-seropos.	%*
- 1920	384	27	6,57	352	21	5,63	119	7	5,56
- 1940	620	34	5,20	724	42	5,48	134	7	4,96
- 1960	845	53	5,90	478	21	4,21	119	4	3,25
> 1960	388	26	6,28	150	3	1,96	114	1	0,87
Alle	2237	140	5,89	1704	87	4,86	486	19	

* Die ersten beiden Chargen der Seren der CH-Patienten wurden primär anonymisiert und waren deshalb für diese Auswertung nicht verfügbar

Der Anteil von Erst- bzw. Mehrfacherkrankten in den Subgruppen BDV-seropositiver bzw. BDV-seronegativer PS-Patienten erschien epidemiologisch bedeutsam, da BDV-Seropositivität einen Hospitalismusfaktor darstellen könnte. Der Anteil von Erst- und Mehrfacherkrankten bei BDV-Seropositiven wurde deshalb verglichen mit dem bei BDV-seronegativen PS-Patienten. Hierzu wurde bei einer repräsentativen Auswahl BDV-seronegativer Patienten anhand der Akten überprüft, ob es sich um Erst- oder Mehrfacherkrankte handelte (Definition wie in 5.5.1.1). Die alphabetisch ersten 350 BDV-seronegativen Fälle wurden überprüft; dies entsprach 15,0 % der älteren und 16,0 % der jüngeren Patienten aus dem Gesamt der BDV-Seronegativen. Im Ergebnis ist in der Gruppe jüngerer BDV-seropositiver PS-Patienten der Anteil von Ersterkrankten um ca. 10 % kleiner als bei den jüngeren BDV-seronegativen PS-Patienten (siehe Tab. 7). Die entsprechende relative Inzidenz (RR) von BDV-Seropositivität bei jüngeren ersterkrankten PS-Patienten ist deshalb unter Umständen nach unten zu korrigieren. Dies wurde in einer hypothetischen Rechnung nach Extrapolation des Anteils Ersterkrankter in der Stichprobe Seronegativer auf die Gesamtgruppe berechnet. Daraus ergibt sich für jüngere BDV-seropositive ersterkrankte PS-Patienten gegenüber den jüngeren CH-Kontrollen ein etwas reduziertes, weiterhin aber deutlich höheres relatives Risiko: $RR = 2,355$ (Konfidenzbereich 0,981-5,652; $\chi^2 = 3,889$; fg = 1; zweiseitig; $p \leq 0,05$).

Tabelle 7: Jeweiliger Anteil Ersterkrankter bei BDV-seropositiven PS-Patienten und bei einer repräsentativen Auswahl (n = 350) BDV-seronegativer PS-Patienten (Studie II)

Geb.-Jahrgänge	Anteil Ersterkrankter in %	
	BDV-seropositive PS-Patienten n = 140	BDV-seronegative PS-Patienten n = 350
≤ 1940	59,0	54,3
> 1940	45,6	55,8
Alle	**51,4**	**55,1**

Die BDV-Serum-AK-Titer waren in den 3 untersuchten Vergleichsgruppen im wesentlichen gleichartig verteilt. In allen 3 untersuchten Gruppen sind Titerwerte zwischen 1:10 und 1:40 besonders häufig. Mit den Titerwerten von 1:5 bis 1:20 sind 71,5 % der PS-Patienten, 84 % der NL-Patienten und 60 % der CH-Patienten kumulativ erfaßt. Dies kann eine Tendenz zu höheren Titerwerten bei CH-Patienten andeuten. Die geringe Gesamtzahl BDV-Seropositiver in der CH-Kontrollgruppe läßt aber bei der großen Variabilität der Titerwerte eine schlüssige Bewertung nicht zu.

Tabelle 8: Verteilung der BDV-Serum-AK-Titer in den drei Vergleichsgruppen (alle BDV-seropositiven Individuen in Studie II)

BDV-Serum-AK-Titer	PS n=140	NL n=87	CH n=20
1:5	4	8	0
1:10	58	44	4
1:20	38	21	8
1:40	14	7	6
1:80	17	3	1
1:160	6	4	0
1:320	3	0	0
1:640	0	0	1

Verläufe von BDV-Serum-AK-Titern sind beim Tier kaum mehr als über Zeiträume von ca. 1 Jahr beschrieben. Wir haben bei einer Reihe unserer Patienten Titerverläufe über viele Jahre beobachten können. Einige ausgewählte Fälle sind in Abb. 2 dargestellt. Die Auswahl ist nicht repräsentativ für die Häufigkeit des Vorkommens einzelner Verlaufstypen, sondern für deren Unterschiedlichkeit. In den meisten Fällen bleiben die BDV-Serum-AK-Titer über Jahre stabil, fallen in manchen Fällen aber ab oder steigen selten auch an.

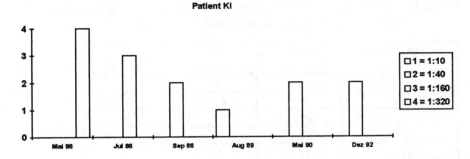

Abb. 2: Patient Kl: 1938 geb. Patient mit charakteristischem schizophrenen Residuum (ICD-10: F20.00) und ausgeprägter HA (siehe Abb. 6 in Bechter et al. 1987). Ersterkrankung vor 25 Jahren, seit 24 Jahren Langzeitpatient in unserer Klinik (inzwischen Heimbewohner)

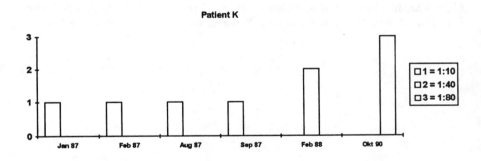

Abb. 3: Patient K siehe 5.7.1

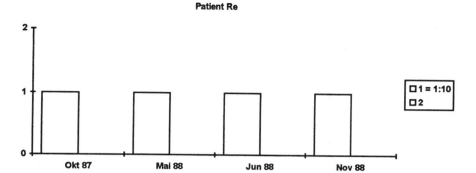

Abb. 4: Patient Re: 1940 geb. Patientin mit Verdacht auf transitorisch-ischämische Attacken bei arterieller Hypertonie. In diesem Fall wurden die BDV-Serum-AK von uns als reiner Zufallsbefund interpretiert

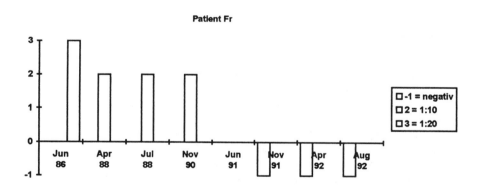

Abb. 5: Patient Fr: 1939 geb. Patient mit Alkoholismus (F10.26) und Zyklothymia (F34.0). In der Vorgeschichte war der Patient über einige Zeit unter Lithiumtherapie gebessert. Später häuften sich Rückfälle und stationäre Behandlungen

5
Spezielle klinische und epidemiologische Untersuchungen

Spezielle Untersuchungen bei BDV-seropositiven Patienten wurden bisher fast ausschließlich von unserer Arbeitsgruppe vorgelegt. Amsterdam et al. (1985) führten Liquoruntersuchungen bei BDV-seropositiven PS-Patienten durch und erhielten negative Ergebnisse. - BDV ist streng neurotrop und spezifische BDV-Serum-AK entwickeln sich bei der experimentell gut untersuchten Ratte immer erst nach erfolgter Virusreplikation (Narayan et al. 1983a u. b). Die in der indirekten Immunfluoreszenz nachweisbaren Antikörper sind als BDV-spezifisch anzusehen. Der von den kooperierenden Wissenschaftlern (Herzog u. Rott 1980) entwickelte Test ist seit Jahren in der veterinärmedizinischen Routinediagnostik in Anwendung, so daß die Zuverlässigkeit der Methode durch viele histopathologische Untersuchungen von Gehirnen BDV-seropositiver Tiere bestätigt ist. Damit waren spezielle klinische Untersuchungen bei BDV-seropositiven neuropsychiatrischen Patienten ärztlich indiziert.

5.1
Bildgebende Verfahren

5.1.1
Vorstudien

Die sukzessiv gesammelten *cCT's* BDV-seropositiver stationärer psychiatrischer Patienten wurden zur Frage eventueller encephalitischer Herde und bezüglich des Vorliegens einer möglichen (leichten) Hirnatrophie, teilweise ja Folge einer abgelaufenen BD beim Tier, beurteilt (Bechter et al. 1988). Diese ersten Auswertungen ergaben Hinweise auf ein häufigeres Vorkommen leichterer und mittelschwere HA bei BDV-seropositiven Patienten. In einer Fallkontrollstudie wurden dann in den Kernspintomogrammen (MRI) von nach Alter, Geschlecht und ICD-9-Diagnose paarweise vergleichbaren BDV-Seropositiven und BDV-Seronegativen signifikant häufiger kleine rundliche Herde bei BDV-seropositiven Patienten gefunden, ferner wurden die Hinweise auf ein gehäuftes Vorkommen von HA bei BDV-Seropositiven bestärkt (Bechter et al. 1987). Diese Fallkontrollstudie wurde über Jahre sukzessiv erweitert und abschließend eine erneute Beurteilung unter Blindbedingungen vorgenommen. Nur die abschließenden Ergebnisse sind in 5.1.2 dargestellt (siehe auch Bechter et al. 1994).

5.1.2
Kernspintomographische Untersuchungen (MRI)

Im MRI ist die Hirnstruktur besonders klar abgrenzbar und für entzündliche oder auch andere Veränderungen der weißen Hirnsubstanz stellt MRI das derzeit sensitivste bildgebende Verfahren dar (Holland 1987). Auch wenn bei BD vorwiegend Herde der grauen Hirnsubstanz auftreten, kommen doch auch Herde der weißen Hirnsubstanz vor, welche sich trotz ihrer geringen Größe, da ja nur mikroskopisch nachweisbar (Seifried u. Spatz 1930; Narayan et al. 1983), durch ein eventuelles umgebendes Ödem im MRI darstellen könnten. Die Anwendung von MRI für unsere Fragestellung erschien auch deshalb sinnvoll, weil HA im MRI besonders gut darstellbar ist und dem cCT auch in dieser Hinsicht überlegen erscheint. Unsere Hypothesen waren: 1. Kleine rundliche Herde der weißen Hirnstubstanz, morphologisch mit hypothetischen Entzündungsherden einer BD kompatibel, könnten bei BDV-seropositiven PS-Patienten gehäuft vorkommen. 2. Bei BDV-seropositiven PS-Patienten könnte HA gehäuft vorkommen, da die natürliche wie die experimentelle BD beim Tier je nach Schwere der Entzündung eine HA hinterlassen kann (Narayan et al. 1983 a u. b; Irigoin et al. 1987).

5.1.2.1
Material und Methode

Patientenauswahl:
Neu aufgenommene BDV-seropositive psychiatrische Patienten, wurden bei Einverständnis nach entsprechender Aufklärung kernspintomographisch untersucht. Patienten mit einem Alter von 60 Jahren oder mehr wurden ausgeschlossen, da die sog. white matter lesions mit zunehmendem Alter gehäuft vorkommen und vermutlich meist vaskuläre Läsionen darstellen (Holland 1987; Bauer 1990). Bei Patienten mit eingeschränkter Geschäftsfähigkeit wurde die Untersuchung nur durchgeführt, wenn das Einverständnis des gesetzlichen Vertreters vorlag. Als *Kontrollfälle* dienten zufällig ausgewählte stationäre PS-Patienten paarweise vergleichbar nach Alter (± 1 Jahr), Geschlecht und ICD-9-Diagnose, die einer MRI-Untersuchung nach entsprechender Aufklärung zustimmten. Dieses paarweise Matching wurde gewählt um vergleichbare Gruppen zu bekommen. Bei der Kontrollgruppe wurde auf die Anfertigung eines cCT's, einer sonst routinemäßig durchgeführten Untersuchung bei PS-Patienten, entsprechend verzichtet. Patienten und Kontrollen wurden sukzessiv und parallel über einen Zeitraum von ca. 5 Jahren gesammelt. Eine klare Hypothese zur Auswahl bestimmter diagnostischer Subgruppen bei BDV-Seropositiven bestand nicht, deshalb wurden auch keine diagnostischen Ein- oder Ausschlußkriterien für die Verumgruppe festgelegt. Um auch die Diagnosehäufigkeiten statistisch auswerten zu können, wurden die Patienten nach der beobachteten Häufigkeit in sinnvolle diagnostische Subgruppen zusammengefaßt. Die Diagnosen waren nach ICD-9 in den Akten kodiert. Es erschien sinnvoll und ausreichend diese Diagnosen direkt zu übernehmen. Die Verschlüsselung wurde jeweils überprüft, da Irrtümer in der Routine vorkommen mochten.

MRI-Tomogramme:
Die *Kernspintomogramme* wurden angefertigt mit einem Siemens-Magnetom (supraleitender Magnet mit Feldstärke 1,0 Tesla). Gemessen wurde überwiegend im Spinechoverfahren (SE) mit einer Repetitionszeit (TR) von 3000 ms und

Doppelecho mit Echozeiten (TE) von 30 ms und 90 ms. Die Schichtdicke war 7 mm, Schichtabstand 2,1 mm. Standardmäßig wurden transversale und frontale Schichten des gesamten Gehirns gemessen und die erhaltenen Bilder einer Bildgröße von 63x63mm auf Röntgenfilm fotographisch gespeichert.

Die *Beurteilung* der MRI-Tomogramme wurde zunächst selbst durchgeführt, eine Blindbeurteilung war hierfür nicht möglich. Dann wurden die gesammelten MRI's (Verumgruppe und Kontrollen) nochmals von einem durch wissenschaftliche Arbeiten zu "white matter lesions" besonders qualifizierten Neuroradiologen (MB_1) unter Blindbedingungen beurteilt (blind für Serumergebnis, Diagnose, Gruppenanzahl, Gruppengröße, Zugehörigkeit der Individuen zu den Gruppen, Vorbeurteilung). Da das eigene Studieninteresse eine Tendenz zu pathologischen Beurteilungen bei BDV-Seropositiven induzieren konnte, sind nur die blind erhaltenen Beurteilungen als Ergebnisse dargestellt. Gewertet wurden nur kleine rundliche Herde, die nicht als typisch vaskulär anzusehen waren und die nicht auf Partialvolumeneffekte verdächtig waren. Fragliche Fälle wurden als negativ gewertet. Anzahl und Lokalisation der Herde wurden notiert. Gleichzeitig wurde das eventuelle Vorhandensein einer HA nach subjektiven Erfahrungswerten beurteilt, getrennt nach Außen- und Innen-HA, jeweils in 3 Schweregrade (leicht, mittel und schwer). Als Maßgabe für die Einschätzung einer eventuellen HA galt, nur ganz eindeutig atrophisch erscheinende Befunde zu werten, fragliche wurden als normal bezeichnet. Eventuell andere vorhandene pathologische Auffälligkeiten wurden im Protokoll vermerkt.

Messung der Hirnventrikel anhand der MRI´s:
Da die klinisch subjektive Auswertung eine signifikante Häufung von HA in der Gruppe der BDV-seropositiven psychiatrischen Patienten ergab, wurden in einem zweiten Schritt unabhängig und ebenfalls unter Blindbedingungen (blind für alle o.g. Daten einschließlich des Ergebnisses der ersten Beurteilung) von einem Doktoranden (H.C. E.) allgemein anerkannte Parameter zur Bestimmung einer inneren HA vermessen. Hierzu wurden die auf Röntgenfilm gespeicherten Bilder auf Millimeterpapier projiziert und planimetrisch vermessen (Einzelheiten zur Meßmethode siehe Estler 1992).

Gemessene Parameter:
Eindimensionale Verfahren: Analog zu einem von Meese (1980) vorgeschlagenen Auswerteverfahren wurden vermessen: Auf der Höhe der Foramina Monroi: A (größter Abstand zwischen den Vorderhörnern der Seitenventrikel), B (größter Abstand zwischen den nuclei caudati), D (Abstand der Mittelpunkte der Hinterhörner der Seitenventrikel), F (Abstand der Tabula externa auf der Höhe von H), G (größter temporaler Abstand der Tabula interna), H (größter temporaler Abstand der Tabula externa). Auf der Höhe der weitesten lateralen Ausdehnung C (Weite des dritten Ventrikels). - In der bei kaudo-kranialer Schichtfolge ersten Schicht, auf welcher die Cellae mediae der Seitenventrikel erkennbar waren, E (größter Abstand der lateralen Begrenzungen der Cellae mediae). Aus den Messungen wurden relative Indizes berechnet: F/A

= Vorderhornindex, D/A = Ventrikelindex, H/E = Cella media-Index; ferner die Huckmannzahl als additiver Index A+B (Huckmann 1975) und der Evans-Index A/G (Evans 1942).

Zweidimensionale Verfahren: Nach Damisio (1983) wurden die Flächen der Vorderhörner der Seitenventrikel in ihrer Ausdehnung auf Höhe der Foramina Monroi vermessen (F1) und in der ersten Schicht bei kaudo-kranialer Schichtfolge die flächige Ausdehnung der Cellae mediae (F2).

Statistische Auswertung:
Die Vergleichbarkeit der Stichproben wurde an Kontingenztafeln mit Hilfe des χ^2-Tests überprüft. Das Vorliegen einer angenäherten De-Moivre-Verteilung wurde anhand gängiger Plausibilitätskontrollen geprüft (Sachs 1984). Die Ergebnisse der klinischen Beurteilung von HA wurden mit dem χ^2-Test bezüglich der Verteilung der gefundenen Häufigkeiten zweiseitig geprüft. Die Ergebnisse der Messungen von HA wurden mit dem t-Test für unverbundene Stichproben auf Häufigkeitsunterschiede geprüft (zweiseitig). Trotz des durchgeführten Matchings erschien die Vergleichbarkeit der Gruppen bei der Variabilität des untersuchten Parameters nicht sicher als so weitgehend, daß der t-Test für verbundene Stichproben mit seiner höheren Sensitivität für eventuelle Unterschiede anwendbar erschien. Falls die Voraussetzungen für χ^2 aufgrund der Ergebnisse nicht erfüllt sein sollten, wurde festgelegt, den exakten Fisher-Test anzuwenden. Das Signifikanzniveau wurde $<5\%$ festgelegt.

5.1.2.2
Ergebnisse

Zur klinisch-subjektiven Auswertung (Beurteiler MB_1) kamen die ersten 66 sukzessiv gesammelten MRI´s von diagnostisch nicht ausgelesenen BDV-seropositiven PS-Patienten und eine ebenso große paarweise vergleichbare Kontrollgruppe. 36 der Paare waren männlich, 30 weiblich. Das Alter der BDV-Seropositiven war 37,2 (19-57 Jahre), der BDV-Seronegativen 38,5 (21-59 Jahre). Die statistische Überprüfung ergab gute Vergleichbarkeit der Gruppen. Herde der weißen Substanz waren insgesamt bei BDV-seropositiven Patienten nicht signifikant häufiger als bei BDV-seronegativen Kontrollen ($\chi^2 = 0,1767$; siehe Tabelle 7).

Tabelle 9: Häufigkeit von Herden der weißen Substanz im Vergleich BDV-seropositiver und BDV-seronegativer psychiatrischer Patienten (n=132)

Alter (Jahre)	BDV-seropositiv (n=66) Herde			BDV-seronegativ (n=66) Herde		
	ja	fraglich	nein	ja	fraglich	nein
50-60	8	2	8	6	2	9
40-49	3	0	12	2	0	12
30-39	4	2	12	5	2	16
19-29	1	1	13	0	1	11
Summe	16	5	45	13	5	48
	24,3%	7,6%	68,2%	19,7%	7,6%	72,7%

Es zeigte sich in Verum- und Kontrollgruppe eine Häufung der Herde mit zunehmendem Alter. Es ergaben sich keine Häufigkeitsunterschiede zwischen den Geschlechtern oder zwischen den diagnostischen Subgruppen (Daten nicht dargestellt).

Die *klinische Beurteilung von HA* ergab signifikant häufiger bei BDV-seropositiven PS-Patienten eine HA als bei der BDV-seronegativen Vergleichsgruppe; $p < 0,01$ (exakter Fisher-Test, $p = 0,00624$; $fg = 1$; zweiseitig). Siehe Tabelle 10. In 6 dieser Fälle handelte es sich um eine kombinierte Außen- und Innenatrophie, in 2 Fällen nur um Außenatrophie. In 7 Fällen wurde die Atrophie insgesamt als leicht, in 1 Fall als mittelschwer eingeschätzt. Diagnostisch handelte es sich bei 5 der Fälle um Alkoholismus, bei 2 Fällen um endogene Psychosen aus dem schizophrenen Formenkreis mit chronischem Verlauf und in 1 Fall um eine organische Wesensänderung bei Zustand nach viraler Encephalitis, möglicherweise BDV-bedingt (Einzelheiten zum letzten Fall siehe Fall H, Bechter et al. 1992b).

Tabelle 10: Ergebnisse der klinischen Beurteilung des Vorkommens von Hirnatrophie (HA) bei BDV-seropositiven PS-Patienten und vergleichbaren BDV-seronegativen Kontrollen

HA	BDV-seropositive PS-Patienten n=66	BDV-seronegative PS-Patienten n=66
Ja	8**	0
Nein	58	66

** $p < 0,01$

Die unabhängig durchgeführten *Messungen* der HA-Parameter ergaben die weitesten Hirnventrikel bei den Fällen, die Untersucher MB$_1$ als HA beurteilt hatte (Daten nicht einzeln dargestellt). Im Vergleich BDV-seropositiver zu BDV-seronegativen Fällen ergaben die Messungen für die Subgruppen BDV-seropositiver Patienten mit psychogenen Störungen und mit Psychosen aus dem zyklothymen Formenkreis signifikant weitere Hirnventrikel als bei den vergleichbaren BDV-seronegativen Kontrollen. Bei den Subgruppen Alkoholismus und schizophrene Psychosen ergaben sich keine signifikanten Unterschiede zwischen BDV-seropositiven und BDV-seronegativen Fällen. Insgesamt (BDV-seropositive mit BDV-seronegativen Fällen) ergaben die gemessenen Parameter für die diagnostische Subgruppe Alkoholkranke die weitesten Ventrikel, für die beiden Subgruppen mit psychogenen Störungen und zyklothymen Psychosen gleichartig die kleinsten Ventrikel, intermediär lag die Gruppe mit schizophrenen Psychosen. Einzelheiten siehe Tabelle 11. - Bei den Diagnosen endogene Psychosen aus dem schizophrenen und aus dem zyklothymen Formenkreis und bei psychogenen Störungen war die Zweitdiagnose Alkoholabusus für den verglichenen Parameter als möglicher Störfaktor zu betrachten; solche Patienten wurden deshalb von der Studie ausgeschlossen.

Tabelle 11: Meßergebnisse der Hirnventrikelgröße bei BDV-seropositiven psychiatrischen Patienten in 4 diagnostischen Subgruppen und bei vergleichbaren Kontrollen (Angabe der jeweiligen Mittelwerte in den Gruppen)

Diagnostische Subgruppen	endogene Psychosen aus dem schizophrenen Formenkreis		endogene Psychosen aus dem zyklothymen Formenkreis		psychogene Störungen		Alkoholabhängigkeit	
	BDV-seropos.	BDV-seroneg.	BDV-seropos.	BDV-seroneg.	BDV-seropos.	BDV-seroneg.	BDV-seropos.	BDV-seroneg.
Anzahl (n)	30	28	13	11	11	11	16	14
Alter	37	37,2	48,5	47,2	36,4	36,0	40,8	41,8
F1 (mm^2)	317,4	314,5	361,6*	279,0	316,3	242,2	354,2	328,5
F2 (mm^2)	1020,3	974,6	1068,8*	816,3	1010,5*	709,0	1031,7	1188
F/A	3,9	3,7	3,7	3,9	3,7	4,0	4,0	3,9
A/G	0,27	0,28	0,28	0,26	0,29	0,26	0,27	0,27
D/A	1,3	1,4	1,3	1,4	1,3	1,4	1,4	1,5
H/E	4,4	4,3	4,3	4,5	4,7	4,7	4,6	4,3
Huckmann-zahl (A+B)	48,8	48,3	50,9*	45,2	47,2	44,9	49,7	51,2
III. Ventrikel	6,3	7,2	6,9	5,2	5,9	5,6	7,5	8,0

signifikanter Unterschied ($p < 0,05$; ungepaarter zweiseitiger t-test)

5.2
Elektroencephalogramm (EEG)

Die routinemäßig bei allen Patienten durchgeführten EEG's in Standardableitungen zeigten bei BDV-seropositiven Patienten keine spezifischeren Hinweise für eine Encephalitis, insbesondere waren in keinem Fall abnorme Rhythmisierungen nachweisbar wie sie bei einigen schwer verlaufenden Encephalitiden, so auch im Endstadium der letal verlaufenden BD des Kaninchens (Gierend 1982), beschrieben sind. Systematische EEG-Studien wurden beim Menschen bisher nicht durchgeführt.

5.3
Untersuchungen des Liquor cerebrospinalis bei BDV-seropositiven psychiatrischen und neurologischen Patienten

Die Untersuchung des Liquor cerebrospinalis ist die Hauptsäule der klinischen Diagnostik einer Meningoencephalitis oder Encephalitis (Schmidt 1987; Holzgräfe, Reiber u. Felgenhauer 1988). Indikationsstellungen zur Liquoruntersuchung beim einzelnen Patienten sind in Neurologie und Psychiatrie deutlich unterschiedlich. Bei NL-Patienten ergibt sich die Indikation häufig aus eindeutigen klinischen Untersuchungsbefunden, die z.B. den Verdacht auf eine entzündliche Erkrankung des ZNS begründen. Bei PS-Patienten kommen klare Indikationsstellungen nur gelegentlich vor, wenn Bewußtseinstrübung oder zusätzliche neurologische Symptome vorliegen. Wegen der generellen Unspezifität psychiatrischer Symptomatik durch unterschiedlichste organische Ursachen bestehen aber relative Indikationen zur Liquoruntersuchung, wenn entzündliche oder immunologische Faktoren als Ursache oder Teilursache der psychiatrischen Erkrankung angenommen werden (Übersicht bei Kurstak 1991). Die ausgeübte Praxis in der Durchführung von Liquorpunktionen bei psychiatrischen Krankheiten ist entsprechend dieser meist relativen Indikationen in deutschen Kliniken sehr unterschiedlich (Bechter 1993).

Bei BDV-seropositiven PS-Patienten waren in ersten Liquoruntersuchungen keine BDV-Antikörper gefunden worden (Amsterdam et al. 1985). Selbst bei akuten Encephalitiden mit ausgeprägten neurologischen Störungen kann aber in Einzelfällen der Liquorbefund völlig normal sein, in Abhängigkeit von der Entfernung des Entzündungsherdes vom Ventrikelraum und vom Vorliegen einer Beteiligung der Meningen (Huffmann u. Braune 1991; Felgenhauer 1991). Bei den sog. slow virus Encephalitiden, zu welchen auch BD gerechnet wird, ist ein normaler Liquorbefund geradezu die Regel (Johnson 1982; Kennedy u. Johnson 1987). Ferner treten BDV-Serum-AK beim experimentellen Tier erst auf, wenn es zu einer Virusreplikation gekommen ist (Narayan et al. 1983b). Unter Berücksichtigung der Proteinwerte im Serum kann durch Quotientenbildung neuerdings der Nachweis einer blanden Encephalitis aber auch bei einem Teil solcher Fälle geführt werden. Nach unserer Hypothese einer überwiegend blanden humanen BD und den negativen Ergebnissen der Liquoruntersuchung von Amsterdam et al. (1985) schien eine möglichst sensitive Methodik für unsere Untersuchungen primär notwendig. Wir wandten deshalb analog nach den von Felgenhauer und seinen Mitarbeitern vorgeschlagenen Prinzipien (Reiber 1980; Prange et al. 1983; Reiber u. Felgenhauer 1987) einen Index (Quotient I-BDV) zur Bestimmung erregerspezifischen IgG's im Liquor an. Zuverlässigkeit und Praktikabilität dieses Prinzips sind inzwischen bei bekannten Virusencephalitiden anerkannt, die Methode gilt als sensitivste Nachweismöglichkeit z.B. der beginnenden blanden HIV-Encephalitis und vergleichbarer Encephalitiden (Ackermann et al. 1986; Prange u. Ritter 1986; Lüer et al. 1988; Felgenhauer 1991). In Vorstudien fanden wir erstmals BDV-AK im Liquor psychiatrischer Patienten (Bechter et al. 1989).

5.3.1
Liquoruntersuchungen bei psychiatrischen Patienten (Bechter et al., im Druck)

5.3.1.1
Material und Methode

Patientenauswahl:
Bei klinischer Indikation wurde bei BDV-seropositiven, neu in die Klinik aufgenommenen PS-Patienten nach eingehender Aufklärung und bei Einverständnis des Patienten eine Liquoruntersuchung durchgeführt. Bei Patienten mit eingeschränkter oder fraglicher Geschäftsfähigkeit wurden die Untersuchungen nur durchgeführt mit Zustimmung von Angehörigen bzw. gesetzlichem Vertreter. Als Indikation galten akuter Beginn einer psychiatrischen Erkrankung oder akutes Rezidiv einer bereits bekannten psychiatrischen Erkrankung, was zur Notwendigkeit der aktuellen Behandlung geführt hatte. Der Begriff "akut" wurde hierbei durch den klinischen Eindruck einer neu aufgetretenen oder erheblich zugespitzten Symptomatik in den letzten Wochen bis Monaten definiert. In Fällen von Alkoholismus mußte zusätzlich eine Komplikation im Sinne einer Comorbidität vorliegen. Alle bisher durchgeführten Therapien wurden unverändert weitergeführt. Die meisten Patienten erhielten Medikamente, meist Neuroleptika oder/und Antidepressiva, zum Teil Tranquilizer und anderes. Es wurden Patienten im Alter bis zum 50. Lebensjahr untersucht, da die epidemiologischen Daten der BDV-Seroprävalenzraten ergeben hatten, daß insbesondere in jüngeren Altersgruppen relevante Fälle vorkommen könnten, bei denen die BDV-Seropositivität mit der jeweiligen psychiatrischen Erkrankung in einem möglichen Kausalzusammenhang stehen könnte (siehe Kapitel 4). Die Diagnosen wurden nach ICD-10 (WHO, deutsche Übersetzung 1991) in Konsensuskonferenzen mit den behandelnden Kollegen in Kenntnis der Akten und der Patienten festgelegt. Für die statistische Auswertung wurden diese Diagnosen in Hauptgruppen zusammengefaßt, entsprechend den Hauptgruppeneinteilungen der ICD-10 (siehe Tabelle 12).

Labormethoden:
Der Liquor wurde in üblicher Weise lumbal entnommen, jeweils ca. 10-15 ml.
Zeitgleich mit der Liquorentnahme ($\pm$ 1 Std.) wurde beim Patienten venöses
Blut zur Bestimmung von Albumin, IgG und BDV-Serumantikörpern
entnommen. Routineparameter im Liquor wurden im eigenen Labor der Kliniken
Günzburg in üblicher Weise bestimmt (Normalwerte in Klammern): Zellen
wurden in der Fuchs-Rosenthal-Kammer gezählt (0-5 Zellen/mm^3); Glukose
wurde enzymatisch bestimmt (40-75 mg/dl); Gesamtprotein mit der Coomassie-
blue Reaktion (bis 50 mg/dl.); die Farbe wurde bei der Entnahme und im Labor
visuell bewertet. Das überwiegende Quantum Liquor und Serum wurde entweder
bei -15° C tiefgefroren und gesammelt oder sofort nativ zu spezifischen
Untersuchungen an das Institut für Virologie der Universität Gießen verschickt.
Eine Teilprobe von Liquor und Serum wurde an das klinische Labor des
Zentralklinikums Augsburg (Laborarzt Dr. Behr) verschickt und dort
quantitative und qualitative Proteinanalysen durchgeführt.

Antikörperbestimmungen:
BDV-AK wurden in der indirekten Immunfluoreszenz, wie oben beschrieben,
bestimmt. Liquor- und Serumproben eines Patienten wurden immer in derselben
Charge getestet. Positive Proben wurden wiederholt getestet. Zeigten
Liquorproben keine BDV-AK wurde der Liquor je nach Menge der verfügbaren
Quantums konzentriert und dann erneut AK bestimmt.

Bestimmung von Proteinen:
Albumin und IgG wurden in unkonzentriertem Liquor und Serum
nephelometrisch bestimmt (Gerätenachweis: Amey Protein System, Beckman
Instruments GmbH München). Die Bestimmungsgrenzen für Albumin sind 6,2
mg/l, für IgG 11,1 mg/l. Die BLS-Funktion und der Anteil lokal synthetisierten
IgG's im Liquor wurden mit Hilfe des verbesserten Reiber-Schemas beurteilt
(Reiber u. Felgenhauer 1987). Nach isoelektrischer Fokussierung in
Dünnschichtpolyacrylamidgelen (Ampholine-PAG-Platten, pH 3,5-9,5) wurde
nach Silberfärbung das Vorhandensein oligoklonaler Banden qualitativ visuell
beurteilt (Olsson et al. 1984; Lubahn u. Silverman 1984; Reiber 1988a). Das
Vorhandensein autochthon im Liquorraum gebildeten BDV-spezifischen IgG's
wurde nach den von Felgenhauer u. Mitarbeitern vorgeschlagenen Grundlagen
der Liquordynamik (Prange et al. 1983; Felgenhauer 1982 u. 1991) mit
folgender Formel berechnet:

I-BDV =   <u>BDV-AK im Liquor / Gesamt-IgG im Liquor</u>
            BDV-AK im Serum / Gesamt-IgG im Serum

Für die BDV-AK ist der reziproke Titerwert einzusetzen. Theoretisch ist jeder
Wert dieses Index über 1 pathologisch. Wegen methodologischer Unsicherheiten
wird bei ausreichender Erfahrung des Labors eine Erhöhung des Index über 1,5
als pathologisch betrachtet (Felgenhauer 1991). Da wir Liquor in einem Teil der
Fälle konzentrierten, schien unsere Methodik fehleranfällig und wir entschieden,

zunächst 2 Grenzwerte für den I-BDV festzulegen: >2 ≤ 4 = fraglich pathologisch, >4 = pathologisch (siehe auch Diskussion).

Statistik:
Die Verteilung der Häufigkeiten pathologischer I-BDV-Werte in diagnostisch unterschiedlichen Gruppen und bei unterschiedlichen BDV-Serumtitern wurde statistisch überprüft mit dem exakten Fisher-Test (zweiseitig). Zusammenhänge zwischen I-BDV-Werten und BDV-Serum-AK wurden mit der Spearman-Rang-Korrelation geprüft. Das Signifikanzniveau wurde $<5\%$ festgelegt.

5.3.1.2
Ergebnisse

In einer sukzessiv durchgeführten offenen klinischen Studie wurden bei diagnostisch nicht ausgewählten psychiatrischen Patienten BDV-Serumantikörper bestimmt. Gemäß den Auswahlkriterien wurde im Laufe kontinuierlicher Screeninguntersuchungen von mehr als 6.000 Seren über einen Zeitraum von ca. 6 Jahren sukzessive bei einem Teil BDV-seropositiver Patienten auch Liquor untersucht. In der Zielgruppe jüngerer PS-Patienten bis zum 50. Lebensjahr wurden 38 Patienten untersucht, 17 männliche und 21 weibliche Patienten, mit einem Alter von 35,4 (19-50) Jahren. Das Spektrum der BDV-Serum-AK-Titer entsprach dem in der Screeninggruppe, d.h. von 1:5 bis 1:320. Entsprechend den Auswahlkriterien findet sich bei den Untersuchten ein Spektrum psychiatrischer Diagnosen mit einer Bevorzugung schizophrener und affektiver Psychosen, siehe Tab. 10. Bei Alkoholismus war Comorbidität mit einer weiteren psychiatrischen Diagnose Bedingung, hierbei handelte es sich in den meisten Fällen um Persönlichkeitsstörung oder affektive Störung, zum Teil um zerebrale Anfälle außerhalb eines alkoholischen Delirs.

Die Routineparameter wie Farbe, Zellzahl, Glukose und Gesamtprotein im Liquor erwiesen sich in allen Fällen als innerhalb der Normwerte liegend. Die BLS-Funktion gemäß dem Reiber-Schema war in 3 Fällen grenzwertig bzw. diskret gestört i.S. einer leichten proportionalen BLS-Störung. Diese 3 Patienten litten diagnostisch an affektiven Störungen. Einer dieser Patienten war zuvor stationär neurologisch behandelt worden und ist deshalb unter 5.4.1 (Patient Nr. 50) detailliert beschrieben. Bei einem zweiten dieser Fälle waren im Liquor auch BDV-AK nativ nachweisbar mit einem I-BDV-Wert von 22,8. - Eine autochthone IgG-Produktion (Gesamt-IgG) nach dem Reiber-Schema wurde in keinem Fall gefunden. In 2 Fällen (Diagnosen: Borderline-Persönlichkeit, affektive Störung) fanden wir oligoklonale Banden im Liquor; diese beide Patienten zeigten aber keine weiteren Auffälligkeiten im Liquor.

Eine Erhöhung des I-BDV wurde in einer ganzen Reihe von Fällen gefunden: In 10 Fällen I-BDV >4, in 1 Fall >2 <4. Entsprechend unserer Normwerte für den I-BDV wurde demnach in 26-29% der Fälle eine pathologische Erhöhung des I-BDV gefunden. In 5 dieser Fälle waren BDV-AK bereits im unkonzentrierten Liquor nachweisbar, wobei der Wert des I-BDV in 4 dieser

Fälle >4, in 1 Fall >2 <4 war. Diese Patienten litten an affektiven oder schizophrenen Psychosen. Bei 6 Fällen wurde ein I-BDV >4 erst nach Konzentration des Liquors nachgewiesen. Als sicher erhöht werteten wir nur Fälle mit I-BDV >4, siehe Tab. 12 und Diskussion.

Tabelle 12: Verteilung von Fällen (n=38) mit normalem und erhöhtem BDV-spezifischen IgG im Liquor (gemäß I-BDV) in Bezug auf diagnostische Subgruppen (zusammengefaßt gemäß den ICD-10-Hauptgruppen)

Diagnose	ICD-10	I-BDV		I-BDV >4* u. BDV-AK im
		normal	erhöht >4)	Nativliquor
Schizophrenie	F 20.x	7	5	2
Affektive Störungen	F 30-33	12	2	2
Alkoholismus	F 10.x	6	2	0
Persönlichkeitsstörungen	F 60-62	3	1	0
Summe		28	10	4

Alle Werte waren tatsächlich >10

Es lag nahe anzunehmen, daß Zusammenhänge zwischen dem BDV-Serum-AK-Titer und der Höhe des I-BDV bestehen könnten. Ferner war zu prüfen, ob der Vorgang der Konzentration des Liquors methodische Fehler für die Bestimmung des I-BDV verursacht haben könnte. Deshalb wurden die Daten auf diese beiden Fragestellungen hin statistisch überprüft:

In allen Fällen, in denen bereits im nativen Liquor BDV-AK nachweisbar waren, war der I-BDV-Wert >2 und der BDV-Serum-AK-Titer betrug mindestens 1:80 (bis zu 1:320); die I-BDV-Mittelwerte bei diesen waren deutlich höher (33,6; 2,8-101,5) als bei den Fällen, in denen erhöhte I-BDV erst nach Konzentration des Liquors gefunden wurden (7,8; 4,2-14,6). Die absolute Höhe der I-BDV-Werte korreliert positiv mit der Höhe der Serumtiter: $r=0,64$; $n=38$; $p<0.001$ (siehe auch Abb. 8). Betrachtet man ausschließlich die Gesamtzahl von Fällen mit BDV-Serum-AK-Titern von 1:40 und höher, so zeigten 64% dieser Fälle einen erhöhten I-BDV-Wert. Höhere I-BDV-Werte waren also signifikant häufiger bei Fällen mit höheren BDV-Serum-AK-Titern ($p<0,01$); siehe Tabelle 13 und Abb. 8. (Bei Wahl der Dichotomie mit BDV-Serum-AK-Titern von 1:60 und höher ist das Ergebnis gleichartig; $p<0,001$). Erhöhte I-BDV-Werte korrelieren aber nicht mit dem Konzentrationsfaktor ($r=0,24$; nicht signifikant), wobei insgesamt in 20 Fällen Liquor konzentriert wurde; siehe Tabelle 14. Bei den Fällen, in denen Liquor konzentriert wurde, sind erhöhte I-BDV-Werte nicht signifikant häufiger als bei den Fällen, in denen Liquor nicht konzentriert wurde ($p=0,719$; nicht signifikant); siehe Tabelle 15.

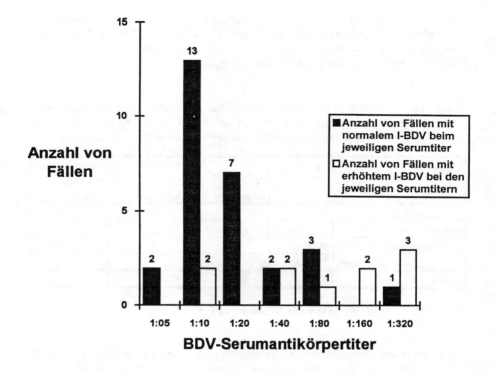

Anzahl von Fällen

BDV-Serumantikörpertiter

Legend:
- ■ Anzahl von Fällen mit normalem I-BDV beim jeweiligen Serumtiter
- □ Anzahl von Fällen mit erhöhtem I-BDV bei den jeweiligen Serumtitern

Abb. 8: Häufigkeit von Fällen mit normalem (≤ 4) und erhöhtem (>4)* I-BDV-Wert bezogen auf die jeweiligen Serumantikörpertiter; n=38

* *Für die endgültige statistische Auswertung wurde nur Werte des I-BDV >4 als sicher pathologisch betrachtet; Begründung siehe Diskussion*

Tabelle 13: Häufigkeit von Fällen mit normalem (≤ 4) und mit erhöhtem (>4) I-BDV im Bezug zu den BDV-Serum-AK-Titern

	I-BDV ≤4	I-BDV >4
BDV-Serumantikörpertiter 1:5-1:20	22	2
BDV-Serumantikörpertiter 1:40-1:320	6	8

Tabelle 14: Charakteristika der Absolutwerte des I-BDV in allen Fällen, bei denen Liquor zur Bestimmung des I-BDV konzentriert wurde

	Fälle mit normalem I-BDV	Fälle mit erhöhtem I-BDV
Anzahl (Fälle)	14	6
Mittelwert	14,1	14,5
Standardabweichung	11,9	8,3
Konzentrationsfaktor	0-55	0-30

Tabelle 15: Häufigkeit von Fällen mit normalem (≤4) und erhöhtem (>4) I-BDV in Bezug auf die Methodik der I-BDV-Bestimmung (nativer Liquor vs konzentrierter Liquor)

Liquor	I-BDV≤4	I-BDV >4
Unkonzentriert (c=1)	14	4
Konzentriert (c>1)	14	6

5.3.2
Liquoruntersuchungen bei NL-Patienten

Erhebliche pathologische Veränderungen des Liquors fanden sich bei einigen BDV-seropositiven NL-Patienten. Hierbei handelte es sich vor allem um die Patienten mit akuten Meningoencephalitiden und mit chronischen oder möglichen chronischen Meningoencephalitiden. Der I-BDV war bei keinem von 15 untersuchten NL-Patienten >4, wobei nur in 2 Fällen BDV-Serum-AK über 1:20 vorlagen.

Die Darstellung der übrigen Ergebnisse der Liquoruntersuchungen ist bei den NL-Fällen nur im Zusammenhang mit den gesamten klinischen Daten sinnvoll, siehe 5.4 und 5.7.2 und Diskussion.

5.3.3
Versuche der Virusisolation aus Liquor

Nachdem bei mehreren BDV-seropositiven Patienten BDV-spezifisches IgG im Liquor nachgewiesen worden war, waren auch virologische Untersuchungen angezeigt.

5.3.3.1
Material und Methode

Nativliquor wurde auf Eis gekühlt per Intercity-Expreß an das Institut für Virologie der Universität Gießen verschickt, so daß eine Verarbeitung des Liquors ca. 4-5 Stunden nach Entnahme möglich war. Der native Liquor wurde dort auf embryonale Kaninchengehirnzellkulturen verimpft und parallel Kaninchen intrazerebral inokuliert. Zu verschiedenen Beobachtungszeitpunkten (bis zu 1½ Jahren nach Verimpfung) wurden dann virologische und serologische Untersuchungen durchgeführt.

5.3.3.2
Ergebnisse

Bei ca. 40 BDV-seropositiven PS- und NL-Patienten wurde sukzessiv versucht BDV aus dem Liquor zu isolieren. In 3 Fällen erhielten wir Ergebnisse, die auf die Anwesenheit von BDV im Liquor dieser 3 Patienten schließen lassen (Rott et al. 1991). Die virologischen Aspekte dieser Ergebnisse werden hier nur kurz, da Sache der kooperierenden Virologen, die klinischen Aspekte hingegen ausführlich dargestellt:

Bei der PS-*Patientin T* war ca. 1 Woche nach Inokulation der Zellkulturen BDV-spezifisches Antigen in den Kulturen nachweisbar. Die parallel durchgeführte intrazerebrale Inokulation des Nativliquors in Kaninchen führte bei diesen zur Entwicklung BDV-spezifischer Serum-AK. Die Inokulation des Nativliquors von *2 NL-Patienten* (Patient Z, Nr. 39, und Patientin K, Schwester der Patientin Nr. 52; Tabelle 19) führte ebenfalls zur Entwicklung von BDV-Serum-AK bei den Kaninchen. Immunhistologisch konnte mit monoklonalen Antikörpern in allen 3 Fällen kein BDV-spezifisches Antigen im Gehirn der Kaninchen nachgewiesen werden. Die Gehirnsuspension dieser Tiere führte bei serieller intrazerebraler Passagierung auf weitere Kaninchen nicht mehr zur Entwicklung von Antikörpern. Nach Inokulation von Hirnhomogenat eines der infizierten Kaninchen (zuvor inokuliert mit Liquor der Patientin T) auf embryonale Kaninchenzellkulturen wurde BDV-spezifisches Antigen in diesen Zellkulturen, offensichtlich Folge einer Virusreplikation, durch die spezifische Immunfluoreszenz nachgewiesen. - Die Zellkulturen zeigten generell nur eine geringe Anzahl anfärbbarer Herde, welche nach mehreren Passagen der Zellkulturen allmählich verschwanden. Die i.c. Inokulation führte in keinem Fall zu einer Erkrankung bei den Kaninchen. In fetalen humanen neuronalen Zellkulturen führte die Inokulation mit den Liquores der beiden NL-Patienten nicht zu einer BDV-Antigen-Expression (Oldach et al. unveröffentlicht; zitiert nach Richt et al. 1994a). (Für letztere Untersuchung stand kein Liquor der Patientin T mehr zur Verfügung).

Klinische Einzelheiten zu den 3 Patienten:

a) Psychiatrische Patientin T:
Zum Zeitpunkt der Liquorentnahme befand sich die 29-jährige Patientin zum sechsten Mal in unserer stationären psychiatrischen Behandlung. Sie litt seit 15 Jahren an einer häufig rezidivierenden Psychose aus dem schizophrenen Formenkreis mit einem diskreten Residuum im Intervall in Form verminderter Leistungsfähigkeit. Im langjährigen Verlauf der Erkrankung kam es zu weitgehend ähnlichen Rezidiven mit teils mehr paranoider oder mehr katatoner Symptomatik. (F20.32 nach ICD-10). Beim aktuellen Rezidiv standen formale Denkstörungen und affektive Symptome im Vordergrund. - In der Jugend hatte die Patientin Kontakt mit Drogensüchtigen und nahm zeitweise geringe Mengen von Drogen ein. Beim aktuellen Rezidiv war sie seit mehr als 5 Jahren drogenfrei. In den Jahren vor Beginn ihrer Erkrankung hatte sie wiederholt auf einem Pferdegestüt mitgearbeitet. Familienanamnestisch sind psychiatrische Erkrankungen bekannt: die Mutter ist nach Angaben des ambulant behandelnden Nervenarztes der Patientin dem Euthanasieprogramm im sogenannten Dritten Reich zum Opfer gefallen und litt nach seinen Angaben an einer schizophrenen Psychose. Die Großmutter soll ebenfalls an Schizophrenie gelitten haben. Eine

Schwester der Patientin leidet an uns nicht näher bekannten psychischen Störungen.

Laborergebnisse bei Patientin T:
Im Liquor fanden sich normale Zellzahlen und normales Gesamtprotein ohne BLS-Störung. Das Gesamt-IgG war im Normbereich. Es fanden sich keine oligoklonalen Banden. BDV-spezifisches IgG gemäß dem von uns eingeführten Index I-BDV war weit über die durch Filtration durch die Blutliquorschranke erklärbare Fraktion hinaus erhöht, s. Tabelle 16.

Tabelle 16: Einzelwerte der Liquor- und Serumuntersuchungen von Patientin T

Untersuchungsdatum	13.10.87		19.11.87	
	Serum	Liquor	Serum	Liquor
IgG	1470	1,81	1240	2,38
Albumin	4150	10,2	3310	12,1
BDV-AK	1:320	1:40	1:320	1:40
I-BDV	101,5		65,1	

b) Einzelheiten zu den beiden NL-Patienten:

Bei diesen beiden Patienten lag eine akute lymphozytäre Meningoencephalitis vor. Patient Z zeigte klinisch encephalitische Symptomatik, Patientin K rein meningitische Symptomatik.

Patient Z (Patient Nr. 39, Tabelle 19):
Der 39-jährige Patient hatte eine Woche vor stationärer Aufnahme Fieber bis 41° C entwickelt. Er beklagte zunächst ein Kältegefühl der Beine, einen Tag später ein zunehmend brennendes Hitzegefühl am ganzen Körper. Heftige Kopfschmerzen traten hinzu. Das Fieber besserte sich ca. 1 Woche nach Beginn der Akutsymptomatik spontan. Bei der stationären Aufnahme in unsere neurologische Klinik war er fieberfrei. Zur stationären Aufnahme kam es erst jetzt, da der Patient sich zunehmend psychisch verändert hatte. Bei der Aufnahme in unsere Klinik klagte Herr Z über ein ausgeprägtes schmerzhaftes Hitzegefühl am ganzen Körper und zuckte schon bei leichten Berührungen heftig zusammen, was als Hyperpathie aufgefaßt wurde. Er blies ständig in seine Hände, um diese angeblich zu kühlen. Das

Kurzzeitgedächtnis war erheblich gestört. In den ersten Tagen war eine diskrete fluktuierende Bewußtseinstrübung festzustellen. Er redete häufig daneben, die Auffassung war deutlich vermindert. Er zeigte ferner Perseverationstendenzen und eine deutliche Verlangsamung. Er wirkte maniriert und war in der Stimmung meist etwas euphorisch gehoben, wechselnd aber auch reizbar-dysphorisch. Er war ausgeprägt suggestibel und leicht ablenkbar. Der neurologische Status war unauffällig bis auf eine geringfügige Verlangsamung der feinmotorischen Koordination. Zusammenfassend bestand klinisch das Syndrom eines mäßig ausgeprägten akuten organischen Psychosyndroms. - Im *Liquor* zeigte sich eine deutliche Lymphozytose von 256 Zellen/mm^3, fast ausschließlich Lymphozyten, und eine deutliche pathologische Erhöhung des Gesamtproteins auf 920 mg/l bei einer proportionalen BLS-Störung nach dem Reiber-Schema. Oligoklonale Banden waren schwach positiv nachweisbar. - Im peripheren Blut zeigte sich eine leichte Leukozytose. Die serologischen Untersuchungen auf neuropathische Erreger (Routineprogramm vergleiche Tabelle 19) in Serum wie Liquor verliefen negativ bzw. ergaben Durchseuchungstiter. BDV-Serum-AK wurden mit einem Titer von 1:10 festgestellt, im Liquor waren keine BDV-AK feststellbar. - Sowohl die Serum- als auch die Liquorparameter wurden im weiteren Verlauf mehrfach kontrolliert. Das pathologische Liquorsyndrom normalisierte sich innerhalb von 4 Monaten. Bei wiederholt durchgeführten serologischen Untersuchungen ergaben sich weiterhin keine Hinweise auf bekannte neuropathische Erreger als Ursache der Encephalitis. BDV-Serum-AK waren wiederholt mit einem Titer von 1:10 nachweisbar. - Das EEG zeigte bei Aufnahme eine leichte Allgemeinveränderung, die sich nach 6 Monaten völlig normalisiert hatte. - Im MRI zeigte sich 6 Monate später eine etwas grobe Hirnfurchenzeichnung frontal beiderseits und die Seitenventrikel erschienen beidseits etwas weit, was als Hinweis auf eine diskrete HA, aber nicht sicher pathologisch beurteilt wurde. Die Hirnmorphologie im MRI ließ keine Hinweise auf eine abgelaufene Encephalitis erkennen. - Die weitere *Katamnese* stützt sich auf eigene Nachuntersuchungen und fremdanamnestische Angaben der Ehefrau: Der Patient wurde 3 Wochen nach Aufnahme in die neurologische Abteilung auf eigenen Wunsch aus der Klinik entlassen. Es bestand zu diesem Zeitpunkt noch ein deutliches organisches Psychosyndrom. Zu Hause entwickelte er bald darauf einen heftigen ununterdrückbaren Schluckauf, eine leichte subjektive Hörminderung und Sehstörungen (Verschwommensehen); diese Störungen wurden damals nicht ärztlich untersucht. Er entwickelte ferner Appetitmangel und Durchfälle und verlor innerhalb von 5 Wochen ca. 6 kg Körpergewicht. Danach trat eine spontane Besserung ein. Lähmungen seien zu keinem Zeitpunkt aufgetreten. - Subjektiv empfand sich der Patient nach ca. 4 Monaten als beschwerdefrei. Bei einer ambulanten Untersuchung durch den Berichterstatter zeigte er zu diesem Zeitpunkt allerdings eine etwas verminderte Kritikfähigkeit und wirkte deutlich depressiv. - Die Katamnese über weitere 3 Jahre konnte nur kursorisch erhoben werden. In dieser Zeit blieb der Patient nach Angaben der Ehefrau gesund. BDV-Serum-AK wurden mehrfach kontrolliert und blieben unverändert bei 1:10. - Subjektiv bewertete der Patient rückblickend als unangenehmste Symptomatik in der Akutphase die o.g. Hyperpathie, welche ihm in der Erinnerung noch Ängste einjagte. Bereits leichte Berührungen an beliebigen Körperstellen hätten ein Gefühl heißen Brennens verursacht. Dieser Punkt wird besonders erwähnt, da nicht nur experimentell mit BDV infizierte Ratten eine ausgeprägte Hyperpathie zeigen (S. Herzog, pers. Mitteilung) und diese bei der natürlichen BD als typisch beschrieben ist (Heinig 1969), sondern auch bei anderen BDV-seropositiven NL-Patienten vorkam [Man könnte spekulieren, daß diese Sehstörungen BDV-Retinitis-bedingt sein könnten; eine solche läßt sich am Augenhintergrund aber klinisch nicht diagnostizieren (Herzog et al. 1994)]. - In der Vorgeschichte des Patienten waren wiederholte Kontakte mit einem Pferd des Nachbarn eruierbar, dieses konnte aber nicht untersucht werden.

Patientin K:
Die 30-jährige Patientin K und deren 28-jährige leibliche Schwester (Patientin M, Nr. 52 in Tabelle 19) wurden am selben Tag mit Verdacht auf Meningitis zur stationären Behandlung in unsere NL-Abteilung aufgenommen. Bei der Screeninguntersuchung fanden sich bei Patientin M BDV-Serum-AK mit einem Titer von 1:320, Patientin K war BDV-seronegativ. Wegen der auffälligen klinischen Parallele wurde bei beiden Patientinnen 1 Woche später erneut untersucht. Jetzt fanden sich bei beiden BDV-Serum-AK (Patientin M mit Titer 1.320, Patientin K mit Titer 1:5).

Patientin M zeigte bei der Aufnahme Fieber um 39° Celsius, Kopfschmerzen und leichten Meningismus. Neurologische Ausfälle fanden sich nicht. Im *Liquor* fand sich eine deutliche Lymphozytose von 83 Zellen/mm^3, davon 71 Lymphozyten. Das Gesamtprotein war mit 49 mg/l grenzwertig hoch. Es fand sich eine leichte proportionale Störung der BLS-Funktion. Serologische Untersuchungen ergaben negative Ergebnisse für alle routinemäßig getesteten neuropathischen Agenzien (s. Tab. 19), allerdings fanden sich BDV-Serumantikörper mit einem Titer von 1:320. Bei Kontrolle nach 1 Woche waren die Liquorwerte nur gering gebessert. BDV-spezifisches Antigen oder Infektiosität war im Liquor nicht nachzuweisen. Oligoklonale Banden fanden sich nicht.

Bei *Patientin K* bestanden bei der Aufnahme leichte Nackensteife, Kopfschmerzen und Brechreiz, ferner ein Kloßgefühl im Hals. Neurologische Ausfälle fanden sich nicht. Im Liquor fanden sich 185 Zellen/mm^3, 73 davon Lymphozyten. Das Gesamteiweiß betrug 50 mg/l. Es bestand eine leichte proportionale Störung der BLS-Funktion. Oligoklonale Banden waren nicht nachweisbar. Das Gesamt-IgG war im Normbereich. Die serologischen Untersuchungen ergaben keinen ätiologischen Hinweis auf bekannte neuropathische Erreger bei Durchseuchungstitern für Lyme-

Borreliose und Listeriose. Antistreptolysin war mit 75 IE im Normbereich. Die Liquorkultur ergab keinen Hinweis auf eine akute Borrelieninfektion, borrelienspezifisches IgM war mit 1:16 im Normbereich. - Eine *Kontrolliquorpunktion* nach 1 Woche ergab 59 Zellen/mm^3, davon 50 Lymphozyten. Humorale BDV-AK waren im Liquor nicht nachweisbar, aber BDV-Antigen (siehe oben). Bemerkung: Die virologischen Untersuchungen wurden in beiden Fällen erst bei der Zweituntersuchung durchgeführt.

Beide Patientinnen wurden i.v. mit Doxycyclin behandelt. Die Symptomatik besserte sich bei beiden sehr rasch, so daß sie nach 5 Tagen aus der stationären Behandlung entlassen werden konnten. Beide Patienten hatten eventuell relevante Tierkontakte mit Katze, Kaninchen und Schwein. Die Katamnese ist uns über 1 Jahr bekannt, in dieser Zeit blieben beide Patientinnen unauffällig.

Bemerkung:
Patientin K erscheint aus statistischen Gründen weder bei den Fällen unter 4.2 noch unter 5.5 (in Tab. 19), da für die Ermittlung der BDV-Seroprävalenzraten aus methodischen Gründen alle Fälle auszuschließen waren, die sich nicht schon bei der ersten Screeninguntersuchung als BDV-seropositiv erwiesen. Beim ersten Screening war aber das Serum von Patientin K als fraglich bewertet worden, d.h. definitionsgemäß negativ.

5.4
Diagnosenspektren bei BDV-seropositiven und BDV-seronegativen PS- und NL-Patienten

Falls eine humane BD existieren sollte, könnte sich eine solche bisher nicht bekannte Erkrankung durch ein charakteristisches Spektrum klinischer Syndrome bzw. Symptome von bekannten Erkrankungen abheben. Eventuelle neurologische Störungen als Folge einer humanen BD müßten relativ leicht erkennbar sein, da die Mehrzahl neurologischer Krankheiten heute überwiegend klar diagnostizierbar ist und häufig auch einer bestimmten Ätiologie zugeordnet werden kann. Bei psychiatrischen Erkrankungen ist die Gesamtsituation hingegen wesentlich komplizierter. Die diagnostische Klassifikation psychiatrischer Krankheiten ist in ständiger Diskussion und der derzeit erreichte Stand des Wissens entspricht wohl eher einer gemeinsamen Sprache als einer endgültigen nosologischen Klassifikation (Alzheimer 1910; Bumke 1928; Huber 1987 u. 1992; Saß 1987; Janzarik 1989; Scadding 1993; Parshall u. Priest 1993; Angst 1993; Pichot 1994). Biologische Einzelfaktoren oder sog. Marker, für unsere Hypothese wäre dies BDV-Seropositivität, haben sich in vielen Jahren biologisch-psychiatrischer Forschung nie als diagnosenspezifisch erwiesen. Zur Differenzierung der komplexen Pathogenese psychiatrischer Störungen wurden unterschiedlich gewichtete, in dieselbe Richtung gehende Strategien vorgeschlagen: Berücksichtigung einzelner (Buchsbaum u. Rieder 1979) und mehrerer biologischer Marker (van Praag et al. 1987; Wexler 1992) für Diagnostik und Verlaufsforschung; horizontale und vertikale Faktorenanalyse (Helmchen 1988); diagnostische Subklassifikation nach Einzelfaktoren und Schweregraden (Rice 1993; Risch u. Merikangas 1993; Tsuang et al. 1993); Längsschnittuntersuchungen (Angst 1993). Die oben diskutierte Unspezifität psychiatrischer Symptomatik durch organische Ursachen impliziert umgekehrt ätiologische Heterogenität in einzelnen diagnostischen Kategorien, was in letzter Zeit gerade auch für die klassischen psychiatrischen Erkrankungen, die schizophrenen und affektiven Psychosen, allgemein angenommen wird (Tsuang et al. 1990; Reynolds 1990; Dalen u. Hays 1990; Huber 1990; Liddle 1993; Johnstone 1994; Hambrecht 1994). Unterschiedlichste psychiatrische Symptomatik wird ebenso bei allen bisher bekannten Infektionskrankheiten des Gehirns gefunden (Scheid 1972; Wieck 1962 u. 1977; Böcker 1991), was eine oft unterschätzte Bedeutung für das Verständnis der Pathogenese psychiatrischer Krankheiten an sich hat (Neumärker 1989). Eine bunte und wechselnde klinische Symptomatik gilt geradezu als paradigmatisch für die auch historisch bezüglich der psychiatrischen Nosologie bedeutsamen progressiven Paralyse (Grefe 1991; Bechter 1993 u. im Druck). Wir können also für hypothetische BDV-abhängige psychiatrische Erkrankungen kaum ein spezifisches oder spezielles, von anderen psychiatrischen Erkrankungen stark differentes Muster an Störungen erwarten, sondern müssen a priori von einem Spektrum psychiatrischer Störungen ausgehen, zumal auch für die BD beim Tier die Variabilität der Symptomatik hervorgehoben wurde (Bechter 1990; Bechter u. Herzog 1990). Nach den Ergebnissen unserer epidemiologischen Untersuchungen zur Prävalenz von BDV-Serum-AK erwarten wir eventuelle BDV-bedingte neuropsychiatrische Krankheitsbilder vor allem in den jüngeren Altersgruppen der BDV-seropositiven PS-Patienten, in geringerem Unfang eventuell auch bei den jüngeren BDV-seropositiven NL-Patienten.

5.4.1
Diagnosenspektrum bei BDV-seropositiven NL-Patienten im Vergleich zu BDV-seronegativen NL-Patienten

Entsprechend unserer Hypothese (siehe 3) und nach den epidemiologischen Ergebnissen der Seroprävalenzraten erwarteten wir bei jüngeren BDV-seropositiven NL-Patienten eventuell gehäuft unklare neurologische Fälle, die ihrerseits aber durch eine humane BD erklärt werden könnten (Bechter et al. 1987 u. 1992c; Bechter u. Herzog 1990). Wir führten deshalb eine Fallkontrollstudie zum Vergleich der Häufigkeiten bestimmter NL-Diagnosen bei BDV-seropositiven gegenüber BDV-seronegativen NL-Patienten durch.

5.4.1.1
Material und Methode

Aus dem in einem geschlossenen 2-Jahres-Zeitraum auf BDV-Serum-AK untersuchten Kollektiv (siehe 4.2) wurden die ersten 65 sukzessiv erfaßten BDV-seropositiven NL-Patienten bezüglich ihrer Diagnosen verglichen mit denen zufällig ausgewählter, paarweise vergleichbarer (Alter $\pm$ 1 Jahr, gleiches Geschlecht) BDV-seronegativer Fälle. Da die neurologischen Diagnosen in den Akten nicht systematisch kategorisiert waren und manche Diagnosen als unklar beschrieben waren oder zweifelhaft erschienen, war es notwendig diese genauer zu kategorisieren.

Kategorisierung der Diagnosen:
3 erfahrene Neurologen (Refent, WA, MB_2) bewerteten auf der Basis der im abschließenden Arztbrief gegebenen Diagnose und anhand der gesamten Akten und Befunddokumentation und zum Teil in persönlicher Kenntnis der Patienten jeden Fall. Jeder Beurteiler war blind für das Ergebnis der anderen Beurteilungen, nur teilweise blind für das Ergebnis der BDV-Serumuntersuchung (manchmal waren Hinweise auf das Ergebnis aufgrund der durchgeführten Untersuchungen erkennbar). Jeder Fall war in 1 von 8 verschiedenen diagnostischen Kategorien (siehe Tabelle 18) zu klassifizieren. Für jede diagnostische Klasse war ferner die jeweilige Diagnosensicherheit in 3 Stufen dimensional festzulegen: klar = 1, wahrscheinlich klar = 2, wahrscheinlich unklar = 3. Die Kategorie "unklar" erhielt den Wert = 4. Die endgültige diagnostische Klassifikation hing grundsätzlich vom Summenscore sämtlicher Beurteilungen ab: Alle Fälle mit einem Summenwert der dimensionalen Einschätzungen von 3-7 innerhalb einer gleichartigen diagnostischen Kategorie wurden als klare Fälle mit dieser distinkten Diagnose betrachtet. Bei einem Summenscore über 9 wurde der jeweilige Fall in die dadurch gebildete 8. Kategorie unklarer Fälle eingeordnet. Wegen der gezielten Fragestellung waren alle lymphozytären Meningoencephalitiden definitionsgemäß als unklar zu bewerten, wenn ihre Ätiologie nicht geklärt werden konnte. Möglicherweise BDV-bedingte lymphozytäre Meningoencephalitiden waren aufgrund der Fragestellung für diese Fallkontrollstudie als unklar zu werten.

Statistik:
Unterschiede in den Häufigkeiten bestimmter Diagnosen in den untersuchten Gruppen wurden statistisch überprüft mit dem χ^2-Test (zweiseitig), bei fehlender Voraussetzung für den χ^2-Test mit dem exakten Fisher-Test. Das Signifikanzniveau wurde auf $< 5\%$ festgelegt.

Um die Reliabilität der diagnostischen Kategorisierung einschätzen zu können, wurden die einzelnen Beurteilungen in verschiedener Hinsicht statistisch geprüft: Mit dem Spearman-Korrelationskoeffizienten für ordinalskalierte Merkmale wurde die Frage des Zusammenhangs der Beurteilungen geprüft. Die prozentualen Häufigkeiten einzelner Beurteilungen wurden zwischen den Gruppen der BDV-seropositiven und BDV-seronegativen Patienten verglichen. Die einzelnen Beurteiler wurden bezüglich ihres Beurteilungsverhaltens nach Mittelwerten, Standardabweichung und Häufigkeitsunterschieden verglichen. Das Vorhandensein bestimmter Tendenzen der Beurteilungen wurde im Wilcoxon-Test mit Kontinuitätskorrektur überprüft.

5.4.1.2
Ergebnisse

Die Gruppe BDV-seropositiver NL-Patienten war sehr gut vergleichbar mit den BDV-seronegativen Kontrollen, wie nach den Auswahlkriterien zu erwarten (siehe Tabelle 17). Die Altersverteilung war jeweils gleichartig bimodal mit einer betonten Häufigkeitsspitze bei 40-49 Jahren und einer leichten Häufigkeitsspitze bei 65-68 Jahren.

Tabelle 17: Deskriptive Daten der paarweise nach Alter und Geschlecht vergleichbaren BDV-seropositiven und BDV-seronegativen NL-Patienten

		BDV-seropositive NL-Patienten (n=65)	BDV-seronegative NL-Patienten (n=65)
Geschlecht	M	31	31
	F	34	34
Alter (Jahre)		56,21 (13-88)	56,26 (16-88)

Gemäß dem Summenscore der Beurteilungen ergab sich folgende Einordnung der Fälle in bestimmte diagnostische Kategorien; siehe Tabelle 18.

Tabelle 18: Häufigkeit unterschiedlicher neurologischer Erkrankungen bei BDV-seropositiven NL-Patienten und paarweise vergleichbaren (nach Alter und Geschlecht) BDV-seronegativen NL-Patienten (n=65, jede Gruppe)

Diagnosen	Geburtsjahrgänge (1900-1940)		Geburtsjahrgänge (1941-1976)	
	BDV-serop. Patienten	BDV-seroneg. Patienten	BDV-serop. Patienten	BDV-seroneg. Patienten
Vaskulär	18	18	2	2
Tumor	2	3	0	0
Bandscheibe	3	5	1	5
Anfälle	1	3	2	6
MS	0	3	2	2
Parkinsonismus	2	2	0	0
Andere	11	7	4	4
Unklar	8	4	9	1
Gesamt	**45**	**45**	**20**	**20**

Bezüglich der Häufigkeit einzelner Diagnosen zeigten sich zwischen den beiden verglichenen Gruppen BDV-seropositiver vs BDV-seronegativer NL-Patienten kaum Unterschiede bis auf eine signifikante Häufung unklarer Fälle in der BDV-seropositiven Gruppe (n=17 vs n=5 aus jeweils n=65; $\chi^2=7,8$, fg=1; p<0,01). Ein Summenscore der Beurteilungen von über 9 und damit die diagnostische Kategorie "unklar" ergab sich insgesamt in 22 Fällen. In der jüngeren Altersgruppe BDV-seropositiver Patienten (n=20) waren fast 50% (n=9) der Diagnosen unklar. Eine Reihe dieser unklaren BDV-seropositiven NL-Patienten litt zusätzlich an psychiatrischen Störungen, meist an depressiven Verstimmungen oder Angstzuständen bzw. Panikattacken (Patient Nr. 28, 38, 48, 50, 56 und 60; siehe auch Tabelle 19). Bei 2 dieser Patienten waren die psychiatrischen Störungen so gravierend, daß sie zu einer stationären Behandlung in einer psychiatrischen Klinik geführt hatten (Patient Nr. 28 und 50). Im Vergleich war nur bei einem der BDV-seronegativen unklaren Fälle eine leichte depressive Verstimmung beschrieben, diese hatte keine stationäre psychiatrische Behandlung erfordert. Der Häufigkeitsunterschied war statistisch nicht signifikant (exakter Fisher-Test; p=0,115; zweiseitig; fg=1: für n=6 vs n=1 aus n=65 jeweils).

Mit der Feststellung einer Häufung unklarer Fälle bei BDV-seropositiven NL-Patienten nach oben genannten Kriterien ist eine Zielgruppe identifiziert, bei der möglicherweise BDV eine ätiologische Rolle spielen könnte. Um dieser Frage genauer nachgehen zu können werden alle unklaren Fälle, BDV-seropositive wie BDV-seronegative, in Tabelle 19 dargestellt.

Tabelle 19: Darstellung aller BDV-seropositiven (n=17) und BDV-seronegativen (n=5) neurologischen Patienten aus zwei paarweise vergleichbaren Gruppen (n=65, jeweils) mit "unklaren" neurologischen Syndromen (nach dem Ergebnis der Beurteilungen, siehe oben und Tabelle 18)

"Unklare" BDV-seropositive neurologische Patienten (n=17)

Pat-Nr.	
4	1907 geb., w. Somnolenz unklarer Ursache, möglicherweise Exsikkose. cCT: HA. BDV-Serum-AK 1:20
5	1911 geb., w. Chronische Schmerzen im rechten Arm seit 40 Jahren; nun zusätzlich attackenweises Hinfallen, Depressivität, → Armplexussyndrom und Arteria basilaris-Malperfusion? EMG-pathologisch (im Bereich des Armplexus): erhöhte Flußgeschwindigkeit in 1 Vertebralarterie. BDV-Serum-AK 1:20
8	1915 geb., w. Akut Übelkeit und Erbrechen, → zerebraler Insult? cCT: rechts frontale Hypodensität. EEG: links temporaler Fokus. BDV-Serum-AK 1:10
21	1927 geb., w. Wiederholte Attacken von Somnolenz; org. Psychosyndrom; → Binswangersche Krankheit oder HA anderer Genese. Innere und äußere HA; MRI: Herde der weißen Substanz; VEP: verlangsamt; EEG: dysrhythmisch. BDV-Serum-AK 1:10
28	1931 geb., m. Seit 18 Jahren Depressivität mit Angstzuständen, Kopfschmerzen, Benommenheitsgefühl; seit 1 Jahr Synkopen, möglicherweise Anfälle; Psychiatrische Behandlung seit 10 Jahren (Diagnose: Depression im Rahmen einer zirkulären Verlaufsform einer manisch-depressiven Psychose DSM-III-R 296.36). MRI: eine Läsion in der weißen Hirnsubstanz links frontal; EEG: dysrhythmisch. BDV-Serum-AK 1:10
33	1934 geb., m. Seit einigen Wochen Parästhesien, Hyperpathie und leichte Parese in beiden Beinen; → Polyneuropathie und chronische Encephalitis oder Polyneuritis, evtl. MS und zusätzlich alte Wurzelschädigung durch lumbale Osteochondrose. Autochthone IgG-Erhöhung (53,5 mg/l), oligoklonale Banden schwach positiv. MRI: mehrere Herde der weißen Substanz; EMG: chronisch neurogener Umbau; Röntgen: lumbale Osteochondrose. BDV-Serum-AK 1:5

44	1940 geb., m. Seit 16 Jahren chronische Kopfschmerzen, Übelkeit, Benommenheitsgefühl und Angstzustände; wiederholt Synkopen und Zustände von Somnolenz für mehrere Tage, kombiniert mit Lichtüberempfindlichkeit; Alkoholabhängigkeit. BDV-Serum-AK 1:10
60	1940 geb., m. Seit über 10 Jahren häufige Perioden von Benommenheit, Übelkeit und Angstzuständen; seit 3 Tagen zunehmende Symptomatik in Zusammenhang mit einer Streßsituation. cCT: leichte HA. BDV-Serum-AK 1:10
49	1941 geb., m. Akute Benommenheit, Gefühl von Hitze und Kopfdruck, Übelkeit; ferner Hypästhesie und Hypalgesie in einer kleinen Region am re. Oberschenkel; → Verdacht auf Hirnstammischämie. BDV-Serum-AK 1:5
38	1945 geb., w. Vor 20 Jahren akuter Beginn der Symptomatik mit Fieber, starken Kopfschmerzen, Somnolenz für mehrere Tage und Hitzegefühl am ganzen Körper (Verdachtsdiagnose: Encephalitis). Seit dieser Zeit chronische Kopfschmerzen, Apathie und Neigung zu Depressivität. Wiederholt Perioden (Tage - Wochen) von Parästhesien und Hypersensibilität in Zunge und Gesicht. BDV-Serum-AK 1:20
39	Siehe Patient Z in 5.3.3
45	1946 geb., m. Linksseitige Hemiparese, die sich in den letzten Monaten allmählich entwickelt hatte (Biopsie nach 1 Jahr: Gliom). Zum Zeitpunkt der Beurteilung Biopsie mit unklarem Befund. MRI: rechts parietale fokale Läsion. BDV-Serum-AK 1:5
48	1949 geb., m. Seit 6 Monaten attackenweise Benommenheit und Propulsionstendenz zur rechten Seite kombiniert mit Angstzuständen; Palpitationen und Hyperventilation (differentialdiagnostisch wurden cerebrale Anfälle, Hypoglykämie oder Herzerkrankung nicht bestätigt). BDV-Serum-AK 1:10
50	1953 geb., m. Synkope unklaren Ursprungs vor 5 Jahren mit starken Kopfschmerzen über 1 Woche. Seit dieser Zeit immer wieder Synkopen (etwa einmal pro Jahr), rezidivierend heftige Kopfschmerzen, oft Gefühl der Benommenheit, Angstzustände und zunehmende Depressivität. Wegen eines Suizidversuches vor kurzem in stationärer psychiatrischer Behandlung. Proteinerhöhung von 1530 mg/l seit 3 Jahren bekannt mit abnehmender Tendenz, derzeit 660 mg/l; IgG relativ erhöht bei proportionaler Blut-Hirn-Schrankenstörung nach Reiber-Schema. EEG: dysrhythmisch, MRI: 1 Herd der weißen Substanz. BDV-Serum-AK 1:20
52	Siehe Patientin M in 5.3.3

56	1965 geb., m. Notfall mit Synkope und anhaltender Somnolenz über einige Stunden; → Verdachtsdiagnose: zerebraler Anfall; seit dieser Zeit starke Kopfschmerzen über viele Wochen, allmählich gebessert, aber insgesamt 1½ Jahre in geringerer Form bestehend; leichte Parese beider Beine bei Aufnahme, nach einigen Wochen gebessert, im rechten Bein geringgradig persistierend (leichtes Nachziehen des rechten Beines); Persönlichkeitsveränderung in dieser Zeit parallel gehend (Tendenz zu Depressivität und Reizbarkeit). Beruf: Landwirt. 1 von 4 untersuchten Pferden war BDV-seropositiv (siehe Bechter et al. 1992a und 5.6 Fall B). 5 Zellen/mm^3, Protein, Albumin und IgG normal. Schlaf-EEG: dysrhythmisch. BDV-Serum-AK 1:10
58	1976 geb., w. Akutes Fieber und Kopfschmerzen, leichter Meningismus (Patient ließ sich nicht weiter untersuchen). Negative Virusserologie auf Masern und Röteln (lt. Hausarzt). EEG: normal. BDV-Serum-AK 1:160

"Unklare" BDV-seronegative neurologische Patienten

70	1911 geb., w. Atyphischer Gesichtsschmerz, Hörverlust, Depression, arterieller Hochdruck und Genicksteife. Röntgen: Skoliose. BDV-Serum-AK negativ
86	1929 geb., m. Kopfschmerzen und verminderte Konzentrationsfähigkeit nach einem Schädel-Hirn-Trauma; → unklar ob Commotio oder Contusio cerebri. BDV-Serum-AK negativ
100	1935 geb., m. Seit 2 Jahren Hörverlust, linksseitige Kopfschmerzen, manchmal Benommenheit und Übelkeit; Verbesserung der Symptomatik nach Migräneprophylaxe. Leichte Erhöhung des Gesamtproteins (55mg/l). EEG: dysrhythmisch. BDV-Serum-AK negativ
102	1937 geb., w. Herzinsuffizienz, Obesitas, latenter Diabetes mellitus. Seit 6 Wochen Benommenheit und Kopfschmerz; → Verdacht auf zerebrale Malperfusion. cCT: HA. BDV-Serum-AK negativ
132	1959 geb., w. Seit 3 Jahren Schmerzen im Nacken- und im Lumbalbereich, Gefühl der Benommenheit, Kopfschmerzen und Parästhesien in beiden Beinen; Hyperalgesie im Segment L5/S1 rechts. Röntgen: Intervertebralraum L5/S1 vermindert. BDV-Serum-AK negativ

Die Kategorie "andere" Diagnosen umfaßt unterschiedliche neurologische Störungen, welche bei Festlegung der Methodik und Definition einzelner diagnostischer Kategorien nicht als häufig vermutet wurden und deshalb prospektiv keine eigene

Kategorie erhielten. Diese anderen Diagnosen umfaßten im Ergebnis folgende neurologischen Störungen:

Tabelle 20: "Andere" Diagnosen bei BDV-seropositiven NL-Patienten und vergleichbaren Kontrollen (jeweils aus den Gesamtgruppen; n=65)

Neurologische Störungen	BDV-seropositive Patienten n = 15	BDV-seronegative Patienten n = 11
Peripher	4	4
Schädel-Hirn-Trauma	2	2
Angeboren	1	1
Autoimmun	4	1
Psychogen	1	2
Vaskulär, aber extrazerebral	0	1
Alkoholismus	3	0

Statistische Prüfung der diagnostischen Kategorisierung:

Generell gab es keine wesentlichen Differenzen zwischen den Beurteilungen in Bezug auf die Einordnung in den vorab festgelegten 7 diagnostischen Kategorien. Abweichungen betrafen dimensionale Unterschiede der diagnostischen Klarheit. Insgesamt bewertete jeder einzelne Beurteiler die Gruppe der BDV-seropositiven NL-Patienten signifikant verschieden von der Gruppe der BDV-Seronegativen (Beurteiler 1: $p < 0,01$; Beurteiler 2: $p < 0,01$; Beurteiler 3: $p < 0,001$). Jeder Beurteiler behielt über beide zu vergleichende Gruppen gewisse Eigenheiten bevorzugter Beurteilungen bei (siehe Tabelle 21). Die Differenzen zwischen den Beurteilern waren nicht systematisch verteilt und die Beurteilungen zeigten insgesamt einen mittelstarken gleichsinnigen Zusammenhang (siehe Tabelle 22)

Tabelle 21: Häufigkeiten unterschiedlicher dimensionaler Beurteilungen der neurologischen Diagnosen in beiden Patientengruppen (BDV-seropositive und paarweise vergleichbare BDV-seronegative Patienten)

Ergebnisse der Beurteilung (dimensional)	Beurteiler 1		Beurteiler 2		Beurteiler 3	
in Prozent	BDV-seropos. Patienten	BDV-seroneg. Patienten	BDV-seropos. Patienten	BDV-seroneg. Patienten	BDV-seropos. Patienten	BDV-seroneg. Patienten
Klar	61,5	80,0	44,6	66,5	38,5	64,5
wahrscheinlich klar	29,2	18,5	43,1	29,2	47,7	32,2
wahrscheinlich unklar	9,2	1,5	12,3	4,6	13,8	3,1

Tabelle 22: Zusammenhänge der Beurteilungen zwischen einzelnen Beurteilern (Häufigkeit identischer dimensionaler Beurteilungen; Spearman-Korrelation)

	Beurteiler 1	Beurteiler 2	Beurteiler 3
Beurteiler 1	1,0	0,39	0,44
Beurteiler 2	0,39	1,0	0,46
Beurteiler 3	0,44	0,46	1,0

5.5
Diagnosenspektrum bei BDV-seropositiven PS-Patienten im Vergleich zu BDV-seronegativen PS-Patienten

Bei der bekannten Unspezifität psychiatrischer Syndrome durch unterschiedlichste organische Ätiologien war dennoch eine gewisse Charakteristik eventueller BDV-abhängiger psychiatrischer Störungen vorstellbar. Eine solche Charakteristik könnte sich einerseits in einer bestimmten charakteristischen Häufigkeitsverteilung von Diagnosen im derzeitigen psychiatrischen Klassifikationssystem zeigen oder alternativ bzw. zusätzlich in einem bevorzugten Symptomspektrum innerhalb bestimmter diagnostischer Kategorien. Wir führten deshalb eine Fallkontrollstudie zur Häufigkeit bestimmter Diagnosen bei BDV-seropositiven im Vergleich zu BDV-seronegativen PS-Patienten durch. Voruntersuchungen hatten gewisse Hinweise auf eine Häufung von schizophrenen und affektiven Psychosen, aber auch von Persönlichkeitsstörungen ergeben (Bechter et al. 1988).

5.5.1
Material und Methode

Patientenauswahl:
Alle BDV-seropositiven PS-Patienten (n=140) aus Studie II wurden erfaßt und verglichen mit BDV-seronegativen Patienten dieser Studie. Die Kontrollfälle wurden in alphabetischer Reihenfolge, jeweils paarweise vergleichbar nach Alter (± 1 Jahr), Geschlecht und Aufnahmestatus (Ersterkrankte vs. Mehrfacherkrankte) zum Zeitpunkt der ersten BDV-Serum-AK-Bestimmung. - Eine zweite BDV-seronegative Kontrollgruppe wurde alphabetisch ohne Matching ausgewählt (n=350), um weitere epidemiologische Vergleichsmöglichkeiten zu erhalten.

Diagnosenerstellung:
Anhand der Akten, zum Teil auch in Kenntnis der Patienten, wurden von 3 erfahrenen Psychiatern (Referent, J.D., H.C. E.) die Diagnosen nach ICD-10 (WHO 1991) erstellt. Eingeschätzt wurden nur die PS-Diagnose(n) der aktuellen stationären Behandlung. Zunächst wurden von 2 Beurteilern die Diagnosen blind für die Beurteilung des anderen Beurteilers und blind für das Ergebnis der Serumuntersuchung (letzter Punkt nicht gültig für Referenten) entsprechend ihrer Bedeutung für die damalige stationäre Aufnahme in Hauptdiagnose und eventuelle(r) Zusatzdiagnose(n) festgelegt. Falls die blind erhaltenen diagnostischen Einschätzungen nicht übereinstimmten, wurde in einer gemeinsamen Konsensuskonferenz unter Einbeziehung der nach ICD-9 festgelegten Entlassungsdiagnose der damals behandelnden Kollegen die psychiatrische Diagnose abschließend diskutiert und nach ICD-10 festgelegt. Nicht-neuropsychiatrische Diagnosen blieben bei der Auswertung unberücksichtigt. Der Status der Fälle als Erst- bzw. Mehrfacherkrankte wurde überprüft. Kriterium war die erste stationäre psychiatrische Behandlung, bzw. die erste stationäre Behandlung in einer vergleichbaren Klinik wegen einer psychiatrischen Symptomatik.

Statistik:
Die Verteilung der Häufigkeiten bestimmter Diagnosen wurde auf statistische Unterschiede überprüft mit Hilfe des χ^2-Tests, bzw. bei kleinen Fallzahlen mit dem exakten Fisher-Test.

5.5.2
Ergebnisse

Wegen der augenscheinlichen altersgruppenspezifischen Ungleichverteilung der Seroprävalenzraten (siehe Kapitel 4) schien es angezeigt, die Häufigkeitsverteilung bestimmter psychiatrischer Diagnosen nach der selben Dichotomie der Geburtsjahrgänge zu analysieren. Ferner erschien es primär wahrscheinlich, daß zwischen erst- und mehrfacherkrankten PS-Patienten Unterschiede im Profil der Diagnosenhäufigkeiten zu erwarten seien. Die Gruppen wurden deshalb primär nach diesen beiden Gesichtspunkten getrennt analysiert. Die Häufigkeiten einzelner Hauptdiagnosen waren bei BDV-seropositiven und BDV-seronegativen Erst- und Mehrfacherkrankten ähnlich bis auf eine signifikante Häufung ($p < 0,05$) von Drogenabhängigen in der BDV-seropositiven Gruppe jüngerer Ersterkrankter im Vergleich zu den BDV-seronegativen Kontrollen (n=6 vs n=0; exakter Fisher-Test p=0,0249; fg=1; zweiseitig). Einzelheiten siehe Tabelle 23.

Die Einschätzungen der Diagnosen waren bezüglich der statistisch ausgewerteten Parameter zwischen den Beurteilern fast völlig identisch. Unterschiede der Zuordnung von Hauptdiagnosen gab es nur bei den Diagnosen F4x.x, F5x.x und F6x.x. Da außerdem die Gesamtzahl bei diesen 3 Diagnosegruppen sehr klein war, schien es aus beiden Gründen somit am sinnvollsten, diese 3 doch ähnlichen Diagnosen in eine Gesamtdiagnosegruppe zusammenzufassen, also F4x.x - F6x.x. Es gab häufig Unterschiede zwischen den Beurteilern bei den diagnostischen Einschätzungen, die im ICD-10-Code hinter dem Komma stehen und hier als x verschlüsselt sind, kaum bei Stellen die hier als x verschlüsselt sind und vor dem Komma im ICD-10-Code stehen. Die mit x bezeichneten ICD-10-Codestellen werden wegen der hohen Variabilität der Diagnosen an sich hier aber nicht differenziert ausgewertet. Insgesamt besteht also volle Übereinstimmung in der Kategorisierung der Hauptdiagnosen in den Blindbeurteilungen für alle Punkte die in Tabelle 23 statistisch ausgewertet wurden. Für die mit x bezeichneten Zahlen des ICD-10-Codes gab es hingegen zwischen den Blindbeurteilungen häufig Differenzen, so daß die endgültige Kategorisierung dieser Subklassifikation erst in Konsensuskonferenzen erfolgte. Die Gründe für unterschiedliche Beurteilungen lagen meist in der unsicheren Datenlage bei der retrospektiven Einschätzung aus den Krankenakten.

Tabelle 23: Vorkommen von Haupt- und Zusatzdiagnosen bei BDV-seropositiven PS-Patienten und vergleichbaren BDV-seronegativen Kontrollen (jeweils n=140) Angaben in absoluten Zahlen. Legende zu den diagnostischen Kürzeln umseitig.

Diagnosen nach ICD-10	Ersterkrankte positiv			Ersterkrankte negativ			Mehrfacherkrankte positiv			Mehrfacherkrankte negativ		
Geb.-Jahrgänge ≤ 1940	HD	1. ZD	2. ZD	HD	1. ZD	2. ZD	HD	1. ZD	2. ZD	HD	1. ZD	2. ZD
F00-01	17			16			3			1		
F02-09	1			6			1	1		3		
F10.x	6	4	1	6	4		2	3		4	3	
F19.x									1	1		
F20.x-F25.x	1						11			9	1	
F32.x-F34.x	9			8			7	1		6		
F40.x-F60.x	1	1						1		1	2	
F70.x							1					
X60-X84		2									2	
Andere	1	3						1				
Summe	**36**	**10**	**1**	**36**	**4**	**0**	**25**	**7**	**1**	**25**	**8**	**0**
Geb.-Jahrgänge **>1940**												
F05.x-F07.x	1						2					
F10.x	8	6	2	8	5	1	10	7	1	7	4	2
F11.x-F19.x	6	1	2		1		1	3		1	3	
F20.x-F25.x	7			10			22	2		26		
F30.x-F34.x	8	1		10			7			3		
F40.x-F60.x	6	4	2	6	5	3		2	1	4	1	
F70.x-F71.x				1	1		1	1		2		
F80.x				1	1							
X60-X84		9	5		4	1					5	
X99								1				
Andere									2		3	
Summe	**36**	**21**	**11**	**36**	**17**	**5**	**43**	**16**	**4**	**43**	**16**	**2**

60

Legende zu Tabelle 23
(Kürzel der ICD-10-Diagnosen, zusammengefaßt in Gruppen)

F00 = Demenz vom Alzheimer-Typ

F01 = Vaskuläre Demenz

F02-F09 = Andere organische Psychosyndrome mit Ausnahme alkoholbedingter und der unter F00 und F01 genannten

F10.x = Alle Störungen durch Alkohol einschließlich alkoholischer Wesensänderung und Demenz

F11.x-F19.x = Alle Störungen durch andere Suchtmittel als Alkohol. Nicht verschlüsselt wurden Störungen durch Koffein (F15) und durch Tabak (F17).

F2x.x = Schizophrene und schizoaffektive Psychosen (es kamen nicht vor F23, F24, F28 und F 29)

F3x.x = Affektive Störungen einschließlich Manie (F30), bipolare affektive Störungen (F31), depressive Episoden (F32), rezidivierende depressive Störungen (F33), Dysthymia (F34). Andere Diagnosen dieser Gruppe kamen nicht vor.

F40.x-F6x.x = Neurotische, belastungs-, und somatoforme Störungen (F40.x). Eßstörungen (andere Störungen aus F5x.x kamen nicht vor). Persönlichkeitsstörungen und Verhaltensstörungen (F60.x-F65.x)

F70.x-F71.x = Intelligenzminderung (leicht, mittelgradig)

F81.3-F84.3 = Kombinierte Störung schulischer Fertigkeiten, desintegrative Störung des Kindesalters

X60-X84 = Suizidversuche, getrennt nach verschiedenen Methoden

X99 = Tätlicher Angriff auf andere mit scharfem Gegenstand

Andere
Diagnosen = Diagnosen aus der G- und Z-Gruppe: Epilepsien, Zustand nach Encephalitis, Untersuchung aus forensischen Gründen

Hauptdiagnosen (HD) zeigten sich bei BDV-seropositiven Patienten praktisch gleich verteilt wie bei den paarweise vergleichbaren BDV-seronegativen Patienten bis auf ein signifikant häufigeres Vorkommen von Drogenabhängigen (F11.x-F19.x) bei den jüngeren ersterkrankten BDV-seropositiven Patienten (n=6 gegenüber n=0; p 0,0249, exakter Fisher-Test, fg=1, zweiseitig); s. Tabelle 23.

Zusatzdiagnosen waren bei BDV-seropositiven PS-Patienten (Erst- mit Mehrfacherkrankten) häufiger als bei BDV-seronegativen Vergleichspatienten (n=72 vs n=53 aus jeweils 140; $\chi^2 = 5,217$; fg=1; zweiseitig; p<0,05); siehe Tabelle 24. Getrennt nach Jahrgangsgruppen unserer Dichotomie der unter und bis 1940 Geborenen und der über 1940 Geborenen waren Zusatzdiagnosen bei jüngeren BDV-seropositiven PS-Patienten häufiger als bei BDV-Seronegativen (n=52 vs n=40 aus jeweils n=79; $\chi^2 = 3,747$; fg=1; zweiseitig; p=0,053). Zusatzdiagnosen waren auch häufiger bei den älteren BDV-seropositiven PS-Patienten (n=19 vs n=12 aus jeweils n=61; $\chi^2 = 2,119$; fg=1; zweiseitig; p=0,145). Zusatzdiagnosen waren vor allem bei BDV-seropositiven *ersterkrankten PS-Patienten* signifikant häufiger als bei BDV-seronegativen vergleichbaren Kontrollen ($\chi^2 = 8,042$; fg=1; p=0,005), besonders in der Subgruppe jüngerer BDV-seropositiver ersterkrankter PS-Patienten ($\chi^2 = 5,79$; fg=1, p≤0,05), weniger deutlich zwischen den älteren Vergleichsgruppen ($\chi^2 = 4,126$; fg=1; p≤0,05). Zwischen BDV-seropositiven und BDV-seronegativen Mehrfacherkrankten fanden sich keine signifikanten Unterschiede der Häufigkeit von Zusatzdiagnosen.

Trotz der etwas eingeschränkten Validität der diagnostischen Subklassifikationen scheint es sinnvoll, eventuelle Unterschiede der mit "x" gekennzeichneten Codes zu beachten: Die codierten Verlaufsaspekte bei schizophrenen Psychosen zeigen deutliche Differenzen, d.h. bei BDV-seropositiven Ersterkrankten häufiger Fälle (n=6 von 8) mit kontinuierlichem Krankheitsbeginn und inkompletter Remission (Code-Nr. F20.x0 und F20.x4) als Seronegative (n=1 von 10; p=0,013; exakter Fisher-Test). Bei den BDV-seropositiven Mehrfacherkrankten fanden sich etwas häufiger schizophrene Residuen (ICD-Nr. 20.5) als bei den seronegativen Vergleichspatienten: 10 von 33 gegenüber 8 von 35.

Tabelle 24: Häufigkeit von Zusatzdiagnosen bei BDV-seropositiven PS-Patienten und vergleichbaren BDV-seronegativen Kontrollen (jeweils n=140), getrennt nach Erst- und. Mehrfacherkrankten und nach Geburtsjahrgängen (absolute Häufigkeiten; nur Diagnosen der aktuellen stationären Behandlung)

| | Ersterkrankte PS-Patienten | | | | Mehrfacherkrankte PS-Patienten | | | |
	BDV-seropos. n=72		BDV-seroneg. n=72		BDV-seropos. n=68		BDV-seroneg. n=68	
Geb.-Jahrgänge ≤ 1940	1. ZD	2. ZD	1. ZD	2. ZD	1. ZD	2. ZD	1. ZD	2. ZD
Anzahl von ZD	10	1	4	0	7	1	8	0
Summe 1.+2. ZD	11*		4		8		8	
Geb.-Jahrgänge > 1940								
Anzahl von ZD	21	11	17	5	16	4	16	2
Summe 1.+2. ZD	32*		22		20		18	
Summe	31	12	21	5	23	5	24	2
Gesamt-summe 1.+2. ZD	43**		26		28		26	

1. ZD = erste Zusatzdiagnose 2. ZD = zweite Zusatzdiagnose

**   *p < 0,01*
*   *p > 0,05*

Die Häufung von Zusatzdiagnosen bei BDV-seropositiven Ersterkrankten beruht im wesentlichen auf einer Häufung von Suizidversuchen (siehe Tabelle 23). Da zum Teil mehrere Suizidversuche direkt hintereinander mit verschiedenen Methoden durchgeführt wurden, war diese Zusatzdiagnose bei manchen Patienten mehrfach zu vergeben, d.h. bei 4 BDV-seropositiven und 1 BDV-seronegativen Patienten. Bei BDV-seropositiven ersterkrankten PS-Patienten fanden sich gegenüber den BDV-seronegativen Kontrollen (siehe Tabelle 25) auch signifikant mehr Personen mit Suizidversuchen (exakter Fisher-Test p=0,045); vor allem bei jüngeren BDV-seropositiven Ersterkrankten, wiewohl der Unterschied für diese statistisch nicht signifikant war (exakter Fisher-Test p=0,135). Siehe Tabelle 25. - Umgekehrt waren bei mehrfacherkrankten BDV-seronegativen PS-Patienten Personen mit Suizidversuchen signifikant häufiger als bei den BDV-seropositiven PS-Patienten (exakter Fisher-Test p=0,0133). - Bezogen auf alle PS-Patienten (Erst- mit Mehrfacherkrankten) ergaben sich keine statistisch signifikanten Unterschiede der Häufigkeit von Personen mit Suizidversuchen bei BDV-seropositiven PS-Patienten im Vergleich zu BDV-Seronegativen.

Tabelle 25: Häufigkeit von Personen mit Suizidversuchen bei der aktuellen stationären Aufnahme bei BDV-seropositiven PS-Patienten und vergleichbaren BDV-seronegativen Kontrollen

	Ersterkrankte PS-Patienten		Mehrfacherkrankte PS-Patienten	
	BDV-seropos. n=72	BDV-seroneg. n=72	BDV-seropos. n=68	BDV-seroneg. n=68
Geb.-Jahrgänge ≤ 1940	2	0	0	,2
Geb.-Jahrgänge >1940-1975	10	4	0	5
Summe	12	4	0	7

Der Anteil mehrfacherkrankter Patienten ist in der Kohorte der BDV-seropositiven psychiatrischen Patienten in beiden mittleren Altersgruppen höher als in der jüngsten und ältesten (bi-dezennialen) Gruppe (siehe Abb. 9). Der Anteil Mehrfacherkrankter ist in allen 3 jüngeren (bi-dezennialen) Altersgruppen bei BDV-seropositiven Patienten größer als bei der nicht gematchten Vergleichsgruppe BDV-seronegativer Patienten (siehe Abb. 10)

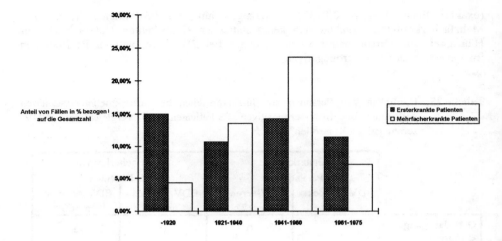

Abb. 9: Anteile erst- und mehrfacherkrankter Patienten in verschiedenen Altersgruppen in der Kohorte aller BDV-seropositiven psychiatrischen Patienten, welche sukzessiv im Zeitraum von 2 Jahren erfaßt wurden (n = 140)

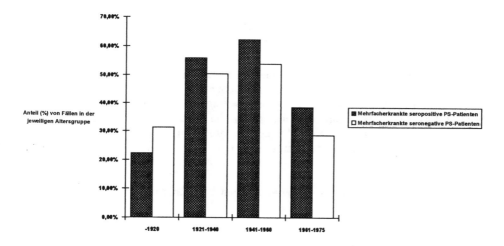

Abb. 10: Prozentualer Anteil von Mehrfacherkrankten gegenüber Ersterkrankten in der jeweiligen Altersgruppe in der Gesamtkohorte BDV-seropositiver Patienten (n=140) und der nicht gematchten Kohorte seronegativer Patienten (n=350)

5.6
Spezifische epidemiologische Untersuchungen

Der Übertragungsweg der BD beim Tier ist bisher nicht eindeutig geklärt (Heinig 1969; Ludwig et al. 1987). Enger körperlicher Kontakt über längere Zeiträume begünstigt offenbar die Möglichkeit einer Übertragung der BD (Netzer 1952; Herzog et al. 1994). Es schien damit sinnvoll, spezifische epidemiologische Untersuchungen bei in Frage kommenden Haustieren und eventuell auch in Lebensgemeinschaften BDV-seropositiver Patienten durchzuführen.

5.6.1
Spezifische epidemiologische Untersuchungen bei Haustieren BDV-seropositiver Patienten

5.6.1.1
Material und Methode

BDV-seropositive Patienten wurden regelmäßig nach dem Vorhandensein von Haustieren befragt. Wenn Patienten körperlichen Kontakt mit Pferd oder Schaf aus der Zeit vor Erkrankung sicher erinnerten, wurden bei Einverständnis und soweit umstandshalber möglich die in Frage kommenden Pferde oder/und Schafe auf das Vorhandensein von BDV-Serum-AK untersucht. Der Veterinärarzt des jeweils zuständigen staatlichen Veterinäramts entnahm auf unsere Bitte bei den entsprechenden Tieren in der üblichen Weise venöses Blut und gewann Serum. Dieses wurde postalisch an das Institut für Virologie der Universität Gießen verschickt und dort wie beschrieben (siehe Kapitel 4) unter Blindbedingungen die Seren auf das Vorkommen von BDV-AK untersucht.

5.6.1.2
Ergebnisse

In 3 Fällen (bei 1 NL-Patienten und bei 2 PS-Patienten) konnten bisher Haustiere auf BDV-Serumantikörper untersucht werden. In jedem der 3 untersuchten Fälle wurden jeweils bei einem Teil der untersuchten Tiere BDV-Serum-AK nachgewiesen.

Fall B (NL-Pat.-Nr. 56 in Tab. 17; siehe auch Bechter et al. 1992a):
Bei einem 22-jährigen Landwirt war aus voller Gesundheit eine akute Bewußtlosigkeit aufgetreten. Nach Ausschluß einer internistischen Ursache und bei anhaltenden tonischen Verkrampfungen der Arme wurde er unter der Verdachtsdiagnose eines Status epilepticus auf die neurologische Abteilung verlegt. Dort wurde eine parenterale antikonvulsive Therapie eingeleitet, worunter sich prompt die gestörte Pupillo- und Okulomotorik normalisierten und die Krämpfe

sistierten. Der Patient blieb aber noch leicht somnolent. Im EEG zeigten sich vermehrte Einstreuungen von Theta-Wellen, aber keine sicheren Anfallspotentiale, das cCT war unauffällig. Der Liquor cerebrospinalis zeigte eine grenzwertige Zellzahl von 5/mm^3 (Lymphozyten) bei Normalwerten für Gesamtprotein, Albumin, IgG und Glukose. Im Serum und im Liquor fanden sich keine erhöhten Antikörper gegen neurotrope Agenzien (Routineprogramm siehe Tabelle 10) bis auf Serum-AK gegen *BDV von 1:10*. Im Liquor waren BDV-AK negativ. Infektionsversuche (in vivo und in vitro) mit Liquor wurden *nicht* durchgeführt, da der Patient einer zweiten Liquorentnahme nicht zustimmte. Unter der Verdachtsdiagnose eines zerebralen Anfalls bei einer möglichen blanden BDV-Encephalitis erhielten wir aber das Einverständnis, alle Pferde und einen Teil der Schafe im eigenen Stall des Patienten auf das Vorhandensein von BDV-Serum-AK zu untersuchen: *1 von 4 Pferden* und *4 von 10 untersuchten Schafen* zeigten BDV-Serum-AK. - Das *BDV-seropositive Pferd* war verhaltensauffällig in Form unmotivierten Scheuens und von Übererregbarkeit. Es wurde von den Mitgliedern des Reitclubs, für welche der Patient die Pferde betreute, wegen heftiger unvorhersehbarer phobischer Reaktionen gemieden. Zum Verhalten der BDV-seropositiven Schafe waren keine brauchbaren Informationen erhältlich. - In der 2-jährigen Katamnese sind beim Patienten, der nur einige Monate prophylaktisch antikonvulsiv behandelt wurde, keine Anfälle mehr aufgetreten. Er selbst berichtete, daß er seit dieser Akuterkrankung über ca. 1½ Jahre an einer Schwäche des rechten Beines gelitten habe, ferner an starken Kopfschmerzen und an einer Neigung zu Muskelkrämpfen beider Beine, welche sich erst nach dieser Zeit besserten. Er fühle sich jetzt, d.h. 2 Jahre nach der Akuterkrankung, wieder symptomfrei. Eine Fremdanamnese (erhalten von der Schwester des Patienten) ergab, daß Herr B. seit der damaligen Akuterkrankung das rechte Bein etwas nachgezogen habe und sich in seiner Persönlichkeit verändert habe. Er werde sehr leicht ärgerlich, sei leicht aus der Ruhe zu bringen und tendiere zu depressiven Stimmungen. Bei unserer eigenen Nachuntersuchung waren zwar ebenfalls eine gewisse Depressivität und Gereiztheit beim Patienten bemerkbar, sie erfüllten aber nicht die Kriterien einer psychiatrischen Erkrankung.

Fall D:

Ein 33-jähriger Mann kam erstmals zur stationären psychiatrischen Behandlung wegen einer seit 1 Jahr zunehmenden depressiven Symptomatik. Ferner beklagte er seit ca. 1 Jahr ein Nachlassen des Kurzzeitgedächtnisses, habe häufig schmerzhafte Körpersensationen in Kopf, Knie und Rücken, er fühle sich kraftlos und seine Leistungsfähigkeit habe allgemein stark nachgelassen. Der Schlaf sei unruhig, er habe keinen Antrieb, keine Freude, häufig sei er lebensüberdrüssig. Er habe vor Kleinigkeiten des täglichen Lebens völlig unrealistische Ängste. Früher habe er vor nichts Angst gehabt, sei eine Persönlichkeit voller Tatendrang und Kraft gewesen. Er beklagte auch eine eigenartige Veränderung des Kalt-Warm-Empfindens: Er empfinde nämlich warm oft als kalt. - Fremdanamnestisch (Ehefrau) wurde berichtet über eine vermehrte Reizbarkeit, Kränkbarkeit, Verlangsamung, stark vermindertes Durchhaltevermögen und fehlende Übersicht. Zusammenfassend wurde die Erkrankung diagnostisch als eine hypochondrisch-coenästhetische, atypische affektive Psychose aufgefaßt (F32.8 nach ICD-10). Im Serum fanden sich keine erhöhten AK gegen neurotrope Viren (siehe Routineprogramm, Tab. 17). BDV-Serum-AK waren nachweisbar mit einem Titer von 1:10. Der Liquor war unauffällig, Infektionsversuche (in vivo und in vitro) mit Liquor (4.5.3) verliefen negativ. - Das *klinische Bild* mit dem veränderten Kalt-Warm-Empfinden ähnelte unserer Ansicht nach den Klagen bei einigen BDV-seropositiven NL-Fällen (unveröffentlichte eigene Beobachtung, siehe auch Fall Sa in 5.7.2). Die subjektive Kraftlosigkeit und Antriebsstörung in Verbindung mit der fremdanamnestisch beschriebenen Reizbarkeit wies auf eine mögliche Analogie zu der bei der BD beim Tier beschriebenen paradoxen Mischung aus vermehrter Aggressivität und Verlangsamung hin (Sprankel et al. 1978). In seinem Fall wurde deshalb ganz gezielt nach Tierkontakten intensiver gefahndet. Als möglicherweise relevant wurden Schafe des Nachbarn identifiziert, die der Patient früher wiederholt gestreichelt hatte. Bei 2 von 10 aus dieser Herde untersuchten Schafe waren BDV-AK nachzuweisen.

Fall L:
Ein 30-jähriger Brückenbauer kam zum zweiten Mal in stationäre psychiatrische Behandlung wegen *eines großen zerebralen Anfalls,* bei der jetzigen stationären Aufnahme zusätzlich mit leichter prädeliranter Symptomatik. Wir stellten BDV-Serum-AK mit einem Titer von 1:20 fest. An der Diagnose Alkoholismus bestand kein prinzipieller Zweifel, aber es fielen uns einige psychopathologische Besonderheiten auf: der Patient wirkte auffallend ängstlich, reagierte panisch auf heiße Fangopackungen (Kalt-Warm-Empfinden?); das formale Denken erschien gemessen an der angegebenen Trinkdauer und Menge gegenüber vergleichbaren Fällen auffallend stark gestört, die Auffassung und Konzentrationsfähigkeit vergleichsweise stark beeinträchtigt. Eine nochmals erhobene Fremdanamnese (Ehefrau) ergab folgende Zusatzinformationen: vor 5 Jahren war erstmalig ein großer zerebraler Krampfanfall aufgetreten (anzunehmen aufgrund der eindeutigen Beschreibung). Dadurch sei erstmals die Diagnose Alkoholismus vermutet worden, obwohl die Trinkmengen nur im Bereich des landesüblichen Maßes von 2-3 halben Litern Bier pro Tag gelegen seien. Der Patient habe aber auf ärztliche Empfehlung hin nach diesem ersten zerebralen Anfall zuverlässig mindestens über ½ Jahr keinen Alkohol getrunken und dennoch wiederholt Anfälle bekommen. Aus Enttäuschung über den ausbleibenden Erfolg der ärztlichen Ratschläge habe er sich in der Folgezeit nicht mehr streng an die Auflagen gehalten und wieder begonnen Bier zu trinken, im Extremfall aber nur 4-6 halbe Liter Bier pro Tag. Seit diesem ersten Anfall leide er außerdem häufig an Kopfschmerzen und Schwindel, neige zu einem eigenartigen neu aufgetretenen Zittern und habe Schlafstörungen. Ganz auffallend sei seit dieser Zeit außerdem eine Hitzeunverträglichkeit; schon bei geringem Sonnenschein bekomme

er stärkste Kopfschmerzen, was früher nie der Fall gewesen sei. Eine Liquoruntersuchung beim Patienten ergab jetzt unauffällige Befunde einschließlich der Infektionsversuche. - Die gezielte Anamnese nach Tierkontakten ergab, daß Herr L seit Jahren, bereits vor der Ersterkrankung, im familieneigenen Tierstall häufig mit Pferden körperlichen Kontakt hatte. Es wurde nun die Zustimmung erhalten, sowohl Haustiere als auch Familienangehörige des Patienten auf das Vorhandensein von BDV-Serum-AK zu untersuchen. Der Patient arbeitete in 2 verschiedenen Pferdeställen mit, deshalb wurden die Tiere in beiden Ställen untersucht. Die Veterinärärzte des zuständigen Veterinäramts Günzburg entnahmen bei sämtlichen in den beiden Ställen vorhandenen Pferden Blut zur Untersuchung auf BDV-Serum-AK. Vor Durchführung der Blutabnahme wurden alle Pferde auf Symptome einer möglichen latenten BD hin visuell inspiziert und eine gezielte Anamnese über alle Tiere erhoben. Als mögliche Symptomatik einer milden BD wurden die weitgehend unspezifischen aber doch nicht unbekannten Symptome gewertet, wie sie in Heinig (1969) und Lange et al. (1987) beschrieben sind. Bei 4 Pferden (Lo, Pk, Pz, Wb) wurden möglicherweise BD-verdächtige Symptome festgehalten: Magerkeit, struppiges Fell, in den letzten beiden Jahren phasenhafte Störungen der Futteraufnahme und phasenhafte passagere Abmagerung. Bei einem Pferd (Pk) wurden stark auffällige Verhaltenssymptome beschrieben: nervöser Charakter mit ausgeprägter Neigung zu unmotiviertem Scheuen, phasenhaft aggressives Verhalten, in den letzten beiden Jahren wiederholt passager auftretendes Lahmen der Hinterhand mit wechselnder Seitenlokalisation und wechselnd auftretender Neigung zu Liegen und Zittern. Im ersten Stall, den die Herkunftsfamilie des Patienten betrieb und wo der Patient regelmäßig mitarbeitete, waren 4 von 9 untersuchten Pferden BDV-seropositiv, im zweiten dem Bekannten gehörigen Stall war 1 von 4 untersuchten Pferden BDV-seropositiv. Die BDV-seropositiven Pferde waren (Do, Lo, Pk, Pz, Wb).

In der Lebensgemeinschaft der Herkunftsfamilie des Patienten lebten noch Vater, Mutter und 1 Bruder des Patienten, welche alle im eigenen Stall der Familie mitarbeiteten. Alle Personen und eine weitere im Stall mitarbeitende Pferdepflegerin gaben ihr Einverständnis zu einer Serumuntersuchung. Der Vater des Patienten zeigte BDV-Serumantikörper von 1:40, die Mutter von 1:5, der Bruder und die Pferdepflegerin waren BDV-seronegativ. - *Familienanamnestisch* ließ sich eruieren, daß der *Vater* seit rund 25 Jahren an einem zerebralen Anfallsleiden mit großen und kleinen Anfällen litt und deshalb mehrfach in neurologischer Behandlung war. - Über den Gesundheitszustand der *Mutter* waren keine genauen Auskünfte zu erhalten. Der BDV-seronegative *Bruder* des Patienten war in der letzten Zeit an nicht erklärten Störungen erkrankt. Er litt phasenhaft an Bauchschmerzen, Gewichtsabnahme, rezidivierendem Erbrechen und starken Kopfschmerzen. Immer wieder kam es auch zu passageren lokalisatorisch wechselnden Gefühlsstörungen und Schwächezuständen in den Extremitäten. Eine Ursache für seine Erkrankung wurde bei stationären internistischen und neurologischen Untersuchungen nicht gefunden. [Das nur von ihm führbare verhaltensauffällige BDV-seropositive *Pferd* (Pk) zeige nach seinen Angaben eine ähnliche Symptomatik wie er selbst: immer wieder habe es Koliken, verliere zeitweise massiv an Gewicht und zeige intermittierend wechselndes Lahmen der Hinterhand. Eine bekannte Ursache für die Auffälligkeiten konnte auch katamnestisch (1 Jahr später) wegen einer erneut aufgetretenen starken Phase von Abmagerung bei einer stationären Untersuchung des Pferdes in einer Tierklinik nicht gefunden werden. BDV-Serum-AK waren unverändert nachweisbar.]

5.6.2
Spezifische epidemiologische Untersuchungen in Lebensgemeinschaften BDV-seropositiver Patienten

Bisher ist ungeklärt, ob die Epidemiologie der humanen BDV-Serum-AK in Zusammenhang mit der Verbreitung der natürlichen Erkrankung steht oder ob eine humane Variante mit eigener Epidemiologie und noch hypothetischer Erkrankung vorliegen könnte. A priori sind auch parallel auftretende konkurrierende epidemiologische Wege nicht auszuschließen. Jedenfalls schien es in der derzeitigen Situation sinnvoll zu prüfen, ob in menschlichen Lebensgemeinschaften das Auftreten neuropsychiatrischer Erkrankungen in engen zeitlichen Abständen gleichzeitig mit BDV-Seropositivität zu beobachten ist. Unter dieser Hypothese haben wir die folgende Familienstudie durchgeführt, da Familienangehörige BDV-Seropositiver in erster Linie als enge Kontaktpersonen in Frage kommen.

5.6.2.1
Material und Methode

Auswahl der Familien:
Die Krankenakten der ersten 200 sukzessiv gesammelten BDV-seropositiven PS-Patienten wurden systematisch überprüft mit der Frage, ob zum Zeitpunkt der Ersterkrankung des bekannten BDV-seropositiven Indexpatienten, d.h. innerhalb eines Zeitraumes von maximal 1 Jahr (± ½ Jahr) bei einem weiteren Familienmitglied eine psychiatrische oder neurologische Erkrankung auftrat. Eine genauere diagnostische Festlegung der Erkrankungen der Familienangehörigen erschien zunächst nicht sinnvoll, da Angaben in den Krankenakte zur Familienanamnese häufig recht vage sind. Falls solche Fälle gefunden würden, sollte versucht werden, das Einverständnis aller Familienmitglieder zur Untersuchung auf das Vorhandensein von BDV-Serum-AK zu erhalten und die medizinischen Unterlagen über die damaligen Erkrankungen der Familienangehörigen einsehen zu dürfen.

5.6.2.2
Ergebnisse

Aus den Akten ließen sich 4 Fälle identifizieren, die obigen Kriterien entsprachen. In 2 Fällen waren die übrigen Familienmitglieder mit der beabsichtigten Untersuchung einverstanden. In beiden Familien fanden sich bei einem zweiten neuropsychiatrisch erkrankten Familienmitglied ebenfalls BDV-Serum-AK, hingegen keine BDV-Serum-AK bei gesunden Familienmitgliedern (Bechter et al. 1992b):

Familie H:
Bei einem 26-jährigen Patienten mit chronischer Schizophrenie (ICD-10: F20.01) wurden bei seiner 7. stationären psychiatrischen Behandlung *BDV-Serum-AK mit einem Titer von 1:20* festgestellt (früher war er nie getestet worden). In seiner Krankengeschichte war vermerkt, daß wenige Monate vor dem subakuten Beginn seiner schizophrenen Erkrankungen die Mutter an einer Encephalitis erkrankt sei. - Unsere jetzt durchgeführte Untersuchung bei der Mutter ergab BDV-Serum-AK mit einem Titer von 1:40, der neuropsychiatrisch gesunde Vater erwies sich als BDV-seronegativ. Den jetzt beigezogenen Krankenunterlagen über die damalige stationäre Behandlung in einer neurologischen Universitätsklinik war folgendes zu entnehmen: Die Mutter kam damals in stationäre Behandlung wegen einer akut aufgetretenen schweren Encephalitis mit Desorientiertheit, Aphasie, Reflexstörungen, leichter rechtsseitiger Hemiparese und einem typischen organischen Psychosyndrom ohne Meningismus. Im Liquor wurden 130 Zellen/mm^3 festgestellt. Die Erkrankung wurde abschließend als wahrscheinlich virale Encephalitis beurteilt. Sämtliche serologischen Untersuchungen hatten keinen Hinweis auf einen bekannten neurotropen Erreger als Ursache der Encephalitis nachweisen lassen. (BDV-AK wurden nicht untersucht). - Nach fremdanamnestischen Angaben (Ehemann) erholte sich die Mutter des Patienten nie mehr ganz von dieser Erkrankung und litt seitdem vor allem an chronischen Kopfschmerzen und Leistungsschwäche. - [Die Patientin kam ca. 1 Jahr nach unserer gezielten Untersuchung im Rahmen dieser Familienstudie erstmals in stationäre psychiatrische Behandlung (in unsere Klinik). Jetzt wurde die Diagnose einer organischen Wesenänderung mit vorwiegend depressivem Gepräge gestellt (ICD-10: 06.32). Ein jetzt durchgeführtes MRI zeigte bei ihr schwerwiegende leukodystrophieähnliche Veränderungen der weißen Hirnsubstanz, welche als gut vereinbar mit einem Status nach Encephalitis beurteilt wurden. - Beim Sohn, unserem BDV-seropositiven Indexpatienten, ergab sich im MRI ein Normalbefund. Eine Liquoruntersuchung wurde von beiden Patienten abgelehnt. Aus der Vorgeschichte ist erwähnenswert, daß die Familie über viele Jahre Schafe gehalten hat, auch vor und während des Zeitraums als die beiden neuropsychiatrischen Erkrankungen auftraten. Die Schafe konnten nicht mehr untersucht werden.

Familie S:
Eine 34-jährige Patientin mit einer schizophrenen Psychose vom paranoid-halluzinatorischen Typ (ICD-10: F20.02) war zur 5. stationären psychiatrischen Behandlung mit einem akuten Rezidiv gekommen. Bei der jetzt erstmaligen Screeninguntersuchung auf BDV-Serum-AK ergab sich ein positives Resultat mit einem Titer von 1:360. Im Jahr der Ersterkrankung der Patientin war auch deren Mutter erstmals an einer zyklothymen Depression erkrankt (ICD-10: F32.2). (Bei ihr waren damals BDV-Serum-AK nicht untersucht worden). Die jetzt im Rahmen der Familienuntersuchung durchgeführte gezielte Untersuchung bei der Mutter ergab bei ihr das Vorhandensein von BDV-Serum-AK mit einem Titer von 1:40. Der Bruder und der neuropsychiatrisch gesunde Vater erwiesen sich als BDV-seronegativ. Der Bruder ist an einer schizophrenen Psychose vom paranoid-halluzinatorischen Typ erkrankt (ICD-10: F20.03), wobei der Erkrankungszeitraum im selben Jahr der Ersterkrankung von Schwester und Mutter lag. - Aus der Anamnese der Mutter erscheint folgendes erwähnenswert: Etwa ab dem 18. Lebensjahr hatte sie über mehrere Jahre bei einem Schäfer auf der Schwäbischen Alb mitgearbeitet, einer bekannten Endemieregion der BD. Seit dieser Zeit litt sie an häufig rezidivierenden, phasenhaft über Tage bis Wochen anhaltenden heftigen Kopfschmerzen. Bei Beginn der Erkrankung an einer affektiven Psychose klagte sie über stark ziehende Schmerzen im ganzen Körper.

In der Folge wurden 2 weitere Familien untersucht, bei denen außer dem bekannten BDV-seropositiven Indexpatienten weitere Familienmitglieder psychiatrisch erkrankt waren, der Erkrankungsbeginn aber zeitlich mehrere Jahre auseinanderlag. In diesen Familien fanden sich beim jeweils anderen psychiatrisch erkrankten Familienmitglied keine BDV-Serum-AK.

5.7
Spezielle klinische Fälle

Im Rahmen der langjährigen Untersuchungen wurden regelmäßig die Akten aller BDV-seropositiven Fälle durchstudiert und ein Teil der Patienten persönlich nachuntersucht und speziell exploriert. Daraus ergaben sich Eindrücke von Besonderheiten und Gemeinsamkeiten der Krankheitsbilder und Verläufe bei einer Reihe BDV-seropositiver PS- und NL-Patienten, welche Anlaß zur Formulierung gezielter Hypothesen in Analogie zur Symptomatik der BD beim Tier gaben. Trotz der mehrfach erwähnten Unspezifität und Variabilität psychiatrischer Symptomatik durch bekannte organische Ursachen mochten sich, wie ebenfalls schon erwähnt, gewisse charakteristische Symptome oder Symptomkombinationen bzw. besondere Ausprägungen darstellen. Gewisse klinische Charakteristika waren z.B. trotz aller Variabilität und Unspezifität der Syndrome und Symptome auch in der

Entdeckungsgeschichte der progressiven Paralyse als Sonderform der Syphilis von allerdings geringer Bedeutung (Grefe 1991; Bechter im Druck).

Einige dieser Eindrücke, welche uns als vermeintliche Charakteristika der hypothetischen humanen BD uns ins Auge fielen, sollen im folgenden kurz mitgeteilt werden.

1. Bei einer Reihe BDV-seropositiver PS-Patienten mit als psychogenen Störungen klassifizierten Diagnosen konnte man nach unserer Ansicht die Störungen alternativ als allmähliche Persönlichkeitsveränderung, möglicherweise verursacht durch eine BDV-Encephalitis, interpretieren.

2. Bei einigen BDV-seropositiven Patienten mit Alkoholismus schien eine Persönlichkeits- und/oder Angststörung dem Alkoholismus vorauszulaufen bzw. ganz im Vordergrund des Krankheitsbildes zu stehen. Der Alkoholgenuß konnte als Folgeerscheinung bzw. als Versuch einer Selbsttherapie interpretiert werden.

3. Bei einer ganzen Reihe BDV-seropositiver PS- wie NL-Patienten spielten schmerzhafte körperliche Mißempfindungen, z.B. heftige Kopfschmerzen oder eine Veränderung des Kalt-Warm-Empfindens, eine wichtige Rolle in der Symptomatik. Diese Schmerzzustände wiederum waren oft mit Depressivität, Angstzuständen und Suizidalität verbunden. Auffallend schien uns hierbei z.T. die Ähnlichkeit der geklagten Symptomatik.

4. Bei einigen BDV-seropositiven PS-Patienten waren am Beginn der psychiatrischen Erkrankung oder im Verlauf neurologische Störungen erwähnt (besonders Fazialislähmungen und ungeklärte passagere Hypästhesien), welche an Analogien der BD beim Tier denken ließen.

5. Bei mehreren BDV-seropositiven PS-Patienten fand sich in der Anamnese die Angabe, bei Ersterkrankung sei der Verdacht auf eine Encephalitis geäußert worden.

Basierend auf diesen subjektiven Eindrücken wurden einige Pilotstudien (im Rahmen von Dissertationen) zur Häufigkeitsverteilung bestimmter Symptome bei BDV-seropositiven PS-Patienten und diagnostisch vergleichbaren Kontrollen durchgeführt. Die Ergebnisse dieser Studien werden in der Diskussion erwähnt. Im folgenden werden exemplarisch einige solcher BDV-seropositiver Fälle dargestellt, welche zur Hypothesengenerierung führten.

5.7.1
Psychiatrische Fälle

Fall L (s. 5.6):

In diesem Fall erschienen rezidivierende Anfälle und ausgeprägte Zusatzsymptomatik (chronische Kopfschmerzen, Hitzeunverträglichkeit, leichte Persönlichkeitsveränderung) als Folge des relativ leichtgradigen Alkoholismus untypisch. Wegweisend für spezifische epidemiologische Untersuchungen mit Nachweis einer großen Anzahl BDV-seropositiver Haustiere waren die klinischen Besonderheiten.

Fall K:

Eine 24-jährige Kauffrau kam erstmals in unsere stationäre psychiatrische Behandlung wegen eines massiven episodischen Alkoholabusus seit einem Jahr. Die Trinkmengen gingen teilweise bis zur Intoxikation. Von ihren Angehörigen und den behandelnden Ärzten wurde der Alkoholismus zunächst psychoreaktiv ausgelöst als Folge der Trennung von einem Partner interpretiert. Die Patientin wurde nach mehrwöchiger Entgiftung und Stabilisierung von unserer Klinik in eine Spezialeinrichtung zur Alkoholentwöhnung verlegt. Die Entwöhnungstherapie brach die Patientin bald ab, trank mehr als je zuvor und kam erneut in unsere stationäre Behandlung . - Wegen der genannten Merkwürdigkeiten in der Anamnese wurde eine persönliche Nachexploration durchgeführt, eine gezielte Fremdanamnese erhoben und weitere Unterlagen beigezogen. Daraus ergab sich folgendes Bild: 2 Jahre vor der ersten stationären psychiatrischen Behandlung war die Patientin psychisch noch ganz unauffällig gewesen, veränderte sich aber seit ca. 1 Jahr relativ rasch in ihrer Persönlichkeit. Sie wurde unordentlich, wirkte persönlich zunehmend unsicher und litt unter neu aufgetretenen paroxysmalen Angstzuständen. Offenbar wegen dieser Ängste trank sie wiederholt und häufig im Sturz hochprozentige Alkoholika mit dem Ziel, die Ängste zu mildern. Die Probleme, welche sich aus dem zunehmenden Alkoholkonsum ergaben, führten die Patientin schließlich aus eigenem Antrieb zu einer ambulanten Behandlung beim Nervenarzt. Dieser glaubte der Patientin den Alkoholabusus nicht, sondern beurteilte den Fall als eine Pseudologia phantastica, differentialdiagnostisch als eine beginnende Psychose aus dem schizophrenen Formenkreis. Letzteren Verdacht äußerte er wegen der Angaben der Patientin, sie habe das Gefühl manchmal beobachtet zu werden, es würden andere über sie reden u.ä.. Weder in der weiteren Katamnese noch bei den wiederholten stationären psychiatrischen Behandlungen in unserer Klinik fanden sich schizophrene Symptome. - Nachdem diese neuen anamnestischen Daten stärker berücksichtigt wurden, entschloß man sich, die Patientin diagnostisch als atypische Psychose aus dem zyklothymen Formenkreis zu betrachten und eine neurothymoleptische Behandlung mit Chlorprothixen, Amitriptylin und Carbamazepin wurde begonnen. Unter dieser Behandlung besserten sich Angstzustände und depressive Grundstimmung bei der

Patientin und sie blieb katamnestisch unter Beibehaltung der thymoleptischen Behandlung in einer 5-jährigen Katamnese weitgehend alkoholabstinent und voll arbeitsfähig. Es kam allerdings immer wieder zu phasenhaften depressiven Verstimmungen, meist verbunden mit Angstzuständen und ausgeprägten Schlafstörungen, abgemildert unter thymoleptischer Medikation. Wiederholte eigene Versuche der Patientin, die thymoleptische Medikation (Amitriptylin 150 mg/die) zu reduzieren bzw. abzusetzen, führten zu einer prompten Zustandsverschlechterung mit Auftreten von Ängsten und erneutem Beginn einer massiven Alkoholingestion. Die inzwischen aufgetretenen 5 Rückfälle waren nach erneutem Beginn der thymoleptischen Medikation jeweils innerhalb von Tagen zu beenden. Bei dieser Patientin fanden sich im MRI multiple kleine rundliche Herde in der weißen Hirnsubstanz (ähnlich in Form und Größe wie im folgenden Fall R). Der Liquorbefund war unauffällig. BDV-Serum-AK sind über die Jahre nachweisbar mit einem Titer zwischen 1:10 und 1:40, siehe auch Abb. 3.

Fall W:

Bei einer jetzt 35-jährigen Patientin war erstmals vor 5 Jahren aus voller Gesundheit ein Zustand ungeklärter Bewußtlosigkeit aufgetreten, danach litt die Patientin an Übelkeit, Kopfschmerzen und ungerichteten Ängsten. Bei der damaligen einwöchigen stationären Untersuchung in einem Allgemeinkrankenhaus konnte keine Ursache für die Störung gefunden werden, es wurde der Verdacht auf eine Menigoencephalitis gestellt. Seit der Zeit litt die Patientin häufig an Kopfschmerzen, klagte über Konzentrations- und Aufmerksamkeitsstörungen, war depressiv-weinerlich und entwickelte phobische Ängste. Die Arbeitsleistung sank gegenüber früher erheblich, das Durchhaltevermögen ließ nach. Die jetzt notwendig gewordene erstmalige stationäre psychiatrische Behandlung wegen der depressiven Entwicklung war nach unserer Ansicht aus der Lebensgeschichte nicht schlüssig ableitbar. Wir fanden bei ihr BDV-AK mit einem Titer von 1:40.

Fall WE:

Eine 33-jährige Patientin kam erstmalig in stationäre psychiatrische Behandlung wegen einer seit einem halben Jahr aufgetretenen, ursächlich ungeklärten Symptomatik: sie klagte über Zustände innerer Unruhe, subjektiv empfundenes "inneres Zittern", welches meist ganze Tage anhielte und häufig mit Gangunsicherheit und nicht willentlich eingenommenen Schiefhaltungen verbunden sei. Geringe Belastungen im Alltag führten zu heftigen Tränenausbrüchen. Bei der Untersuchung wirkte sie ausgesprochen depressiv, unsicher und weinerlich. Die ntwicklung der depressiven Verstimmung war aus der Lebensgeschichte nicht schlüssig verstehbar. BDV-Serum-AK fanden sich mit einem Titer von 1:80.

Fall R:

Eine 35-jährige Patientin war vom Ehemann, einem ärztlichen Kollegen, mit der Diagnose akute Psychose und Suizidgefährdung als Notfall erstmalig in unsere stationäre Behandlung eingewiesen worden. Sie wirkte explosibel, unberechenbar im Verhalten und war wenig kooperativ. Die Problematik wurde als Suizidalität im Rahmen von Partnerschaftsproblemen bei einer geltungsbedürftigen Persönlichkeit eingeschätzt und die Patientin 2 Tage später nach Hause entlassen. Der mit unserer Diagnose unzufriedene Ehemann sandte seinerseits eine ausführliche Stellungnahme, welche die Bedeutung von Eheproblemen für die Suizidalität der Frau doch deutlich relativierte wenn nicht nicht überhaupt in Frage stellte, und somit für eine nicht psychoreaktiv erklärbare Störung bei der Patientin sprechen konnte. Nach der Beschreibung des Ehemanns begann vor ca. ½ Jahr bei der Patientin eine allmähliche Veränderung der Persönlichkeit und des Verhaltens, die in einer wahnähnlichen Eifersucht mit der Folge mehrerer impulsiver ernster Suizidversuche gipfelte. Der Ehemann konnte nach seinen Angaben nur unter Mithilfe anderer Personen in 1 Fall einen Suizidversuch verhindern. Zur Interpretation der Erkrankung aus der Sicht des Ehemannes paßten auch einige Beobachtungen, die während der kurzen stationären Behandlung der Patientin bei uns gemacht wurden: Die Patientin erschien unnahbar, leicht reizbar und wurde überraschend und ohne erkennbaren Grund tätlich gegenüber der behandelnden Ärztin. - Wegen dieser Ungereimtheiten der bisherigen Diagnose und wegen des nachträglich erhaltenen Befundes von BDV-Seropositivität (Titer 1:40) wurde mit dem Verdacht auf eine mögliche BDV-Encephalitis nachträglich bei der Patientin ein MRI angefertigt. In diesem zeigten sich multiple kleine rundliche Herde der weißen Substanz beider Großhirnhemisphären, die morphologisch nicht als vaskuläre Läsionen erklärbar waren, aber kleinen Entzündungsherden entsprechen konnten.

Fall B:

Bein einem 42-jähriger Hilfsarbeiter wurde bei seiner 13. stationären psychiatrischen Behandlung erstmals Serum auf BDV-Serum-AK untersucht mit positivem Ergebnis (Titer 1:20). Die diesmalige stationäre Behandlung war notwendig gewesen wegen eines Erregungszustands bei Alkoholismus. Zusätzlich fiel bei ihm eine ausgeprägte depressive Symptomatik auf, welche schon in der Vorgeschichte zu mehreren Suizidversuchen geführt hatte. Die Erkrankung begann bereits um das 14. Lebensjahr. Zuvor hattte sich der Patient normal entwickelt und war bis dahin immer Klassenprimus gewesen. Ab der 7. Schulklasse baute er in seinen schulischen eistungen stark ab, veränderte sich in seiner Persönlichkeit, wurde im Umgang mit anderen schwierig und verlor seine vorher vielfältigen Interessen. Zum Beispiel gab er das vorher intensiv betriebene Violinspiel völlig auf. Nach Ende der Schulzeit begann er keinerlei geordnete Ausbildung, arbeitete nur kurzzeitig und trank zunehmend Alkohol. Die Neigung zu explosiblen Reaktionen, Reizbarkeit, Labilität und Unstetigkeit nahm weiter zu. Nach seinen Angaben trank er vor allem wegen häufiger therapieresistenter Kopfschmerzen immer wieder hochprozentige Alkoholika. Auffällig in der Anamnese, d.h. untypisch gegenüber üblichen Alkoholismus-"Karrieren", erschien uns auch, daß über die lange Krankheitsdauer häufige Phasen berichtet waren, in denen er keinerlei Alkohol trank.

5.7.2
Neurologische Fälle

Fall S:

Eine 37-jährige Patientin kam erstmals in unsere stationäre neurologische Behandlung wegen "Schwächezuständen", die seit ½ Jahr immer wieder auftraten und zuletzt kompliziert waren durch das Gefühl, den linken Arm nicht mehr bewegen zu können. Seit einem ½ Jahr litt sie außerdem über Kopfschmerzen und ungerichteten Schwindel. Die jetzigen klinischen Untersuchungen ergaben Normalbefunde bis auf eine schlaffe Parese des linken Armes, die sich 3 Tage nach Beginn der stationären neurologischen Behandlung weitgehend gebessert hatten. Die Befunde in Liquor, EKG, EEG und cCT waren unauffällig. BDV-Serum-AK fanden sich mit einem Titer von 1:20. - Die "Schwächezustände" hatten bei der zuvor gesunden Patientin vor einem ½ Jahr akut begonnen mit heftigen Kopfschmerzen, Übelkeit, Lichtüberempfindlichkeit und Verdacht auf Meningismus. Bei einer mehrtägigen stationären Beobachtung in einem Allgemeinkrankenhaus wurde damals keine Liquoruntersuchung durchgeführt, die Patientin erhielt aber wegen des rezidivierenden Erbrechens eine symptomatische antiemetische Infusionstherapie. Erst seit dieser Erkrankung litt die Patientin nach ihren Angaben an Verschwommensehen, häufigen Kopfschmerzen und rezidivierenden Synkopen, für die keine Ursache gefunden wurde. Die Störungen waren bisher als Migräne aufgefaßt und entsprechend behandelt worden, allerdings weitgehend erfolglos. Bei der jetzigen stationären Behandlung in unserer NL-Abteilung wurde diagnostisch der Verdacht auf eine psychogene Lähmung geäußert. - Aus unserer Sicht könnte man in diesem Fall auch an eine blande verlaufende BDV-Encephalitis denken (diese Patientin ist nicht bei den neurologischen Fällen in Tabelle 19 enthalten).

Fall Sa (Pat.-Nr. 38 in Tabelle 19):

Eine 43-jährige Patientin kam erstmals in unsere stationäre neurologische Behandlung, bei der Screeninguntersuchung zeigte sie BDV-Serum-AK mit einem Titer von 1:20. Die Erkrankung hatte im 23. Lebensjahr begonnen und war zuletzt als chronisches Migräneleiden mit zusätzlicher psychosomatischer Fixierung bei depressiver Persönlichkeit diagnostiziert worden. Unsere genaue Recherche unter Beiziehung der Unterlagen früherer stationärer Behandlungen ergab folgendes: Im 23. Lebensjahr wurde die Patientin mit einem grippalen Infekt und Temperaturen bis 39° C verbunden mit heftigen Kopfschmerzen stationär in ein peripheres Allgemeinkrankenhaus verbracht. In der damaligen 4-wöchigen stationären

Behandlung wurde abschließend der Verdacht auf Virusencephalitis geäußert. Neurologisch fand sich in der akuten Phase des klinischen Bildes eine geringe Hyperreflexie mit verbreiterter Reflexzone des PSR beiderseits, ein verstärkter Dermographismus und ein feinschlägiger Finger- und Lidtremor. Pyramidenzeichen fanden sich nicht, ebenso kein sicherer Meningismus. Der Liquor war unauffällig (Zellen und Proteingehalt). Ganz im Vordergrund der Symptomatik standen ausgeprägte Kopfschmerzen und nicht näher differenzierte Sehstörungen mit Lichtüberempfindlichkeit. Da die Laborbefunde nicht eindeutig waren, wurde das Krankheitsbild zumindest als psychovegetativ überlagert angesehen. Bei unserer jetzigen nochmals gezielten Nachexploration beschrieb die Patientin, daß sie während der damaligen fieberhaften Erkrankung ein Gefühl der "brennenden Schädeldecke" gehabt habe. Über die ersten Tage der damaligen stationären Behandlung wisse sie gar nicht mehr richtig, was um sie geschehen sei. Was sie noch genau wisse sei, daß sie in den ersten Tagen bei jeder Berührung der Haarspitzen heftigste brennende Schmerzen empfunden habe. Da diese durch die Medikation nicht gebessert werden konnten habe sie wiederholt mit dem Kopf gegen eine Wand geschlagen, nur um eine andere Schmerzqualität zu verspüren. (Ähnlichkeiten in Symptomatik und Verlauf zu Patient Z in 5.3.3.2 bzw Patient Nr. 39 in Tabelle 19 und zu Patient Nr. 50 in Tabelle 19). Abschließend wurde damals die Erkrankung als Verdacht auf Encephalitis beurteilt, wobei kein ursächlicher Erreger identifiziert werden konnte. - Erst seit dieser Erkrankung litt die Patientin dann in der Folgezeit an einer Vielzahl von Störungen: Häufige Schwächezustände und erhöhte Ermüdbarkeit, Depressivität, phasenhaft rezidivierend auftretende Hypästhesien in Gesicht und Zunge mit teilweise wechselnder Lokalisation, zeitweise an einer eigenartigen Störung des Heiß-Kalt-Empfindens im Gesicht (kalt empfinde sie als heiß) und chronischen Kopfschmerzen. - Weitere Anamnese: die Beschwerden der Patientin waren weitgehend therapieresistent, weshalb sie in den ersten Jahren nach der Akuterkrankung wiederholt über längere Zeiten in einer ganzen Reihe von neurologischen Universitätskliniken stationär untersucht wurde, ohne daß neue erklärende Gesichtspunkte gefunden wurden. Die Erkrankung wurde mit zunehmender Zeitdauer als psychosomatisch überlagert beurteilt. Nach ihren jetzigen Angaben, sei erst 10 Jahre nach der Akuterkrankung spontan eine wesentliche Besserung ja weitgehende Beschwerdefreiheit eingetreten. Allerdings seien immer wieder stationäre Behandlungen in mehrjährigen Abständen wegen phasenhaft aufgetretener heftiger Kopfschmerzen mit intermittierenden diskreten Gesichtslähmungen und Hypästhesien, sehr ähnlich der initialen Symptomatik, notwendig geworden. Im Intervall sei sie allerdings in den letzten 10 Jahren jeweils beschwerdefrei gewesen. Die letzte symptomatische Phase lag 5 Jahre vor unserer jetzigen aktuellen Untersuchung und stationären Behandlung. - Unter der Hypothese, es könnte sich um eine rezidivierend verlaufende BDV-Encephalitis handeln, wurde jetzt nochmals Liquor untersucht. In diesem fanden sich normale Zellzahlen und Proteinwerte bei einer fraglichen Erhöhung des BDV-spezifischen IgG's im Liquor

(I-BDV 2,4 bei Nachweis BDV-spezifischen IgG's im nativen Liquor; zur Beurteilung des I-BDV siehe auch 4.6). Die abschließende Diagnose unserer NL-Abteilung war Verdacht auf Migräne bei depressiver Persönlichkeit.

5.8
Chirurgische Kontrollen

Es erschien sinnvoll die BDV-seropositiven CH-Kontrollfälle dahingehend zu überprüfen, ob Hinweise auf das Vorkommen neuropsychiatrischer Erkrankungen bei diesen Patienten in der Anamnese oder in der aktuellen stationären Behandlung gegeben seien. Hierzu wurde eine kleine Fallkontrollstudie durchgeführt.

5.8.1
Material und Methode

Bei 18 BDV-seropositiven CH-Patienten (2 BDV-seropositive CH-Patienten befanden sich in den primär anonymisierten Chargen und konnten deshalb nicht ausgewertet werden, siehe Kapitel 4) wurden Diagnosen und Anamnesen anhand der Krankenakten verglichen mit denen zufällig aus der Gesamtgruppe ausgewählter, nach Alter (± 1 Jahr) und Geschlecht jeweils gepaarter BDV-seronegativer CH-Patienten.

5.8.2
Ergebnisse

Die Diagnosenverteilung bei BDV-seropositiven CH-Patienten war der bei BDV-seronegativen chirurgischen Patienten waren sehr ähnlich (siehe Tabelle 27). In 1 Fall wurde bei der Auswahl der BDV-seronegativen Kontrollen wegen eines ausländischen Namens das Geschlecht verwechselt. Zwei Punkte erscheinen im Vergleich der Diagnosen und der Vorgeschichte bemerkenswert: 1. Bei den BDV-seropositiven CH-Patienten waren 2 PS-Patienten und 1 NL-Patient, die zur chirurgischen Behandlung verlegt waren, hingegen fanden sich keine neuropsychiatrischen Patienten in der BDV-seronegativen Vergleichsgruppe. 2. Bei den BDV-seropositiven CH-Patienten waren 3 Notfälle mit einer relativ ähnlichen Symptomatik und Anamnese, welche uns in Analogie zur Symptomatik der BD beim Tier als möglicherweise bedeutsam erscheint. Es fand sich kein vergleichbarer Notfall bei BDV-seronegativen CH-Patienten. Bei dem Notfall in der BDV-seronegativen Vergleichsgruppe handelte es sich um einen typisch chirurgischen Fall eines infizierten Atheroms.

Tabelle 27: Deskriptive Daten und Diagnosen der BDV-seropositiven chirurgischen Patienten und nach Alter vergleichbarer BDV-seronegativer chirurgischer Kontrollen

		BDV-Seropositive n = 18	BDV-Seronegative n = 18
Alter (Jahre)		60 (20-85)	60,1 (20-86)
Geschlecht	m	10	11
	w	8	7
Knochenfrakturen und -revisionen		6	9
Gefäßchirurgie		2	1
Kleine Chirurgie		4	3
Notfälle		3	1
Gastritis		1	2
Abdominal-Chirurgie		2	0
PS-Patienten		2	0
NL-Patienten		1	0

Die BDV-seropositiven chirurgischen Notfälle werden im folgenden kurz dargestellt:

Fall 1:
Ein 49-jähriger Mann aus dem Stuttgarter Raum wurde im Privatauto als Notfall in unsere Klinik gebracht mit Abdominalkrämpfen, ziehenden diffusen Schmerzen, Durchfällen, ungerichtetem Schwindel, Ängstlichkeit und Hyperventilation. Zum Zeitpunkt des Auftretens der Symptomatik passierte er Günzburg zufällig auf der Autobahn.

Fall 2:
Eine 35-jährige Frau kam mit den Angehörigen als Notfall in unsere Klinik mit einer akut aufgetretenen Symptomatik von abdominellen Krämpfen und Schmerzen, als sie Günzburg auf der Autobahn passierte. Es handelte sich um eine türkische Frau, welche in Frankreich lebt. Wegen der Sprachproblematik war die Anamnese nur unvollständig zu erheben.

Fall 3:

Ein 35-jähriger Mann aus der Günzburger Region wurde von seinem Hausarzt als Notfall in unsere Klinik geschickt mit einer akuten Symptomatik von abdominellen Krämpfen, Schmerzen und Diarrhöen. Eine gezieltere Recherche beim Hausarzt ergab, daß der Patient seit drei Jahren wiederholt bei verschiedenen Ärzten war, jeweils wegen einer vielfältigen Symptomatik von Schmerzen und ziehenden Krämpfen im Bauchraum. Dem Hausarzt erschien der Patient psychisch labil und er faßte die Störung insgesamt als psychosomatisch bedingt auf. Da der Patient seine Ärzte häufig wechselte, waren keine genaueren Angaben zu erhalten.

In *allen drei Fällen* ergaben die Laboruntersuchungen völlig unauffällige Befunde (weißes und rotes Blutbild, Hämoglobin, Hämatokrit, MCV, PTT, Prothrombinzeit und die Serumwerte von GOT, GPT, LDH, CPK, Harnstoff, Kreatinin, Amylase, Lipase, Glukose, Natrium, Kalium, Kalzium) wie auch die anderen Untersuchungen (körperliche Untersuchung, Röntgen-Thorax und -Abdomen, abdominelle Sonographie und Urinstatus) mit einer Ausnahme: Im Fall 2 zeigte sich röntgenologisch eine Koprostase. Alle 3 Fälle erhielten Spasmolytika und wurden 1 Tag nach der stationären Aufnahme beschwerdefrei entlassen. In den Fällen 1 und 3 wurde abschließend von chirurgischer Seite Verdacht auf Gastroenteritis, im Fall 2 Koprostase ungeklärter Genese diagnostiziert.

6
Diskussion

6.1
Allgemeine Grundlagen und Hypothese einer humanen BD

Die Borna'sche Krankheit (Borna Disease = BD) ist seit über 200 Jahren in Mitteleuropa beim Schaf und bei Equiden bekannt und wurde vor allem in Deutschland seit den 20er Jahren dieses Jahrhunderts wissenschaftlich untersucht. In Deutschland ist BD die häufigste Meningoencephalitis bei Pferd und Schaf, das Vorkommen in anderen Ländern war immer wieder umstritten, ist jetzt aber nachgewiesen (Caplazi et al. 1994; Bode et al. 1994a; Herzog et al. 1994). Das ursächliche Virus (BDV) ist streng neurotrop und wahrscheinlich umhüllt, konnte aber elektronenmikroskopisch bisher nicht sicher dargestellt werden. Das virale Genom besteht aus einer negativen einsträngigen RNA einer Größe von ca. 9 kB (de la Torre et al. 1990; Lipkin et al. 1990; Vande Woude et al. 1990; Richt et al. 1993a, b; Briese et al. 1992; Mc Clure et al. 1992; Cubitt et al. 1994a; Pyper und Clements 1994; de la Torre 1994). BD ist auf ein sehr breites Spektrum von Spezies, vom Huhn bis zu Primaten, experimentell übertragbar. Krankheitsbild und Verlauf sind in Abhängigkeit von Spezies, Infektionsroute, immunologischen und genetischen Faktoren außerordentlich variabel. Das Spektrum klinischer Störungen reicht von schweren akuten Meningoencephalitiden mit ausgeprägter neurologischer Symptomatik und letalem Verlauf bis hin zu blanden Encephalitiden mit ausschließlichem Auftreten von Verhaltensstörungen. Die natürliche BD des Pferdes galt als regelmäßig letal verlaufend, in den letzten Jahren wurde aber auch bei diesem das häufige Vorkommen blander Verläufe klar (Lange et al. 1987; Kao et al. 1993; Richt et al. 1993a; Herzog et al. 1994). In Screeninguntersuchungen klinisch unauffälliger Pferde wurden 11,5% der Tiere BDV-seropositiv gefunden, jedoch bei nur wenigen dieser BDV-seropositiven Tiere traten katamnestisch Symptome auf, die einer milden Verlaufsform der BD entsprechen dürften (Lange et al. 1987; Herzog et al. 1994). Serum-AK gegen BDV werden in der Routinediagnostik mit der indirekten Immunfluoreszenzmethode nachgewiesen (Herzog u. Rott 1980). Auch der Immunoblot ist inzwischen in Anwendung, die Erfahrungen sind aber noch begrenzt. Humorale AK spielen in der Pathogenese der BD aber keine Rolle, es handelt sich vielmehr um eine virusinduzierte immunpathologische Reaktion vom verzögerten Typ (Rott et al. 1988 u. 1991). BD galt als nicht humanpathogen (Heinig 1969; Danner 1982), Humanpathogenität wurde aber in jüngerer Zeit vermutet (Mayr u. Danner 1978). Die Ergebnisse experimenteller Infektionen von Primaten, bei welchen die Mehrzahl infizierter Tiere nur Störungen höherer Verhaltensweisen in Korrelation zur BDV-Encephalitis zeigten (Sprankel et al. 1978), bestärkten diese Vermutung.

1985 wurden erstmals BDV-Serum-AK beim Menschen nachgewiesen und zwar
bei Patienten mit depressiven Störungen aus Deutschland und USA, gesunde
Kontrollen erwiesen sich hingegen als BDV-seronegativ (Rott et al. 1985;
Amsterdam et al. 1985). Ein kausaler Zusammenhang zwischen den depressiven
Psychosen und BDV-Seropositivität konnte aber nicht nachgewiesen werden, im
Liquor wurden keine BDV-spezifischen Antikörper gefunden (Amsterdam et al.
1985). BDV-Serum-AK treten aber beim experimentellen Tier nur auf, wenn
eine Virusreplikation im ZNS erfolgt ist (Narayan et al. 1983a u. b). In einer
Studie an unserer Klinik wurden psychiatrische Patienten aller Diagnosen auf das
Vorkommen von BDV-Serum-AK untersucht und gegenüber chirurgischen
Kontrollpatienten eine signifikant erhöhte Prävalenz von BDV-Serum-AK
gefunden (Bechter et al. 1987 u. Bechter et al. 1988). Das Vorkommen der
BDV-Serum-AK war aber nicht auf bestimmte psychiatrische Diagnosen
beschränkt, sondern über alle diagnostischen Kategorien etwa gleich häufig. Dies
konnte bedeuten, daß BDV-Seropositivität als Zufallsbefund in psychiatrischen
Patientengruppen vorkommen könnte, zumal die bisher vorliegenden
Vergleichsgruppen gesunder Kontrollen klein waren. Für die BD beim Tier ist
aber eine große Bandbreite klinischer Symptomatik beschrieben und gleichzeitig
gilt für alle bisher bekannten organischen Ursachen psychiatrischer Störungen,
daß die jeweils verursachte psychiatrische Symptomatik unspezifisch, d.h. sehr
unterschiedlich ist (Bonhoeffer 1917; Propping 1983; Huber 1987; Gross et al.
1989). Wir erweiterten deshalb und in Anlehnung an das Primatenmodell
Spitzhörnchen die ursprüngliche Hypothese einer humanen BD dahingehend, daß
ein Spektrum psychiatrischer Störungen und möglicherweise auch neurologische
Störungen als Symptome einer evtl. humanen BD zu erwarten seien (Bechter et
al. 1987; Bechter u. Herzog 1990).

6.2
Liquoruntersuchungen bei BDV-seropositiven psychiatrischen und neurologischen Patienten

Liquoruntersuchungen sind für den evtl. Nachweis einer bisher beim Menschen
unbekannten Encephalitis von entscheidender Bedeutung und sollen deshalb an
erster Stelle diskutiert werden. Über die negativen Befunde von Amsterdam et
al. (1985) hinaus wurden Liquoruntersuchungen bei BDV-seropositiven
Individuen bisher nur von unserer Arbeitsgruppe durchgeführt.

6.2.1
Versuche des Nachweises von BDV aus dem Liquor cerebrospinalis neuropsychiatrischer Patienten

Entscheidend für den Beweis einer bisher unbekannten infektiösen Encephalitis
ist der Nachweis von Virus im ZNS, die Übertragbarkeit der Erkrankung und
einer spezifischen intrathekalen Immunreaktion bei klinischen Patienten. Wir
haben sukzessive über Jahre bei BDV-seropositiven neuropsychiatrischen

Patienten versucht, diesen Beweis zu führen. Bei 3 von über BDV-seropositiven neuropsychiatrischen Patienten weisen die Inokulationsversuche (in vivo und in vitro) auf die Anwesenheit von BDV im Liquor dieser Patienten hin (5.3.3; Rott et al. 1991): Bei einer psychiatrischen Patientin im Rezidiv einer schizophreniformen Psychose und bei 2 neurologischen Patienten mit akuter lymphozytärer Meningitis bzw. Meningoencephalitis.

Die **intrazerebrale Inokulation** von Nativliquor im aktiven Krankheitsstadium dieser 3 Patienten auf Kaninchen führte zur Entwicklung BDV-spezifischer Serum-AK bei den Kaninchen. Nach **direkter Inokulation** des Nativliquors der **schizophrenen Patientin** auf **Zellkulturen** war außerdem BDV spezifisches Antigen in den Kulturen nachweisbar, was auf eine Replikation von BDV in den Kulturen schließen läßt. Auch die **spätere Inokulation** von Zellkulturen mit dem **Hirnhomogenat** des mit dem Liquor der schizophrenen Patientin inokulierten Kaninchens führte zur Entwicklung BDV-spezifischer Immunfluoreszenz in diesen Kulturen. Bei Weiterverimpfung der positiven Zellkulturen nahm allerdings die Zahl BDV-spezifischer Foci allmählich ab und verschwand nach einigen Passagen ganz. Eine Erkrankung trat bei keinem der infizierten Versuchstiere auf.

Zusammenfassend konnte also BDV oder ein verwandtes Agens aus den Liquores dieser 3 neuropsychiatrischen Patienten isoliert werden. Zum damaligen Zeitpunkt war allerdings die Genomsequenz von BDV noch nicht bekannt und verschiedene Fragen mußten offen bleiben. Untypisch war auch die allmähliche Abnahme BDV-spezifischen Antigens bei Passagierung der Zellkulturen (siehe oben); ähnliches wurde aber auch in einigen Fällen von BD beim Tier beschrieben und als Hinweis auf das Vorliegen unterschiedlicher Virusvarianten interpretiert (Heinig 1969; Danner 1982; Lundgren et al. 1993; Herzog et al. 1994). Eine gleichartige Interpretation kann auch unsere Ergebnisse beim Menschen erklären. Das Vorkommen von BDV-Varianten wurde außerdem jüngst durch Sequenzierung differenter Genomteile des p24 Gens gezeigt, wobei Varianten interindividuell als auch intraindividuell beschrieben wurden (Binz et al. 1994). Eine andere Erklärungsmöglichkeit für unsere etwas untypischen Befunde wäre das Fehlen reifer infektiöser Viren. Cubitt und de la Torre (1994) machten kürzlich die Beobachtung, daß BDV-Ribonucleoproteine nach Transfektion in Zellkulturen zur Replikation von BDV führten. Die Autoren zogen den Schluß, daß sich BDV auch dann im ZNS vermehren kann, wenn keine reifen infektiösen Viren gefunden werden, ein bisher bei Viren unbekanntes Phänomen. In der Pathogenese der BD sind weitere ungewöhnliche Aspekte beschrieben und bisher nur teilweise erklärbar (Ludwig et al. 1988; Rott et al. 1991 u. 1993; Stitz et al. 1993; Cubitt et al. 1994a; Cubitt u. de la Torre 1994; Schneemann et al. 1994; Schneider et al. 1994 u. 1997). Die Variabilität BDV-spezifischer Proteine ist offenbar durch eine Reihe konkurrierender Mechanismen der Regulation der Gen-Expression, Overlap von Transcriptionseinheiten und Terminationssignalen, Read through der Terminationssignale und RNA Splicing zu erklären, letzteres ein bei nichtsegmentierten RNA Viren bisher unbekannter Mechanismus (Cubitt et al.

1994b; de la Torre et al. 1994; Schneider et al. 1994; Schneemann et al. 1995; Gonzalez-Dunia et al. 1998).

6.2.2
Diskussion der Bedeutung der Virusisolation aus dem Liquor von 3 BDV-seropositiven neuropsychiatrischen Patienten und der Frage der Pathogenität

Eine getrennt zu diskutierende Frage ist die des **Zusammenhangs zwischen Virusnachweis und klinischem Syndrom**, da offenbar symptomlose BDV-Encephalitiden beim experimentellen Tier vorkommen (Herzog et al. 1991).

Zunächst legt die Isolierung von BDV aus dem Liquor von 3 Patienten, bei denen akute neuropsychiatrische Erkrankungen vorlagen, welche prinzipiell mit der erwarteten Symptomatik in Analogie zur BD beim Tier vereinbar waren durchaus einen ätiologischen Zusammenhang nahe. Dies ist aber im einzelnen weiter auf seine Wahrscheinlichkeit zu prüfen. Ferner ist zu prüfen, ob es sich um Ersterkrankungen oder Rezidive handelte. Eine erhöhte Virusreplikation wird nämlich sowohl bei akuten Ersterkrankungen als auch bei Rezidiven der BD beim Tier gefunden (S. Herzog, unveröffentlichte Resultate). Gegen eine mögliche Pathogenität der Virusisolate spricht zunächst die fehlende Auslösung von Krankheitssymptomen bei den inokulierten Kaninchen. Andererseits ist mit der Beobachtung infektiöser BDV-Ribonucleoproteine bei Transfektion (Cubitt u. de la Torre 1994) die Forderung des Nachweises von Infektiosität bei BD eventuell zu modifizieren. Auch in der modernen Retrovirologie wurden die Koch'schen Postulate wegen grundsätzlicher Schwierigkeiten des Nachweises von Infektiosität modifiziert: Als Beweis einer jeweils spezifischen Erkrankung wird hier angesehen, wenn Virusgenom durch in situ-Hybridisierung konstant in einer Lokalisation nachzuweisen ist, welche die jeweilige klinische Symptomatik plausibel erklären kann (Haase et al. 1990). - Wenden wir analoge Kriterien bei unserer Problemstellung an, ist der Nachweis von BDV-AG im ZNS durch immunhistologische Verfahren oder in situ-Hybridisierung in für den Einzelfall relevanter Lokalisation zu fordern. Bei einer nicht letalen blanden humanen BD sind aber aus ethischen Gründen die relevanten Hirnstrukturen feingeweblich wohl nur zu untersuchen, wenn ein Patient zufällig aus anderen Gründen in einer relevanten Krankheitsphase versterben sollte. Solche Untersuchungen waren also aus naheliegenden Gründen bei unseren Patienten nicht möglich und liegen bisher zur Frage der Humanpathogenität von BDV auch von anderer Seite nicht vor. In diesem Zusammenhang ist zu bemerken, daß der direkte Nachweis eines Virus im Liquor klinisch auch bei bekannten Virusencephalitiden nur in einem Teil der Fälle gelingt und deshalb selten durchgeführt wird (Scheid 1980; Bamborschke et al. 1991; Weber et al. 1991a, b). Die Wahrscheinlichkeit eines Virusnachweises im Liquor ist offensichtlich nicht nur abhängig von der Virusreplikation, sondern wesentlich auch von lokalen Faktoren, wie dies für andere Laborparameter im Liquor wie Zellzahl und Proteingehalt gilt. Selbst massive entzündliche Prozesse des ZNS können bei entsprechender Distanz zum Liquorraum und fehlender meningealer Reaktion mit Normalwerten aller

Liquorparameter einhergehen (Felgenhauer 1991; Bamborschke et al. 1991; Körber u. Huffmann 1991).

Hier sind jetzt also die klinischen Daten zu diskutieren im Hinblick auf die Frage, was für oder gegen das Vorliegen einer BDV-Meningoencephalitis bei diesen 3 Patienten im Einzelfall spricht. Bei unseren beiden **NL-Patienten** war eine meningeale Beteiligung mit Zellzahlerhöhung, Eiweißerhöhung und leichter BLS-Störung vorhanden. Die Wahrscheinlichkeit des Nachweises auch von Virus war also in diesen beiden Fällen eher hoch. Bei der psychiatrischen **Patientin T** mit der klinischen Symptomatik einer schizophreniformen (Terminus: gemeint ist eine Psychose mit den typischen Kennzeichen einer Schizophrenie aber organisch erklärbar) Psychose waren die Ergebnisse der Isolationsversuche besonders überzeugend, da parallel durch direkte Inokulation von Zellkulturen als auch im Tierversuch nachgewiesen. Es fehlte bei Patientin T ein ausgeprägtes entzündliches Liquorsyndrom, nachweisbar war aber eine isolierte Erhöhung des BDV-spezifischen IgG im Liquor (5.3.1.2; Bechter et al. 1995). Dieser Befund ist im einzelnen weiter zu diskutieren: Die Ausprägung eines entzündlichen Liquorsyndroms hängt offenbar von der Stärke der Beteilung der Meinungen ab (Felgenhauer 1988), sicherlich auch von Zeitfaktoren und der Antigenität des Erregers. Beispielsweise sind bei der akuten (letalen) BD des Pferdes in bis zu einem Viertel der Fälle keine spezifischen Antikörper im Liquor nachweisbar (Herzog et al. 1994). Bei bekannten protrahierten aber milde verlaufenden Encephalitiden oder bei den bisher kannten slow virus-Encephalitiden sind typischerweise die klinischen Liquorparameter oft normal oder es findet sich nur eine isolierte Erhöhung des erregerspezifischen IgG (also nicht des Gesamt-IgG). Der Nachweis einer solchen isolierten Erhöhung erregerspezifischen IgG's gilt deshalb inzwischen als sensitvster Parameter zum Nachweis von slow virus oder milden Encephalitiden (Felgenhauer 1991) und kann durchaus die Sensitivität von PCR-Methoden übertreffen, wie z.B. bei der Borreliose (Oschmann et al. 1997 u. persönliche Mitteilung). Somit entsprechen also die Liquorsyndrome beider BDV-seropositiven NL-Patienten einer lymphozytären typisch viral bedingten Meningoencephalitis und sind auch bei Fehlen einer nachweisbaren BDV-spezifischen intrathekalen Immunantwort mit einer BDV-Meningoencephalitis vereinbar. Das Liquorsyndrom, d.h. isolierte Erhöhung des BDV-spezifischen IgG, bei der schizophrenen Patientin T ist also gut vereinbar mit einer milden BDV-Encephalitis.

Diskutieren wir die klinischen Befunde **bei diesen 3 Fällen** weiter: Das klinische Bild und das Liquorsyndrom einer lymphozytären Meningoencephalitis bei **beiden BDV-seropositiven NL-Patienten** paßt auch zu ätiologisch anderen Virusmeningoencephalitiden. Es ergaben sich aber bei beiden Patienten in ausgedehnten serologischen Untersuchungen keine Hinweise auf andere neurotrope Viren oder bakterielle Erreger. Es bleibt allgemein zu bemerken, daß nur in einem Viertel der lymphozytären Meningoencephalitiden die Ätiologie heutzutage serologisch geklärt werden kann (Engelhardt et al. 1991). Auch die weiteren klinischen Untersuchungen ergaben keine Hinweise auf bekannte

Erreger: Zum Beispiel war das cCT normal, was bei der epidemiologisch häufigen Herpes simplex-Encephalitis oft einen typischen Befund zeigt (Ritter u. Prange 1987; Bydder 1990). Auch das MRI war normal, dies entspricht aber dem üblichen Befund bei Meningoencephalitiden (Stark u. Bradley 1992). Wir fanden bei unseren 3 Patienten zwar keinen eindeutigen Anstieg der BDV-Serum-Antikörper-Titer und dies könnte durchaus als Hinweis gegen eine akute BDV-Infektion gewertet werden, unterstützt jedenfalls nicht unsere Annahme. Hierbei ist zu bemerken, daß aus methodischen Gründen bei niedrigen BDV-Serum-AK-Titern, wie sie ja zum Teil auch in der akuten BDV-Encephalitis des Pferdes gefunden werden (Herzog et al. 1991), ein Titeranstieg auch theoretisch nicht nachweisbar sein kann: Die Untersuchungen bei der experimentellen Ratte zeigten, daß BDV-Serum-Antikörper allmählich bis zu einem flachen Plateau ansteigen und keine Spitzenbewegung in der Akutinfektion nachweisbar ist (siehe 2.4; Narayan et al. 1983a u. b). Grundsätzlich ist also der Titeranstieg nur dann erfaßbar, wenn eine sehr frühe Phase der Erkrankung mit erfaßt wird oder sich über längere Zeit ein relativ hoher Titer entwickelt. Nach üblichen klinischen Kriterien gilt aber erst ein Titeranstieg über 4 Titerstufen im Serum als anerkannter Nachweis einer spezifischen Akutinfektion. Offensichtlich ist mit diesen Kriterien bei den überwiegend niedrigen humanen BDV-Serum-AK-Titern (und zum Teil auch beim Pferd) allein aus der Blutserologie keine Aussage zur Akuität der Krankheit zu machen. Insofern sind aber die Serum- und die Liquorbefunde bei unseren beiden NL-Patienten durchaus vereinbar mit der Annahme einer akuten BDV-Meningoencephalitis, auch im Vergleich mit den Befunden in der akuten BD des Pferdes (Danner 1982; Lange et al. 1987; Richt et al. 1993a; Herzog et al. 1994). Bei der **psychiatrischen Patientin T** fanden wir parallel zum Nachweis von BDV im Liquor (siehe oben) gleichzeitig BDV-spezifisches IgG im Liquor stark erhöht, ablesbar am I-BDV (5.3.3.2), weit über die durch natürliche Filtration durch die BLS erklärbare Fraktion des Serum-IgG hinaus (zur Methodik des I-BDV siehe auch 6.5.2). Das BDV-spezifische IgG war im Liquor der Patientin T außerdem an zwei verschiedenen Zeitpunkten in 5-wöchigem Abstand während der Akutphase der schizophrenen Psychose nachweisbar. Selbst bei der hypothetischen Annahme erheblicher Laborfehler, welche sich bei der angewandten Berechnung des I-BDV multiplizieren, wäre das Ergebnis dennoch kaum durch methodische Fehler zu erklären: Bereits im Nativliquor waren nämlich BDV-AK mit einem Titer von 1:40 nachweisbar, bei einem Titer von 1:320 im Serum. Das Filtrationsverhältnis zwischen Serum- und Liquor-IgG beträgt aber generell ca. 500:1. Nativ nachweisbares BDV-spezifisches IgG ist deshalb nicht durch Filtration durch die BLS zu erklären, sondern nur durch autochthone intrathekale Bildung oder Störung der BLS. Letzteres lag aber nicht vor (siehe 5.3.3.2). Die Spezifität der humoralen BDV-AK in Serum und Liquor wurde durch Immunoblot-Untersuchungen bestätigt (Rott et al. 1991). Auch eine Verunreinigung des Liquors durch die Lumbalpunktion kann ausgeschlossen werden: Weder war die Erythrozytenzahl im klaren Liquor erhöht, noch zeigte die Proteinanalyse eine Verunreinigung durch Blut (diese stellt sich im Reiber-Schema als "BLS-Störung" dar; Reiber 1980).

Gesondert zu diskutieren ist nun die **Frage der Pathogenität** von BDV für die in Frage stehende schizophrene Phase bei Patientin T. Die Befunde hierfür sind naturgemäß dürftig (siehe Kapitel 3 u. Bechter et al. 1995): Während der schizophrenen Erkrankungsphase wurde bei der Patientin 2mal Liquor untersucht und beide Male zeigte sich eine BDV-spezifische intrathekale Immunreaktion (siebe oben); eine 3. Liquoruntersuchung wurde erst 5 Jahre später zufällig im Rahmen einer wegen Lumboischialgie in unserer Klinik durchgeführten Myelographie möglich. Zu diesem Zeitpunkt war keine BDV-spezifische intrathekale Immunreaktion mehr nachweisbar, die Patientin war psychisch stabil (5.3.3.2 u. Bechter et al. 1996). Diese Beobachtung läßt durchaus annehmen, daß die Akutphase der schizophrenen Erkrankung, in diesem Fall des Rezidivs, in einer zeitlichen Korrelation mit der BDV-spezifischen intrathekalen Immunreaktion stand und damit auch ein pathogenetisch bedeutsamer Zusammenhang anzunehmen ist, zumal in dieser Krankheitsphase auch BDV aus dem Liquor isoliert wurde; Isolationsversuche wurden bei der Kontrolluntersuchung 5 Jahre später nicht unternommen. Die als milde oder "subklinisch" (Torrey 1986) zu bezeichnende BDV-Encephalitis kann auch im Vergleich mit anderen so interpretierten Fällen (Torrey 1986) als Ursache der schizophrenen Psychose angesehen werden. Freilich ist eine zufällige zeitliche Koninzidenz zwischen einer milden Encephalitis und einer Psychose im Einzelfall nicht auszuschließen, zumal BDV-Encephalitiden ohne eindeutige klinische Symptomatik beim Tier beschrieben wurden (Herzog et al. 1991). Andererseits sind aber auch typische Rezidive einer BDV-Encephalitis mit der typischen klinischen Symptomatik Jahre nach Ersterkrankung beschrieben (Sprankel et al. 1978). Bei allen noch offenen Fragen in einem individuellen Fall schließen wir, daß doch mit großer Wahrscheinlichkeit nicht nur eine milde oder "subklinische" oder methodologisch schwierig zu diagnostizierende BDV-Encephalitis bei Patientin T vorlag, sondern daß auch ein pathogenetischer bzw. kausaler Zusammenhang mit der schizophrenen Psychose anzunehmen ist. Kausalität bedeutet in diesem Fall, daß BDV die conditio sine qua non darstellte in einer multikonditionalen Pathogenese.

Allgemein ist zu sagen, daß die pathogenetischen Zusammenhänge zwischen Symptomatik und langsam sich entwickelnden Encephalitiden kompliziert sind. Die klinisch-psychiatrische Symptomatik ist nämlich nicht nur variabel sondern auch oft fluktuierend, so daß selbst eindeutig pathologische Befunde in Serum und Liquor schwer in ihrer Bedeutung zu beurteilen und einzuordnen sind. Eine Reihe solcher Fälle hat Torrey zusammengestellt, welche sehr kontrovers diskutiert wurden (Torrey 1986 mit Kommentaren). Ein anderes aktuelles Beispiel ist die HIV-Encephalitis: Es bleibt bislang umstritten, ob Persönlichkeitsstörungen und depressive Verstimmungen im Anfang der bekanntermaßen früh beginnenden HIV-Infektion des Gehirns in einem Zusammenhang zu sehen sind also organisch zu betrachten sind oder nicht (Grüner 1992; Naber 1990 u. 1993; Treisman et al. 1994; Starace et al. 1998; Carson et al. 1998). Auch bei genetisch definierten Erkrankungen, wo die Verhältnisse der Beurteilung meist einfacher sind, bestehen im individuellen klinischen Fall aber ähnliche Schwierigkeiten. So beginnt z.B. die klinische

Symptomatik einer Chorea Huntington häufig mit reichlich unspezifischen psychischen Auffälligkeiten und Persönlichkeitsveränderungen, welche sehr schwer diagnostisch und pathogenetisch einzuordnen sind, im weiteren Verlauf werden depressive und schizophrenieforme Psychosen häufiger beobachtet, die typische neurologische Symptomatik kann viele Jahre später erst auftreten (Shiwach 1994). Aus solchen Beobachtungen wurde geschlossen, das Prinzip der Unspezifität gelte auch für genetische Erkrankungen, jedenfalls für alle bekannten (Propping 1983 u. 1989). Allgemein kann man wohl sagen, daß beim Fehlen begleitender neurologischer Symptome oder sog. im psychiatrischen Jargon "organisch" wertbarer Symptome wie Bewußtseinsstörungen und Orientierungsstörungen, die "rein" psychiatrische Symptomatik bezüglich ihrer organischen Fundierung im Einzelfall schwer eingeordnet werden kann. Es verwundert deshalb auch nicht, daß selbst in den modernen operationalisierten Klassifikationssystemen wie ICD10, DSM-IV u.a. die wichtigen klinischen Befunde aus CCT, MRI, EEG, Liquor u.a. keinen definierten Platz haben, sondern in ihrer Beurteilung völlig der subjektiven Wertung des Klinikers überlassen bleiben.

Für den Kliniker wird die Beantwortung der Frage eines pathogenetischen Zusammenhangs zwischen milder Encephalitis und klinisch-psychiatrischer Symptomatik in solchen seltenen Einzelfällen einfacher, so komplex sie bleibt, wenn der Verlauf subakut, also in relativ rascher zeitlicher Abfolge über einige Wochen beobachtet werden kann. So kann 1 Patient innerhalb weniger Wochen sequentiell mehrere Kategorien des psychiatrischen Diagnosesystems durchlaufen, beginnend z.B. mit einer "psychogen" erscheinenden geringfügigen Symptomatik, schließlich sich eine affektive Psychose, dann eine schizophrene Psychose und schließlich eine "organische Störung" entwickeln; die Besserung kann genau umgekehrt verlaufen (Ullmann u. Kühn 1988; Modell et al. 1993).

Auch bei der BD sind die pathogenetischen Zusammenhänge zwischen Encephalitis und Krankheitssymptomatik ganz offensichtlich komplex: An Inzuchtstämmen von Ratten konnte gezeigt werden, daß geringe genetische Unterschiede bereits stark unterschiedliche Ausprägungen der klinischen Symptomatik und/oder der encephalitischen Reaktion bedingen (Herzog et al. 1991). Der Einfluß immunologischer Faktoren, von Virusvarianten und Desinfektionsort wurde bereits genannt (Kapitel 1 u. 2). Die Komplexität der Pathogenese zeigt sich bei adulter BD in unterschiedlichen Neurotransmitter-Funktionsstörungen, degenerativen Phänomenen und noch kaum verstandenen Langzeitveränderungen im Hormonhaushalt, welche z.B. zur Obesitas führen; bei der neugeborenen BD zeigen sich darüber hinaus komplexe Hirnentwicklungsstörungen (Narayan et al. 1983a u. b; Herzog et al. 1991; Kao et al. 1983; Bredthauer et al. 1989; Gosztonyi u. Ludwig 1984 u. 1995; Dittrich et al 1989; Carbone et al. 1991, Bautista et al. 1994; Solbrig et al. 1994, 1995, 1996a, b u. c; Gonzalez-Dunia et al. 1996; Gies et al. 1998). Die Variabilität der klinischen Symptomatik bei adulter oder neonataler BD (Rott u. Becht 1995) ist insofern mehr als plausibel, macht aber die Erforschung der zunehmend wahrscheinlichen humanen BD sehr schwierig.

Zusammenfassend gehen wir davon aus, daß aufgrund der Isolation von BDV oder eines verwandten Agens aus dem Liquor einer BDV-seropositiven psychiatrischen Patientin in der akuten Phase einer schizophrenen Psychose beim zeitgleichen Nachweis einer BDV-spezifischen intrathekalen Immunreaktion nicht nur eine als "subklinisch" oder milde zu bezeichnende BDV-Encephalitis vorlag, sondern daß diese BDV-Encephalitis auch mit Wahrscheinlichkeit für die schizophrene Phase der Patientin verantwortlich war. Ferner nehmen wir aufgrund der Isolierung von BDV aus dem Liquor und dem jeweils gleichzeitigen Vorliegen eines lymphozytären, also typisch viral bedingten, entzündlichen Liquorsyndroms mit den klinischen Zeichen der Meningoencephalitis bei zwei BDV-seropositiven neurologischen Patienten an, daß in beiden Fällen die Meningoencephalitiden durch BDV verursacht waren.

6.3
Prävalenz von BDV-Serumantikörpern und BDV-RNA beim Menschen

Die Prävalenz von BDV-Serum-AK in der Allgemeinbevölkerung ist bisher noch nicht ausreichend genau bekannt, da keine großen Studien an einer repräsentativen Allgemeinbevölkerung vorliegen. In den meisten Studien wurden allerdings Kontrollgruppen untersucht und diese lassen bedingt auch auf die Seroprävalenz in der Allgemeinbevölkerung schließen. Als Kontrollgruppen dienten in den verschiedenen Studien zum Teil gut beschriebene, zum Teil kaum charakterisierte (healthy controls) Populationen. Soweit beschrieben, handelt es sich oft um klinische Patienten, Klinikpersonal oder Blutspender. Bereits ein Blick auf die BDV-Seroprävalenzraten in den einzelnen Studien zeigt aber eine erhebliche Variabilität der Ergebnisse (siehe Bode 1995; Bechter et al. 1996; Gonzalez-Dunia et al. 1997): Sowohl die Seroprävalenzraten bei neuropsychiatrischen Patienten als auch bei Kontrollen variieren eklatant. Besonders auffallend differieren die Ergebnisse, wenn der Nachweis von Virus-RNA mit Hilfe von RT-PCR oder nested-RT-PCR versucht wurde. In mehreren, jüngst durchgeführten Ringstudien (Richt et al. 1997b; Lieb et al. 1997a), vorläufige Ergebnisse einer Ring-Studie unter Leitung des Paul Ehrlich-Instituts (Prof. Kurth) zeigen, daß möglicherweise methodische Probleme einen Großteil dieser Differenzen erklären können. Diese methodischen Probleme sind im Moment geradezu als vordringlich anzusehen und werden weiter unten noch diskutiert.

6.3.1
Prävalenz von BDV-Serum-AK bei neuropsychiatrischen Patienten und chirurgischen Kontrollen: Eigene Untersuchungen an den Kliniken Günzburg

In den eigenen Untersuchungen dienten **klinische Patienten der chirurgischen Abteilung** der Kliniken Günzburg als **Kontrollgruppe**. Wir gingen davon aus, daß CH-Patienten am ehesten die durch neuropsychiatrische Krankheiten unbelastete Allgemeinbevölkerung repräsentieren, da chirurgische Krankheitsbilder in allen Altersgruppen vorkommen und meist kein Bezug zu neuropsychiatrischen Vorerkrankungen anzunehmen ist. Die Altersverteilung bei unseren CH-Kontrollen ist gut vergleichbar mit der Altersverteilung der PS-Patienten (siehe 4.2). Eine Analyse der Prävalenz von chirurgischen und nicht-chirurgischen Diagnosen bei den BDV-seropositiven chirurgischen Fällen (siehe 5.1) ergab allerdings, daß 15% der BDV-seropositiven CH-Patienten ursprünglich neuropsychiatrische Patienten waren; es ist deshalb anzunehmen, daß durch die enge Nachbarschaft von CH-Abteilung und neuropsychiatrischem Großklinikum in unserem Klinikum ein größerer Anteil neuropsychiatrischer, BDV-seropositiver Patienten auch in die chirurgische Behandlung kamen. Dies könnte bedeuten, daß der Anteil BDV-seropositiver Individuen in unserer CH-Kontrollgruppe dadurch gegenüber der Allgemeinbevölkerung erhöht war. Bei der weiteren diagnostischen Analyse der BDV-seropositiven CH-Patienten fiel weiterhin auf, daß ca. 15% der seropositiven CH-Patitenen wegen unklarer eventuell als psychosomatische Krankheiten zu interpretierender Beschwerden in chirurgische Notfallbehandlung gekommen waren (siehe 5.8). Dies könnte ein weiterer Hinweis auf eine höhere BDV-Seroprävalenz bei CH-Patienten im Vergleich zur Allgemeinbevölkerung darstellen. Es bleibt also festzuhalten, die in unserer CH-Kontrollgruppe erhöhte BDV-Seroprävalenz von ca. 3,5% seropositiver Individuen ist also möglicherweise bedingt durch spezifische epidemiologische Einflüsse höher als in der Allgemeinbevölkerung; der Überschuß solcher Fälle wäre auf 1% der BDV-Seroprävalenz bei CH-Patienten zu berechnen. Wir folgern aus diesen Daten, daß wir die mögliche pathogene Bedeutung von BDV für neuropsychiatrische Erkrankungen beim Menschen aus dem Vergleich mit unserer CH-Kontrollgruppe am ehesten unterschätzen.

Gemäß unserer Hypothese einer humanen BD als ätiologisch bisher ungeklärte neuropsychiatrische Erkrankung war eine erhöhte Prävalenz von BDV-Serum-AK bei neuropsychiatrischen Patienten zu erwarten und diese wurde auch zwei unabhängigen, sukzessiv durchgeführten eigenen Studien gefunden (Kapitel 3 u. 4):

In einem **ersten geschlossenen Zeitraum (Studie I) von über 1 Jahr** wurde bei Screeninguntersuchungen **nicht vorausgewählter stationärer PS-Patienten** unserer Klinik eine BDV-Seroprävalenzrate von 6,8% (n=1003) gefunden.

In einem weiteren 2-Jahres-Zeitraum (Studie II) wurde eine Seroprävalenzrate von rund 6% in einer noch größeren Gruppe **(n=2377) diagnostisch nicht vorausgewählter neu aufgenommener stationär behandelter PS-Patienten** gefunden und damit die Ergebnisse der Studie I fast unverändert und statistisch signifikant ($p < 0.05$) repliziert. Bei **stationären CH-Patienten** (n=569) fanden wir eine BDV-Seroprävalenzrate von **3,5%**; bei **stationären NL-Patienten** (n=1791) eine intermediäre BDV-Seroprävalenzrate von **4,9%**. BDV-seropositive Individuen waren bei NL-Patienten gegenüber CH-Kontrollen tendenziell häufiger (p<20%).

Im folgenden werden die **Ergebnisse aus Studie II**, welche nur neu in die Klinik aufgenommene Patienten aus einem geschlossenen 2-Jahres-Zeitraum umfaßt, nach verschiedenen Gesichtspunkten diskutiert:

Die angegebenen **BDV-Seroprävalenzraten** beziehen sich auf Personen, nicht Serumuntersuchungen. Damit ist ausgeschlossen, daß eine erhöhte Wiederaufnahmerate in die Klinik, wie sie für PS-Patienten anzunehmen war, im beobachteten Zeitraum eine erhöhte BDV-Seroprävalenzrate vortäuschen könnte.

Bei der weiteren **Analyse** der BDV-Seroprävalenzraten nach verschiedenen **Altersgruppen** zeigt sich, daß Unterschiede vorwiegend durch Differenzen der Seroprävalenzraten in jüngeren Altersgruppen der PS-Patienten (Quartil bis zum 30. Lebensjahr) bedingt sind (Abb. 1), in den höchsten Altersgruppen aber kaum Unterschiede bestehen. Vergleicht man die BDV-Seroprävalenzraten statistisch nach einer etwa **hälftigen Dichotomie** in jüngere und ältere Jahrgangsgruppen (Geburtsjahrgänge ≤ 1940 gegenüber > 1940) so findet sich eine rund 3-fach höhere (RR = 2,88) BDV-Seroprävalenzrate in den jüngeren Jahrgängen der PS-Patienten gegenüber den vergleichbaren CH-Kontrollen, der Unterschied ist statistisch hochsignifikant (p < 0,01); siehe Tabelle 4. Die Konfidenzbereiche für prozentuale Häufigkeiten zwischen diesen beiden Gruppen überlappen nicht, was die Annahme eines echten Unterschieds unterstützt. Auch bei den jüngeren Altersgruppen der NL-Patienten findet sich eine Erhöhung der BDV-Seroprävalenzrate um etwa das 1½-fache (RR = 1,72) gegenüber CH-Kontrollen, dieser Unterschied ist statistisch aber nicht signifikant (p < 0,03). Das jüngste Quartil **der PS-Patienten** (also Patienten zwischen dem 18. und 30. Lebensjahr) weist mit 6,3 % gegenüber gleichaltrigen chirurgischen Kontrollen mit 0,9 % eine wesentlich höhere BDV-Seroprävalenz auf (RR = 6,17; CI 0,821-26,369; Bechter et al. 1998b). Zwischen den Gruppen der **NL- und CH-Patienten** zeigen sich hingegen wenige Unterschiede: In beiden ist der Anstieg der BDV-Seroprävalenzraten bis in die höheren Altersgruppen, dargestellt als Quartile, stetig bis zum Erreichen eines vermutlichen steady state in der Altersgruppe der 70- bis 80-Jährigen. Allerdings weisen die beiden jüngeren Quartile der NL-Patienten eine etwas höhere BDV-Seroprävalenz als CH-Patienten auf.

Wie sind diese Ergebnisse zu **interpretieren**? Wir haben hier (siehe Abb. 1) ein Querschnittsbild der BDV-Seroprävalenzraten durch unterschiedliche Bevölkerungsschichten unterschiedlicher Jahrgänge vorliegen. Üblicherweise läßt sich aus einem derartigen Querschnittsbild durchaus auf die Dynamik der Seroprävalenz in einer Population schließen (Anderson u. May 1991). Für die in unserer Querschnittsuntersuchung beobachteten Häufigkeiten lassen sich demnach folgende Erklärungsmöglichkeiten diskutieren: 1. In der NL- und CH-Patientengruppe kommt es offenbar zu einem allmählichen Anstieg der BDV-Seroprävalenz in höheren Altersgruppen bis zum Erreichen eines steady state der Durchseuchung in der Population. Eine vergleichbare Dynamik der Seroprävalenzraten kennt man von anderen viralen Erregern. So zeigen z.B. transkulturelle Studien zur Hepatitis A, daß der Zeitpunkt des Erreichens eines steady state der allgemeinen Durchseuchung einer Population von der Gesamtdurchseuchungsrate abhängt (Frösner 1983): Bei hohen Gesamtdurchseuchungsraten von 80 % ist ein steady state bereits in jungen Altersgruppen, also etwa bei

20-Jährigen erreicht; bei niedrigen Gesamtdurchseuchungsraten, z.B. von ca. 10 % wird das steady state erst in den höchsten Altersgruppen der 70- bis 80-Jährigen erreicht. - Ähnlich können wir die in unseren CH- und NL-Patienten-Gruppen zu beobachtende Dynamik der altersgestuften BDV-Seroprävalenzentwicklung interpretieren bei einer vergleichbar insgesamt niedrigen Gesamtdurchseuchungsrate. Wir können also aus diesen Daten schließen, daß vermutlich lebenslang ein Risiko für den Menschen besteht, mit BDV infiziert zu werden. Die altersgestufte Dynamik der Seroprävalenzentwicklung bei unseren PS-Patienten weicht hiervon entscheidend ab: Bereits das jüngste Quartil der PS-Patienten weist eine hohe, ja vergleichsweise die relativ weitaus höchste BDV-Seroprävalenz auf. Entweder liegen also bei PS-Patienten unbekannte spezifische epidemiologische Faktoren zur Erklärung dieses Phänomens vor oder, was uns wahrscheinlich erscheint, BDV hat eine kausale oder pathogenetische Bedeutung für die neuropsychiatrischen Erkrankungen beim jüngsten Quartil der PS-Patienten. Es ist interessant hierbei zu beachten, daß psychiatrische Erkrankungen häufig in diesen jüngeren Altersgruppen an sich beginnen. Eine mögliche kausale Bedeutung von BDV beim Beginn psychiatrischer Erkrankungen wäre deshalb auch besonders plausibel. Eine Antwort auf die Frage der Kausalität bzw. Pathogenität kann aber aus epidemiologischen Daten allein nicht gegeben werden, sondern diese Fragen müssen anhand der klinischen Daten weiter diskutiert werden.

Es bleibt aber noch zu diskutieren, daß auch in beiden jüngeren Quartilen der NL-Patientengruppen die BDV-Seroprävalenz möglicherweise höher ist oder der Anstieg der Durchseuchung in der Population zeitlich antezipiert erscheint. Eine mögliche kausale Bedeutung von BDV für bestimmte neurologische Erkrankungen besonders in den jüngeren Altersgruppen ist demnach nicht auszuschließen und wird im übrigen durch die speziellen klinischen Untersuchungen an diesem jüngeren NL-Klientel unterstützt (siehe 6.4.1).

An dieser Stelle ist noch allgemein zu erwähnen, daß bisher keine systematischen Studien über die Frage der **intraindividuellen Stabilität von BDV-Serum-Antikörpern**, also die Frage wie lange BDV-Serum-AK nach einer Akutinfektion nachgewiesen werden können, existieren. Sowohl die epidemiologischen Studien zur Seroprävalenz bei Pferden (siehe Lange et al. 1987; Herzog et al. 1994) als auch unsere langjährigen Beobachtungen an einer Reihe von BDV-seropositiven PS-Patienten (siehe Abb. 2 bis 5) weisen daraufhin, daß in der Mehrzahl der Fälle BDV-Serum-AK über **Jahre konstant nachweisbar bleiben**, nach einigen Jahren aber auch abfallen können. Die Dynamik der Seroprävalenzentwicklung in einer Population wird aber bestimmt durch die Neuinfektionsrate und die Abklingrate der Seroprävalenz. Weitere Untersuchungen zu diesen Fragen sind erforderlich, bevor zuverlässige Antworten gegeben werden können.

Welche **epidemiologischen Einflußfaktoren auf die BDV-Seroprävalenzraten** lassen sich an unseren Daten feststellen? Unsere 3 Patientengruppen (PS, NL,

CH-Patienten) weisen eine sehr ähnliche Altersverteilung auf (Tabelle 3), die beobachteten Unterschiede der Seroprävalenzraten lassen sich also nicht auf eventuelle Altersunterschiede der Gruppen zurückführen, wie sich dies prinzipiell aus der altersgestuft höheren Prävalenz bei Älteren bei nicht vergleichbaren Populationen ergeben könnte. Die **regionale Herkunft** der Patienten könnte von Bedeutung sein: Wir haben bei den BDV-seropositiven Patienten im Vergleich zu einer BDV-seronegativen Vergleichsgruppe und den Gesamtklinikdaten (Jahresberichte der Kliniken Günzburg) überprüft, ob BDV-seropositive Patienten besonders häufig aus ländlichen Gebieten stammten oder ob sich erkennbare lokale Präferenzen zeigen, was nicht der Fall war (Daten nicht dargestellt). Die Einzugsgebiete der CH-, NL- und PS-Abteilungen unserer Klinik sind nicht völlig übereinstimmend: Das Einzugsgebiet der CH-Abteilung hat den geringsten Radius um Günzburg, das Einzugsgebiet der NL-Abteilung einen mittleren Radius und das der PS-Abteilung den größten Radius (Jahresberichte 1987 u. 1988 des Bezirkskrankenhauses Günzburg und des Kreiskrankenhauses Günzburg; 1987 u. 1988 sind die Referenzjahre der Studie II). Vollversorgt von diesen 3 Abteilungen (CH, NL, PS) wird also nur ein Kerngebiet um Günzburg; in entfernteren Bereichen wird die PS-Region von ganz anderen CH-Kliniken versorgt. Die regionale Herkunft unserer BDV-seropositiven PS-Patienten ist aber weder auf das nähere noch auf das entferntere Gebiet um Günzburg fokussiert (Daten nicht dargestellt); eine exakte Prüfung dieser Frage erschien nicht erforderlich und wäre allerdings nur dann zuverlässig möglich gewesen, wenn alle in der Region befindlichen CH-Kliniken an der Studie teilgenommen hätten. Alternativ wäre es möglich gewesen, nur Patienten aus dem Kerngebiet um Günzburg in die Auswertung mit einzubeziehen, was aber nach dem Gesagten nicht notwendig erschien und einen unverhältnismäßig hohen Verlust an Daten bedeutet hätte. Gegen eine regionale Bedingtheit der unterschiedlichen BDV-Seroprävalenzraten sprach nämlich auch die Analyse der altersgruppenspezifischen Unterschiede: Rein regional bedingte Unterschiede sollten sich in allen Altersgruppen der Studienpopulation zeigen.

Könnte BDV auch einen Hospitalismusfaktor ohne pathogene Bedeutung bei PS-Patienten darstellen? An eine solche Möglichkeit ist zu denken, da bekanntermaßen bei PS-Patienten Rezidive und langdauernde Klinikaufenthalte im Unterschied zu Patienten der anderen Abteilungen (NL-, CH-Patienten) aufgrund der Krankheitscharakteristik häufig sind. Es war aber bereits in Studie I kein Hinweis auf eine höhere BDV-Seroprävalenzrate bei psychiatrischen Langzeitpatienten gefunden worden (Bechter et al. 1987 u. 1988) und die Gesamt-BDV-Seroprävalenzrate bei PS-Patienten war fast identisch mit der in Studie II (6,8 % versus 5,9 %). Wir verglichen darüber hinaus die BDV-Seroprävalenzraten **ersterkrankter** PS-Patienten mit denen von **mehrfach erkrankten** PS-Patienten in Studie II: In der Gruppe jüngerer BDV-seropositiver ersterkrankter PS-Patienten fanden sich etwa 10 % weniger Ersterkrankte als bei altersmäßig vergleichbaren BDV-seronegativen PS-Patienten (Tabelle 7). Dies könnte auf **BDV** als **Hospitalismusfaktor** hinweisen oder auf **ungünstigere Verläufe** mit häufigeren Wiederaufnahmen bei BDV-Seropositiven. Die erste Interpretation kann nicht ausgeschlossen werden. Für die zweite Interpretation spricht, daß der Anteil Ersterkrankter bei älteren BDV-seropositiven PS-Patienten sogar höher ist als bei BDV-Seronegativen (Tabelle 7). Man würde im Falle eines Hospitalismusfaktors einen zunehmenden Anteil Wiedererkrankter bei den BDV-Seropositiven mittleren und höheren Alters erwarten. Betrachtet man die Absolutwerte weiter: Ersterkrankte sind auch in der jüngsten Altersgruppe BDV-Seropositiver insgesamt häufiger als Mehrfacherkrankte, der Anteil Mehrfacherkrankter ist in allen 3 jüngeren Altersquartilen bei BDV-Seropositiven höher als bei BDV-Seronegativen (nicht gematchten Kontrollen und erst im ältesten Quartil BDV-Seropositiver niedriger als bei den seronegativen Kontrollen (Abb. 9 u. 10). Letzterer Befund wäre z.B. erklärbar durch das Vorliegen von nicht in einem pathogenetischen Zusammenhang mit BDV-Seropositivität stehenden PS-Erkrankungen im ältesten Quartil Seropositiver, d.h. vor allem dem Vorkommen dementieller Erkrankungen, für die wir auch in den klinischen Analysen keine Hinweise auf einen pathogenetischen Zusammenhang mit BDV-Seropositivität fanden (siehe unten). Die Annahme **ungünstigerer Verläufe** bei BDV-seropositiven (jüngeren) PS-Patienten wird unterstützt durch eine Reihe weiterer Befunde: In vergleichenden CCT-Untersuchungen fanden wir eine Häufung leichter Hirnatrophien bei BDV-Seropositiven, alle stammten aus dem jüngeren und mittleren Altersquartil (6.4.2); in einer follow-up-Studie fanden wir eine Tendenz zur Entwicklung eines Diagnosen-Shifts, d.h. zur Entwicklung schwerer psychiatrischer Krankheitsbilder im Verlauf bei BDV-seropositiven PS-Patienten im Vergleich zu Seronegativen (6.5.1; Saur, in Vorbereitung) und wir fanden eine Häufung psychiatrischer Komorbidität bereits bei ersterkrankten BDV-seropositiven PS-Patienten (6.4.2; Bechter et al. 1998a). Diese Interpretation wird auch unterstützt durch unabhängige Ergebnisse einer amerikanischen Forschungsgruppe (Waltrip et al. 1995 u. 1997): Diese Autoren fanden bei BDV-seropositiven schizophrenen Patienten gehäuft leichte hirnatrophische Veränderungen und Defizitsyndrome; wir fanden in unserer BDV-seropositiven schizophrenen Subgruppe (ebenfalls) eine Häufung von Fällen mit schleichendem Beginn oder unvollständiger Remission (6.4.2; Bechter et al. 1998a). - Man sollte aber noch nicht ausschließen, daß BDV z.T. durch Hospitalismus bedingt sein könnte: Also wären die festgestellten BDV-Seroprävalenzraten um einen entsprechenden Faktor (d.h. ca. 10%) nach unten zu korrigieren, um einen Orientierungswert für die mögliche pathogene Bedeutung von BDV für psychiatrische Störungen zu erhalten: So ergäbe sich eine reduzierte aber immer noch deutlich gegenüber CH-Kontrollen erhöhte BDV-Seroprävalenzrate bei PS-Patienten (RR=2,355; p<0,05). Andere epidemiologische Einflußfaktoren, z.B. solche welche sich aus der primären psychiatrischen Diagnose ergeben, sind aber noch nicht berücksichtigt: Unsere Analysen der Diagnosenfrequenz in der BDV-seropositiven PS-Patientenpopulation im Vergleich zu Seronegativen ergibt folgendes (6.4.2; Bechter et al. 1998a): Injizierende Drogenabhängige haben offenbar eine höhere BDV-Seroprävalenzrate (siehe Tabelle 23). Dieser Befund wurde weiter erhärtet durch Untersuchungen aus den letzten Jahren: Bei Patienten mit der Diagnose Polytoxikomanie (ICD10:F19) fanden wir eine BDV-Seroprävalenzrate von 10% (n=110; unveröffentlichte Daten). Dies paßt auch zu früheren Befunden anderer

(Bode et al. 1988). Wir müssen aber annehmen, daß BDV-Seropositivität im Falle der Drogenabhängigen als sekundär anzusehen ist, d.h. Folge der erhöhten Infektionsgefahr durch unsterile Injektionen und die Lebensweise ist. Der Befund ist aber zweifellos interessant für die Frage der Epidemiologie und Übertragung von BDV. Für unsere Frage, ob BDV entsprechend unserer Hypothese Ursache z.B. von affektiven und schizophrenen Psychosen sowie Persönlichkeitsstörungen sein könnte, ist diese Subgruppe der Dorgenabhängigen von den Analysen auszuschließen bzw. die BDV-Seroprävalenzrate entsprechend nach unten zu korrigieren. An dieser Stelle ist auch daran zu erinnern, daß die BDV-Seroprävalenzrate bei unseren CH-Kontrollen möglicherweise höher als in der Allgemeinbevölkerung ist und wir aus diesem Grund die "wahre" Bedeutung von BDV für neuropsychiatrische Krankheitsbilder tendenziell unterschätzen (siehe oben und 5.8).

Wie steht es mit der **methodischen Zuverlässigkeit der AK-Bestimmungen?** Der von Herzog u. Rott (1980) eingeführte indirekte Immunfluoreszenztest (IFT = IIFA; indirect immunfluorescence assay), der hier angewandt wurde, hat sich in der Routinediagnostik beim Tier über Jahre bewährt. Da an BD erkrankte Pferde getötet werden, ist regelmäßig eine histopathologische Untersuchung des Gehirns möglich. Spezifität und Zuverlässigkeit des von uns routinemäßig verwendeten (IFT) wurden vom ausführenden Labor (Herzog et al. 1994) in einer methodenvergleichenden Studie an den Seren, Liquores cerebrospinales und Gehirnen erkrankter Pferde geprüft: Spezifität und Sensitivität des IFT erreichten 100%. Andere Autoren beschrieben zwar erhebliche Probleme mit der Sensitivität des IFT bei niedrigen Serum-Titern (Grabner u. Fischer 1991). Nachuntersuchungen zeigten aber, daß für den hohen Anteil falsch negativer Ergebnisse dieser Studie methodische Probleme von Bedeutung waren, welche bei viel persönlicher Erfahrung mit dem Test bereinigt werden konnten (S. Herzog, persönliche Mitteilung). BDV-Serum-AK sind selbst bei der akuten BD des Pferdes häufig an der Nachweisgrenze (Herzog et al. 1994); gerade dieser Punkt bestätigt den Wert der Untersuchung von erkrankten Pferden für die Frage der Testspezifität und Sensitivität, da in unseren Humanuntersuchungen niedrige BDV-Serum-AK-Titer sogar vorherrschen (siehe Tabelle 8), hingegen bei der experimentellen Ratte hohe Serum-Titer die Regel sind (1:2.000 und mehr) und sich damit die Testsensitivität im experimentellen Tiermodell schlecht überprüfen läßt. Bei den methodenvergleichenden Untersuchungen von Herzog et al. (1994) handelt es sich bisher um die **einzige** systematische Feldstudie an Pferden, welche an natürlicher BD oder anderen Hirnerkrankungen litten. Es ist wichtig hierbei zu beachten, daß bei der experimentellen Ratte vergleichsweise wesentlich höhere (etwa 10fach) BDV-Serum-AK-Titer auftreten und die Beurteilung der Sensitivität der Testmethodik am Rattenmodell problematisch ist. Unsere langjährige Erfahrung mit dem IFT in der Diagnostik von mehr als 9.000 Pferdeseren (S. Herzog, persönliche Mitteilung) und von mehr als 10.000 Humanseren (eigene Studien in Zusammenarbeit mit Frau Dr. S. Herzog), daß unspezifische Bindungen und Autoimmunphänomene vorkommen, vom Erfahrenen aber erkannt werden können. Kreuzreaktionen sind hingegen beim IFT nie beschrieben worden, sehr wohl aber beim Immunoblot

(S. Herzog, persönliche Mitteilung; Fu et al. 1993b). - Der Kliniker kann die Spezifität und Sensitivität eines Labortests mitbeurteilen. In unseren mehr als 12-jährigen kontinuierlichen Studien zeigten sich die Ergebnisse des IFT, vom Labor unter Blindbedingungen durchgeführt, auch bei langjährigen Wiederholungsuntersuchungen beim einzelnen Patienten stabil und (siehe Abb. 2 bis 5 u. weitere unveröffentlichte Beobachtungen) und damit auch spezifisch. Nur in Fällen niedriger Serum-Titer (1:5 u. 1:10) war die Sensitivität des Tests gelegentlich nicht ausreichend bzw. es konnte nicht bei jeder Wiederholungs-Untersuchung zuverlässig ein seropositiver Befund erhoben werden (Bechter et. al 1987 u. weitere unveröffentlichte Daten), was aber einfach mit der grenzwertig niedrigen Ausgangstiter zu tun hat. Bei konventionellen Viruserkrankungen hat man mit so niedrigem Titerwerten in der Regel nicht zu tun und damit keine Probleme. In diesem Zusammenhang sind allerdings Beobachtungen zu erwähnen, daß nach Blutspendeaktionen oder wiederholten häufigen Blutabnahmen bei klinisch stationären Patienten auch die Antikörper-Titer anderer bekannter Erreger schwanken können oder gar kurzfristig nicht mehr nachweisbar sein können (E. Plassmann, München; persönliche Mitteilung). Sowohl aus der Sicht des Klinikers als auch durch die aufgrund der durchgeführten parallelen Untersuchungen an Seren, Liquores oder Gehirnen BDV-infizierter Pferde (Herzog et al. 1994) ist der von uns angewandte IFT sowohl sensitiv als auch hochspezifisch. Die gewisse Unzuverlässigkeit bei grenzwertig niedrigen Serum-Titern ist für unsere Fragestellung, ob BDV an der Verursachung neuropsychiatrischer Erkrankungen beteiligt ist, weitgehend vernachlässigbar, da unsere epidemiologischen Serum-Untersuchungen an den 3 verglichenen Patientenpopulationen über dieselben Zeiträume parallel durchgeführt wurden. Es ist deshalb anzunehmen, daß eventuelle methodische Einflüsse, saisonale Umstände u.a. für die Beantwortung der Fragestellung nicht von relevantem Einfluß sind. Es ist allerdings anzunehmen, daß eine gewisse Unterschätzung der Gesamt-BDV-Seroprävalenz in unserer Humanpopulation insgesamt möglich ist, da relativ niedrige Serum-Titer insgesamt häufig waren (Tabelle 8).

Wir können **zusammenfassend** zur Frage der BDV-Seroprävalenz im Vergleich klinisch-stationärer psychiatrischer, neurologischer und chirurgischer Patienten der Kliniken Günzburg folgendes sagen: **Die Prävalenz von BDV-Serum-AK ist bei PS-Patienten signifikant gegenüber CH-Patienten erhöht. Diese Erhöhung der BDV-Seroprävalenzrate stammt vor allem aus einer signifikanten, etwa 6-7-fach höheren BDV-Seroprävalenz im jüngsten Quartil der PS-Patienten (17. bis 30. Lebensjahr). Bei NL-Patienten ist die BDV-Seroprävalenzrate gegenüber den CH-Kontrollen fraglich erhöht, allerdings deutlich im jüngsten und zweitjüngsten Quartil der NL-Patienten;** letztere sind aber gerade die Altersgruppen, in welchen auch eine klinische Analyse der Fälle statistisch signifikante Hinweise auf BDV bedingte NL-Erkrankungen ergab (siehe 6.4.1). Bemerkenswert ist ferner, daß sowohl **bei CH-Kontrollen als auch bei NL-Patienten die BDV-Seroprävalenz mit zunehmendem Alter der Population ansteigt und jeweils im ältesten Quartil die höchste BDV-Seroprävalenzrate zu finden ist.** Eine derartige altersgestufte

Dynamik der Seroprävalenzentwicklung (Abb. 1) ist **charakteristisch für Viruskrankheiten**, wenn die Gesamtdurchseuchungsrate insgesamt niedrig ist, wie in den hier von uns untersuchten Populationen. Die **Dynamik der BDV-Seroprävalenzentwicklung in der Population der PS-Patienten ist gänzlich anders:** Bereits im jüngsten Quartil der PS-Patienten ist eine fast gleich hohe BDV-Seroprävalenz festzustellen wie im ältesten Quartil der PS-Patienten, in beiden mittleren Quartilen ist die Seroprävalenz niedriger. Wir interpretieren diesen Befund als deutlichen **Hinweis auf eine mögliche kausale oder pathogene Rolle von BDV für psychiatrische Krankheiten im jüngsten Quartil der PS-Patienten (17- bis 30-Jährige)**, also in Altersgruppen, in denen psychiatrische Krankheiten häufig beginnen. Umgekehrt zeigen unsere Analysen aber auch recht eindeutig, daß BDV-Seropositivität bei einem **relativ großen Prozentsatz offenbar neuropsychiatrisch gesunder Individuen vorkommt.** Rechnet man die BDV-Seroprävalenzrate bei chirurgischen Patienten hoch auf die Gesamtpopulation des Einzugsgebietes unserer Klinik, so ergibt sich, daß nur ein kleinerer Teil der BDV-seropositiven Individuen jemals in stationäre neurologische oder psychiatrische Behandlung kommen dürfte (siehe auch Bechter et al. 1998b). Aus dieser Hochrechnung ergäbe sich, daß die Humanpathogenität von BDV relativ niedrig sein dürfte und etwa mit einer Erkrankungsrate von 5-10% der mit BDV infizierten Individuen zu rechnen wäre. Bei 90-95% der BDV-seropositiven Individuen wären BDV-Serum-AK nichts anderes als ein Zufallsbefund ohne Krankheitswert obwohl ein früherer Kontakt mit BDV in jedem Fall anzunehmen ist. Eine insgesamt niedrige Pathogenität ist aber für viele Viruskrankheiten typisch und wäre auch insofern keine Besonderheit, als nach neueren epidemiologischen Untersuchungen zur natürlichen BD des Pferdes auch hier auf eine insgesamt niedrige Pathogenität von BDV zu schließen ist (Lange et al. 1987; Herzog et. al 1994). **Niedrige Pathogenität und Variabilität der Symptomatik** (siehe unten) machen die Erforschung und Aufdeckung einer bisher unbekannten Erkrankung allerdings außerordentlich schwierig. So war z.B. die ätiologische Aufklärung der Poliomyelitis langwierig, wo ja bekanntermaßen nur 2 bis 4% der mit Poliovirus Infizierten an den gefürchteten Lähmungen erkranken (Pongratz u. Spatz 1984). Es verwundert in unserem Beispiel nicht, daß es im jeweiligen Einzelfall eines BDV-seropositiven neuropsychiatrischen Patienten außerordentlich schwierig sein kann, die Frage zu beantworten, ob **BDV-Seropositivität nur als Zufallsbefund oder als kontributiver oder gar kausaler Faktor zu werten ist.** Die obige Diskussion an 3 Einzelfällen ist exemplarisch (6.2). Generelles Licht auf die Beantwortung solcher Fragen werfen natürlich auch die folgenden zu diskutierenden klinischen Befunde an der Gesamtgruppe BDV-seropositiver neuropsychiatrischer Patienten im Vergleich zu seronegativen.

6.3.2
Vergleich der eigenen Ergebnisse mit den in der Literatur mitgeteilten BDV-Seroprävalenzraten

In den **eigenen Studien wurde die größte bisher mitgeteilte Anzahl von Individuen auf das Vorkommen von BDV-Serum-AK untersucht,** mehr als in allen anderen Studien zusammen. Unsere Studien sind nicht nur wegen der vergleichsweise hohen Gesamtzahl sondern auch wegen der weitgehend übereinstimmenden Regionalität der untersuchten Gruppen, der guten Vergleichbarkeit aufgrund der Altersähnlichkeit und -struktur, des Vergleichs mit klinischen NL- und CH-Kontrollpatienten (z.B. haben diese Patienten auch ein erhöhtes Risiko von Hospitalismuskeimen) und nicht zuletzt angesichts der Tatsache, daß unsere Untersuchungen zeitlich parallel durchgeführt wurden (Schwankungen der Laborassays, Saisonalität der Antikörperinzidenz wären von vergleichbarer Bedeutung) von herausragender Validität. In anderen bisher vorgelegten Studien sind epidemiologische Faktoren meist wenig kontrolliert, die untersuchten Patientenseren stammen zum Teil aus Hochrisikogruppen mit komorbiden anderen Infektionskrankheiten oder aus gänzlich unterschiedlichen, ja internationalen Regionen. In einer Reihe anderer Studie wurden auch völlig neu eingeführte oder modifizierte Labormethoden erstmals in Feldstudien angewandt, ohne daß ausreichende Erfahrungen zur Spezifität und Sensitivität dieser Methoden aus der veterinärmedizinischen Praxis vorlagen. Es bleibt gesondert zu bemerken, daß die experimentelle Ratte hohe BDV-Serum-AK-Titer entwickelt und damit sich zwar gut für die Entwicklung von Tests eignet, die Validierung deren Sensitivität und Spezifität aber eben deshalb problematisch erscheint. Demgegenüber sind beim Pferd, ähnlich wie beim Menschen, die durchschnittlichen BDV-Serum-AK-Titer etwa um den Faktor 100 niedriger als bei der experimentellen Ratte mit akuter BD.

Die hier genannten vielfältigen Faktoren erklären aus unserer Sicht die große Widersprüchlichkeit der bisher von verschiedenen Forschungsgruppen vorgelegten Studienergebnisse zur Prävalenz von BDV beim Menschen und dessen Bedeutung für neuropsychiatrische Erkrankungen.

Kommentar des New Scientist vom 13. September 1997 zur momentanen Forschungssituation: "In the meantime, there is definitely one disease that exposure to Borna produces. It manifests itself as confusion and the strongest urge to hold one's head in one's hand. And yes, a bit of depression."

Unsere Vermutung, unzureichende Spezifität von Laborassays hätte wesentlich zur Verwirrung im Forschungsfeld beigetragen, wird bestärkt durch die Ergebnisse jüngst durchgeführter Ringstudien, in denen identische Blutproben in mehreren Labors parallel untersucht wurden, die Ergebnisse aber inkonsistent waren (Richt et al. 1997b; Lieb et al. 1997a). Deshalb wurde eine weitere Ringstudie unter Leitung des Paul Ehrlich-Instituts, Langen (Prof. Kurth) initiiert. Mehr Klarheit in die widersprüchlichen Ergebnisse verschiedener Forschungsgruppen zur Prävalenz von BDV und die daraus resultierenden Schlußfolgerungen zur Bedeutung von BDV für humane Erkrankungen kann nur durch verbesserte Standards der Labormethodik gebracht werden.

Im folgenden werden nun einige der Studien anderer Forschungsgruppen diskutiert, soweit diese Gruppen schon länger in der BD-Forschung aktiv sind. Alle weiteren aktuellen Arbeiten werden unten nur zitiert.

Mit dem indirekten Immunfluoreszenztest wurden durchgeführt die Studien von Amsterdam et al. (1985) und Rott et al. (1985): Amsterdam et al. fanden bei stationären PS-Patienten mit affektiven Psychosen in USA eine BDV-Seroprävalenzrate von 4,5% (n=285) und von 0% bei Klinikpersonal (n=105). Bei gleicher Methodik (AK-Testung durchgeführt ebenfalls von Frau Dr. S. Herzog, Universität Gießen) und etwa vergleichbarem Patientenklientel entspricht also trotz eines erheblichen Unterschieds der regionalen Herkunft der untersuchten Kollektive die festgestellte BDV-Seroprävalenzrate weitgehend der in den eigenen Studien von ca. 6%. - Rott et al. fanden bei einer Screeninguntersuchung diagnostisch nicht näher bezeichneter stationärer PS-Patienten aus zwei deutschen Regionen eine BDV-Seroprävalenzrate von 1% (n=686). Die BDV-seropositiven Patienten litten an depressiven Störungen. Übereinstimmend mit unseren Ergebnissen findet sich hier eine höhere BDV-Seroprävalenz bei PS-Patienten als bei Kontrollen, der absolute Wert der BDV-Seroprävalenzrate differiert von der unseren. Es bleibt unklar, ob dies durch regionale Unterschiede in der Herkunft der Individuen bedingt sein kann. Zu berücksichtigen ist, daß in dieser Studie die Seren in der Immunfluoreszenz erst ab einer Verdünnung von 1:10 getestet wurden, was eine geringere Prävalenz bewirkt haben muß (S. Herzog, pers. Mitteilung). Der wahre Wert dürfte also näher bei unserem liegen.

Bode et al. (1988) fanden zunächst mit einem methodisch etwas differenten indirekten Immunfluoreszenztest bei PS-Patienten mit affektiven Psychosen aus USA in 2% (n=655), bei HIV-Infizierten aus Deutschland in rund 8% (n=496) und bei gesunden Kontrollen aus USA und Deutschland in 2% (n=551) BDV-Serum-AK. Sie vermuteten aus ihren Ergebnissen eine Kreuzreaktion mit dem HIV-Protein.

In einer neueren Studie mit einer methodisch deutlich differenten AK-Bestimmung fanden Bode et al. (1992) wesentlich andere BDV-Seroprävalenzraten: Bei Patienten mit affektiven Psychosen in 1,4-3,7% (n=368 bzw. 194), bei Patienten mit Multipler Sklerose in 13,2% (n=129), bei Patienten in späteren Stadien der HIV-Infektion in 13,9% (n=278), in frühen Stadien der HIV-Infektion nur 4,4-8.1%. Die höchste BDV-Seroprävalenz wurde gefunden bei afrikanischen Kindern mit Schistosomiasis und Malaria von 18,8% (n=57), bei afrikanischen Erwachsenen mit solchen Erkrankungen in 6,9% (n=155). Bei gesunden Kontrollen fanden die Untersucher BDV-Serum-AK in 2,2-2,5% (Freiwillige n=373, Blutspender n=121). Signifikante Erhöhungen der BDV-Seroprävalenzrate fanden Bode et al. also bei Patienten mit chronisch-entzündlichen Erkrankungen. Sie interpretierten diese Ergebnisse als spezifisches Zeichen einer humanen BDV-Infektion, welche latent verlaufe und bei chronisch entzündlichen Erkrankungen reaktiviert werde. Unklar bleibe, ob es zu einer Verstärkung der zugrundeliegenden Erkrankungen komme.

In einer weiteren Studie von Bode et al. (1993) werden wesentlich andere BDV-Seroprävalenzraten berichtet. BDV-Serum-AK wurden mit einem modifizierten Indirekt-Immunfluoreszenztest und Immunoblot durchgeführt. Bei diagnostisch unterschiedlichen PS-Patienten (n=71) mit überwiegend chronischem psychiatrischen Erkrankungen fanden sie BDV-Serum-AK bei 6-7% der

Patienten mit Dysthymia (n=nicht angegeben) und bei 37% der Patienten mit unipolar depressiven affektiven Psychosen. Interessanterweise fanden Bode et al. häufig eine Serokonversion erst eine bis mehrere Wochen nach Aufnahme in die stationäre Behandlung. Bode et al. schlußfolgern, jeder 3. bis 4. Patient mit der Diagnose einer affektiven Psychose sei als latent BDV-infiziert zu betrachten, ferner vermuten die Autoren einen kausalen Zusammenhang zwischen depressiven Störungen und BDV-bedingten Neurotransmitterstörungen.

Inzwischen wurden von Bode et al. (1994b) 70% BDV-Seropositive bei Patienten mit affektiven Psychosen und 30% bei PS-Patienten mit anderen Diagnosen und 3% bei gesunden Freiwilligen berichtet. Die meisten BDV-seropositiven Befunde zeigten sich ebenfalls erst 3-4 Wochen nach Hospitalisierung.

Zwischen unseren Studien und denen der Gruppe um Bode et al. ergeben sich offensichtlich eklatante Differenzen. Diese beruhen unserer Vermutung nach auf methodisch unterschiedlicher AK-Bestimmung. Wir führen die exorbitant hohen BDV-Seroprävalenzraten, welche Bode et al. neuerdings publiziert haben, auf einen erheblichen Anteil falsch positiver Resultate zurück. Hierfür spricht zuerst die geringe klinische Plausibilität dieser Ergebnisse: Stark erhöhte BDV-Seroprävalenzraten werden berichtet bei sehr unterschiedlichen Erkrankungen wie Malaria und anderen chronisch-entzündlichen Erkrankungen, bei Multipler Sklerose und bei psychiatrischen Störungen (siehe Bode et al. 1992, 1993 u. 1994a u. b). Weder wir (Bechter et al. 1992c) noch andere (Kitze et al. 1996) konnten aber bei Multiple-Sklerose-Patienten eine erhöhte BDV-Seroprävalenz feststellen. Für methodisch bedingte falsch positive Laborergebnisse spricht auch die Größe der Differenz der mitgeteilten BDV-Seroprävalenzraten zu unseren Ergebnissen: Der Anteil falsch negativer Ergebnisse durch zu geringe Sensitivität des von uns angewandten IFT müßte immens hoch sein, was den Ergebnissen ausgedehnter, auch histopathologischer Nachuntersuchungen beim Pferd mit akuter BD oder anderen ZNS-Erkrankungen (Herzog et al. 1994) völlig widerspricht: Sowohl Sensitivität wie Spezifität des von uns verwendeten IFT war in dieser Nachuntersuchung bei 100%. Für falsch positive Resultate spricht ferner die fehlende Konsistenz der eigenen Befunde von Bode et al.: Zunächst wird eine 2%-ige BDV-Seroprävalenzrate bei PS-Patienten berichtet (Bode et al. 1988), dann 6-7% (Bode et al. 1992) und schließlich 30-70% in verschiedenen diagnostischen Subgruppen (Bode et al. 1993 u. 1994a u. b). Allerdings könnte dieser Anstieg der Seroprävalenzraten auch durch verbesserte Testsensitivität erklärt werden. - Kaum plausibel erscheint uns aber, daß die exorbitant hohen BDV-Seroprävalenzraten von 70% bei PS-Patienten mit affektiven Psychosen (Bode et al. 1993 und 1994a) meist erst 3-4 Wochen nach Beginn der stationären Behandlung gefunden wurden, was einem Anstieg der Seroprävalenz um 100% innerhalb weniger Wochen entsprach, obwohl die meisten dieser Patienten chronisch psychiatrisch krank waren. Eine plausible Erklärung für dieses Phänomen wird von Bode et al. nicht gegeben. Eine Neuinfektion i.S. eines Hospitalismusfaktors BDV kommt als Ursache nicht in Frage, da die Inkubationszeit der BD beim Tier Monate bis zu 1 Jahr beträgt und

BD ja deshalb zu den slow virus-Erkrankungen gezählt wurde. - Methodische Probleme mit dem angewandten Immunoblot-Test könnten demnach diese Ergebnisse von Bode et al. am schlüssigsten erklären bzw. die eklatanten Differenzen zu unseren Ergebnissen, da so viele widersprüchlichen Aspekte hierin eine einfache gemeinsame Erklärung finden. Diese Annahme entspricht ferner unseren eigenen Erfahrungen mit dem Immunoblot, der derzeit nur als Bestätigungsreaktion zu verwenden ist (siehe unten). Methodische Probleme begleiten die BD-Forschung seit langem (Heinig 1969; Mayr u. Danner 1978; Danner 1982). BDV ist ja immer noch nicht sicher elektronenmikroskopisch darstellbar, möglicherweise weil eine besonders enge Verbindung zu den befallenen Wirtszellen besteht. Die Herstellung monoklonaler AK ist wohl deshalb besonders schwierig und fehleranfällig.

Fu et al. (1993b) führten ebenfalls eine Screeninguntersuchung mit der Immunoblotmethode, methodisch ähnlich dem Vorgehen von Bode et al., durch und fanden bei 38% (n=138) von PS-Patienten mit affektiven Psychosen und bei 16% (n=117) der gesunden Kontrollen BDV-Serum-AK. Diese Autoren beobachteten eine Kreuzreaktion der spezifischen Banden im Immunoblot mit dem Protein einer Insektenzelllinie. Sie ziehen insgesamt die Schlußfolgerung, daß ein Teil ihrer seropositiven Befunde durch Kreuzreaktionen bedingt sein könne.

Waltrip et al. (1993 u. 1995) berichten bei schizophrenen Patienten in 14%, bei Kontrollen in 0% BDV-Serum-AK. Die Studien wurden ebenfalls mit dem Immunoblot durchgeführt. Waltrip et al. (1995) halten ihren methodisch geänderten Immunoblot für sensitiver als den IFT. Der Nachweis durch histopathologische Studien hierfür fehlt aber.

In eigenen Studien mit dem **Immunoblot** fanden wir immer wieder falsch positive Reaktionen im Vergleich zur indirekten Immunfluoreszenz (S. Herzog, unveröffentlichte Ergebnisse). Man kann zwar eine höhere Sensitivität des Immunoblots diskutieren, diese liegt aber nicht auf der Hand und trifft nach unseren Ergebnissen eben nicht zu. Immerhin ist im IFT bis zu Titerwerten von 1:5 eine weitgehend zuverlässige BDV-AK-Bestimmung möglich (Ergebnisse in Zusammenarbeit mit Frau Dr. S. Herzog in kontinuierlichen 12-jährigen Studien am Menschen und parallelen Studien beim Pferd; Herzog et al. 1994; Donner 1998). In unseren langjährigen intraindividuellen Titerverlaufsbeobachtungen beim Menschen (siehe 4.2 u. Abb. 5) wurde im übrigen regelmäßig der Immunoblot negativ, wenn der IFT negativ wurde (nicht publizierte Ergebnisse). Feldstudien zur Sensitivität und Spezifität der angewandten Tests bei der natürlichen BD des Pferdes haben andere Forschungsgruppen bisher nicht vorgelegt. (Die niedrige Höhe der Serum-AK-Titer beim Pferd ähnelt der Situation beim Menschen, wesentlich höhere Titer zeigt hingegen die experimentelle Ratte.) Das Argument, IFT-Methoden seien stark von subjektiver Erfahrung abhängig (Waltrip et al. 1995) ist zwar richtig (Hanson 1992), das Problem ist aber bei Immunoblotmethoden nicht völlig anders, da letztere häufiger Probleme mit Kreuzreaktionen durch natürliche Sequenzhomologien haben (Lee et al. 1992). Entsprechendes wurde auch für den BDV-IB beschrieben (Fu et al. 1993b). Es bleibt auf die allgemeine Erfahrung hinzuweisen, daß Versuche, die Sensitivität einer Bestimmungsmethode zu steigern, regelmäßig die Spezifität der Methodik reduzieren (Strongin 1992; Hanson 1992; Lee et al. 1992).

Berichte über den **Nachweis von BDV-RNA und -Antigen in peripheren Blutzellen** (Bode et al. 1994, 1995 u. 1996; de la Torre et al. 1996) konnten von anderen Gruppen bisher **nicht eindeutig** bestätigt werden (Lieb et al. 1997a; Richt et al. 1997b). Durch eine Vielzahl von Publikationen gerade zu diesem Thema in jüngster Zeit wurde die Befundlage nicht klarer, sondern noch kontroverser. Da die oben genannten Ringversuche an identischen Blutproben ebenfalls zu ganz kontroversen Ergebnissen führten, ist aus Sicht des Autors im Moment die Frage, ob BDV-RNA im peripheren Blut beim Menschen nachgewiesen werden kann und falls ja, wie häufig, nicht sicher zu beantworten und kann auch nicht weiter diskutiert werden.

Im folgenden werden Studien aufgelistet, die in den letzten Jahren zum Thema der Prävalenz von BDV-RNA (und -Antigen) in peripheren Blutzellen publiziert wurden. Man kann nur hoffen, daß die widersprüchlichen Ergebnisse durch Etablierung methodischer Standards eine Klärung finden: Kishi et al. 1995; Auwanit et al. 1996; Bahmani et al. 1996; Bode et al. 1996; Hagiwara et al. 1996, Kishi et al. 1996; Nakaya et al. 1996; Sauder et al. 1996; Ygata-Yi et al. 1996; Fuywara et al. 1997; Hagiwara et al. 1997; Horimoto et al. 1997; Iwahashi et al. 1997; Nakaya et al. 1997; Shoya et al. 1997; Takahashi et al. 1997; Windhaber et al. 1997; Igata et al. 1998; Iwahashi et al. 1998; Selten et al. 1998.

Somit nicht weniger schwierig erscheint dem Autor im Moment die Wertung von **Studien, in denen BDV-RNA in post-mortem humanem Hirngewebe nachgewiesen oder nicht nachgewiesen** wurde. Diese Studien werden deshalb ebenfalls nur aufgezählt: Sierra-Honigmann et al. 1995; de la Torre et al. 1996; Haga et al. 1997a u. b; Salvatore et al. 1997; Czygan et al. 1998.

In diesem Zusammenhang sind auch Berichte zu diskutieren, die Replikation von BDV könne in vitro und in vivo durch **Amantadin** gehemmt werden und die Borna'sche Krankheit des Menschen oder des Pferdes sei damit gut behandelbar (Bode et al. 1997; Bode u. Ludwig 1997). Mehrere andere Forschungsgruppen konnten weder in vitro noch in vivo einen Hemmeffekt von Amantadin auf die BD-Virusreplikation noch eine positive Wirkung auf die Krankheitssymptomatik bestätigen (Cubitt u. de la Torre 1997; Hallensleben et al. 1997; Stitz et al. 1998; Grabner et al. in Vorbereitung; eigene unveröffentlichte Beobachtungen bei BDV-seropositiven psychiatrischen Patienten). Wie schon vermutet (Bechter et al. 1997; Lieb et al. 1997b) können der bekannte leichte antidepressive Effekt von Amantadin und methodisch bedingter falsch positiver RNA-Nachweis in peripheren Blutzellen die genannten unbestätigten Ergebnisse von Bode et al. erklären.

Zur **Information** des besonders interessierten Lesers über die derzeit aufgestellten **Hypothesen einer humanen BD** und die Interpretation der bisherigen Ergebnisse wird auf folgende Übersichtsarbeiten hingewiesen: Bechter et. al 1996 u. 1997; Bode et al. 1997; Evengard u. Lipkin 1997; Gonzalez-Dunia et al. 1997; Hatalski et al. 1997; Herzog et al. 1997; Ludwig u. Bode 1997; Richt et al. 1997a u. b).

6.4
Diagnosenverteilung bei BDV-seropositiven neuropsychiatrischen Patienten und vergleichbaren BDV-seronegativen Kontrollen der Kliniken Günzburg

In unserer Hypothese einer humanen BD (siehe Kapitel 3) erwarteten wir als Folge einer humanen BDV-Infektion neurologische und psychiatrische Krankheitsbilder, aber auch kombinierte Fälle oder Übergänge. Nach der epidemiologischen Analyse der BDV-Seroprävalenzraten sind relevante Fälle einer humanen BD in den jüngeren Altersgruppen BDV seropositiver PS-Patienten zu erwarten, evtl. auch in den jüngeren Altersgruppen BDV-seropositiver NL-Patienten (siehe 6.3). Da neurologische Krankheitsbilder heute überwiegend gut diagnostizierbar sind und ihre Ätiologie häufig bekannt ist, erwarteten wir keine allzu großen Schwierigkeiten der klinischen Definition evtl. relevanter BDV-bedingter neurologischer Störungen. Für hypothetische BDV-abhängige psychiatrische Störungen erwarteten wir gemäß unserer Hypothese ein Spektrum von Störungen mit erheblichen Schwierigkeiten der klinisch-diagnostischen Zuordnung und Abgrenzung der vermuteten pathogenen Bedeutung von BDV (siehe 3.2 u. 3.3).

6.4.1
Diagnosenverteilung bei BDV-seropositiven neurologischen Patienten und BDV-seronegativen Kontrollen

Falls bei BDV-seropositiven NL-Patienten Fälle einer bisher unerkannten humanen BD vorkämen, müßte sich dies in einer Häufung diagnostisch unklarer Fälle zeigen. Wir verglichen deshalb in einer Fallkontrollstudie das Vorkommen neurologischer Diagnosen bei den ersten 65 sukzessiv gesammelten BDV-seropositiven NL-Patienten mit denen von 65 zufällig ausgewählten, nach Alter und Geschlecht paarweise vergleichbaren BDV-seronegativen Fällen unserer Stichprobe. Bei einigen BDV-seropositiven NL-Patienten wurde im abschließenden Arztbrief die Diagnose als unklar bezeichnet, bei weiteren Fällen schienen sich hinter syndromalen Gesamtdiagnosen möglicherweise unklare Fälle zu verbergen. Deshalb wurden alle Patienten der Fallkontrollstudie unter Blindbedingungen von 3 erfahrenen Neurologen diagnostisch erneut bewertet. Aus den unabhängigen Beurteilungen wurde ein Summenscore gebildet, der mit Werten von 9 und darüber zur Einordnung des jeweiligen Falles als diagnostisch unklar führte. Demnach waren in der **BDV-seropositiven NL-Patientengruppe** signifikant häufiger unklare Diagnosen als bei vergleichbaren BDV-seronegativen NL-Patienten, vor allem in den jüngeren Altersgruppen (Tabelle 18 u. 19). Letzteres könnte inhaltlich eine Parallele darstellen, da wir nach der Analyse der epidemiologischen Daten zur Seroprävalenz evtl. BDV-relevante Fälle am ehesten in den jüngeren Altersgruppen BDV-Seropositiver vermuteten (siehe 6.3.1). Retrospektiv durchgeführte diagnostische Einschätzungen geben allerdings immer Anlaß zu Zweifel an ihrer Validität. Hier wurde aber vor allem der Zweck verfolgt, einen Pool von interessierenden Fällen zu erhalten. Für dieses Ziel war die retrospektive Einschätzung wie auch die mäßige Übereinstimmung der Einschätzungen ausreichend. Ob es sich bei den zunächst als **diagnostisch unklar eingeschätzten BDV-seropositiven** Fällen tatsächlich **um BDV-bedingte Fälle handeln könnte**, ist im einzelnen hier weiter zu diskutieren (man beachte Tabelle 19): Bei 2 Fällen lag eine akute lymphozytäre, d.h. viral bedingte Meningoencephalitis vor, für welche kein bekanntes infektiöses Agens ursächlich nachgewiesen wurde oder zu vermuten war (Patient Nr. 39 u. 52). Bei Patient Nr. 39 wurde BDV-Antigen aus dem Liquor isoliert (siehe 6.2.). - Es fand sich ferner 1 Fall mit Verdacht auf Meningitis (Patientin Nr. 58), die Patientin lehnte aber eine Liquoruntersuchung ab. Keine Fälle von Meningoencephalitis fanden sich in der gepaarten Vergleichsgruppe BDV-seronegativer NL-Patienten. Bei der insgesamt geringen Häufigkeit von 2,5 % Meningoencephalitiden aller Art, d.h. incl. bakterieller, im untersuchten Gesamtkollektiv (Jahresberichte der Kliniken Günzburg 1988) ist die geringe Gesamtzahl durchaus passend. Die Häufigkeitsdifferenz zwischen BDV-Seropositiven und BDV-Seronegativen (3 vs 0 Fälle aus jeweils 65) ist statistisch nicht signifikant. - Bei den BDV-seropositiven unklaren Fällen waren zusätzlich 4 Fälle, bei denen aufgrund der Anamnese und der Liquorbefunde eine chronische Meningoencephalitis nicht bekannter Ätiologie angenommen werden kann (Patient Nr. 33, 38, 50 u. 56 in Tabelle 19). - Bei der BDV-seronegativen Vergleichsgruppe war nur 1 Fall mit ähnlichen Befunden (Patient Nr. 100 in Tabelle 19). Bei den BDV-seropositiven unklaren Fällen waren weiterhin 5 Patienten (Patient Nr. 28, 44, 48, 49 u. 60 in Tabelle 19), die Symptome von chronischem ungerichtetem Schwindel, Neigung zu Übelkeit, Kopfschmerzen und unklaren Synkopen aufwiesen. Diese Symptome lassen sich möglicherweise mit einer latent bzw. milde verlaufenden chronischen BDV-Encephalitis gemäß unserer Hypothese und in Analogie zu unspezifischen Symptomen der BD beim Pferd (Heinig 1969) in Verbindung bringen. Zwei ähnliche Fälle fanden sich allerdings auch in der BDV-seronegativen Vergleichsgruppe. - Mehrere (n=6) der diagnostisch unklaren BDV-seropositiven NL-Patienten litten zusätzlich an psychiatrischen Störungen, vor allem an Depressivität und an Angstzuständen (Patient Nr. 28, 38, 48, 50 56 u. 60 in Tabelle 19). Bei 2 dieser Patienten waren die psychiatrischen Störungen so schwer, daß eine stationäre psychiatrische Behandlung notwendig war. Bei den BDV-seronegativen Kontrollen war nur bei 1 Patient eine Neigung zu Depressivität erwähnt, keiner dieser Patienten wurde psychiatrisch behandelt. - Die Fälle Nr. 39 und 52 sind zweifellos sehr gut mit einer BDV-Meningoencephalitis vereinbar sind, zumal bei einem dieser Fälle auch BDV-Antigen aus dem Liquor isoliert wurde. [Ein weiterer Fall (Patientin K) einer akuten lymphozytären Meningoencephalitis, bei dem BDV-Antigen aus dem Liquor isoliert wurde, ist ebenso sehr gut vereinbar mit einer BDV-Meningoencephalitis, wurde aber aus methodischen Gründen nicht in diese Fallkontrollstudie aufgenommen, da die Screeninguntersuchung BDV-seronegativ ausgefallen war. Interessant ist ferner, daß Patientin K gleichzeitig mit ihrer leiblichen Schwester, Patientin Nr. 52, an Meningoencephalitis erkrankte und bei beiden BDV-Seropositivität vorlag]. - Vereinbar mit einer milden chronischen BD sind die Fälle 58, 33, 38, 50 und 56. In keinem dieser Fälle wurde allerdings BDV direkt nachgewiesen. Andererseits läßt sich auch bei der BD beim Pferd nur in der akuten Phase Virus nachweisen (Herzog et al. 1994). Bei den Fällen Nr. 28, 44, 48, 49 und 60 lassen klinische Symptomatik und Verlauf in Analogie zur Symptomatik der BD beim Tier an eine weitgehend latente BD denken. Immerhin sind wechselnde Lähmungen und Schwächezustände in Verbindung mit vegetativer und sensibler Reizsymptomatik beim Tier als typisch für BD beschrieben. - Bei den unklaren BDV-seropositiven Fällen Nr. 4, 5, 8, 21 und 45 hingegen haben wir keine Hinweise auf eine Übereinstimmung von Symptomatik und Befunden mit der Hypothese einer humanen BD. (In Fall 45 wurde in der weiteren Katamnese die Diagnose eines Glioms gesichert). In diesen Fällen ist also die BDV-Seropositivität als reiner Zufallsbefund anzusehen, was in der Häufigkeit dem Vorkommen unklarer Fälle in der seronegativen Vergleichsgruppe entspricht. - Vergleichen wir nun die Anzahl der von uns als mit einer humanen BD kompatibel beurteilten BDV-seropositiven NL-Patienten von 7-12 aus 65 Fällen oder anders ausgedrückt 30-40% der BDV-seropositiven NL-Patienten in der jüngeren Altersgruppe, so entspricht dies recht gut der Anzahl, welche aus der Differenz der BDV-Seroprävalenzraten zwischen jüngeren NL-Patienten und CH-Kontrollen zu erwarten wäre. [In einer hypothetischen Berechnung ergibt sich aus der Differenz der Seroprävalenzraten (1,5%) ein Erwartungswert von 7,3 Fällen]. Erwähnenswert erscheint, daß es im Rahmen der langjährigen Untersuchungen und Beobachtung BDV-seropositiver Fälle sowohl dem Referenten als auch einigen beteiligten Neurologen überzufällig häufig gelang, in Einzelfällen positive BDV-Serum-AK intuitiv richtig vorherzusagen. Diese NL-Patienten litten an rezidivierenden Kopfschmerzen und schmerzhaften, oft wechselnden Körpersensationen und zusätzlich depressiv gefärbten Verstimmungszuständen und unklaren Versagenszuständen, bzw. flüchtigen Paresen, die als psychogen bedingt interpretiert worden waren. Die Fälle schienen zu Beschreibungen der Borna'schen Krankheit beim Tier zu passen, daß "das Krankheitsbild bei der Borna'schen Krankheit außerordentlich vielseitig und vielgestaltig sei und unter Umständen mit Symptomen einhergehen kann, die von den gewöhnlichen abweichen und die Diagnose erschweren", "dennoch könnte man eine Tatsache als geradezu pathognomonisch bezeichnen: das gleichzeitig oder auch nacheinander auftretende Betroffensein von Psyche, Sensorium, Sensibilität, Motilität und Vegetativum" (Zwick 1939, zitiert nach Danner 1982).

Zusammenfassend fanden wir eine **signifikante Häufung von Fällen mit unklaren neurologischen Störungen bei BDV-seropositiven NL-Patienten gegenüber paarweise vergleichbaren BDV-seronegativen Fällen und zwar**

gerade in den jüngeren Altersgruppen, in welchen eine tendentiell höhere BDV-Seroprävalenzrate gegenüber CH-Kontrollen gefunden wurde. Bei 30-40% der BDV-seropositiven NL-Patienten in den jüngeren Altersgruppen (bis zum 50. Lebensjahr) ist gemäß unserer klinischen Analyse ein causaler Zusammenhang der neurologischen Störungen mit BDV-Seropositivität i.S. der Erkrankung als einer akuten oder chronischen BDV-Meningoencephalitis möglich. Auch beide NL-Patienten, bei welchen BDV-AG aus dem Liquor isoliert wurde (siehe 6.2), litten klinisch an derartigen unklaren, d.h. nicht durch eine andere virale Ätiologie erklärten akuten Meningoencephalitiden. Dies erhöht die Plausibilität der Annahme, daß bei solchen "unklaren" Fällen von chronischen Meningoencephalitiden ebenfalls BDV ursächlich sein könnte. Niedrige BDV-Serum-AK-Titer sprechen nicht gegen die Annahme einer Kausalität, da niedrige Titer auch bei der akuten BD beim Pferd beschrieben sind (Herzog et al 1994. Bei fast allen älteren und bei den meisten (ca. 60%) jüngeren BDV-seropositiven NL-Patienten ist aber BDV-Seropositivität dennoch als reiner Zufallsbefund ohne Krankheitswert anzusehen. Dies ergibt sich aus der gleichartigen Häufigkeitsverteilung ätiopathogenetisch weitgehend geklärter klinischer Syndrome bei BDV-seronegativen NL-Patienten und aus dem Vergleich zur epidemiologischen Dynamik der Seroprävalenz in vergleichbaren Altersgruppen der CH-Kontrollpatienten sowie aus den klinischen Fallanalysen. Interessant ist, daß NL-Patienten, deren Erkrankung als möglicherweise BDV relevant interpretiert wurde, oft zusätzlich an psychiatrischer Symptomatik, wie depressiven Störungen und Suicidalität litten, was unsere Hypothese des Vorkommens gemischter neuropsychiatrischer Störungen oder neuropsychiatrischer Übergangsstörungen zu bestätigen scheint. Die Gesamtzahl der von uns aufgrund der klinischen Analyse der Einzelfälle als möglicherweise BDV-bedingt eingeschätzten NL-Störungen (n=7-12) entspricht in der Größenordnung recht gut dem Erwartungswert relevanter Fälle, der sich aus der höheren BDV-Seroprävalenzrate bei NL-Patienten gegenüber vergleichbaren CH-Kontrollen errechnet. (Die Differenz der Seroprävalenzraten zwischen NL-Patienten und CH-Kontrollen ist aber gering und war bei der kleinen Größe der untersuchten Gruppen statistisch nicht signifikant.) BDV-relevante NL-Fälle sind nach der klinischen Analyse vorwiegend in den jüngeren Altersgruppen zu finden. Dies scheint eine epidemiologische Parallelität zur leicht erhöhten BDV-Seroprävalenz in diesen jüngeren Altersgruppen darzustellen und verstärkt die Annahme einer ätiopathogenetischen Bedeutung von BDV in diesem Anteil von Fällen.

6.4.2
Diagnosenverteilung bei BDV-seropositiven PS-Patienten und BDV-seronegativen Kontrollen der Kliniken Günzburg

In unserer Hypothese erwarteten wir, daß eine humane BD mit der Folge psychiatrischer Störungen sich in einem Spektrum von Störungen äußern müßte, da die Symptomatik der BD beim Tier sehr variabel ist und alle bisher bekannten organischen Ursachen psychiatrischer Störungen jeweils ein Spektrum von PS-Störungen hervorbringen (Übersichten für genetische Ursachen Propping

1989 u. Propping et al. 1994; für Encephalitiden Conrad 1972; Huber 1955 u. 1972; Buchsbaum u. Rieder 1979). Dennoch findet man bei bekannten Ursachen gewisse Charakteristika von Symptomatik oder Verläufen in Korrelation zur spezifischen Ätiologie. In der psychiatrischen Forschung wird derzeit versucht, solch feine Unterschiede für neue Klassifikationen zu benutzen, da die verfügbaren diagnostischen Klassifikationen der Psychiatrie hier versagen (Maier 1996). Für den Versuch einer Abgrenzung evtl. BDV-bedingter psychiatrischer Störungen erwarteten wir aus dem Gesagten, daß nur in einem komplexen Untersuchungsansatz die Frage der möglichen Pathogenität von BDV zu beantworten sein wird. Wir verglichen die Diagnosehäufigkeiten sowohl in Studie I als auch in Studie II (Bechter et al. 1987 u. 1992c). Die **Diagnosehäufigkeiten in Studie II** wurden anhand einer retrospektiven best-estimate-Diagnose unter Blindbedingungen festgestellt. Studie II gibt also Auskunft über die Diagnoseverteilung in einem Sample neu in die Klinik aufgenommener psychiatrischer Patienten, welches in einem 2-Jahres-Zeitraum sukzessiv erfaßt und auf BDV-Serum-AK untersucht wurde. Wir verglichen die Diagnosehäufigkeiten aller in diesem 2-Jahres-Zeitraum festgestellten BDV-seropositiven PS-Patienten mit den Diagnosehäufigkeiten bei nach Alter und Geschlecht paarweise vergleichbaren BDV-seronegativen PS-Patienten aus derselben Studie. Wichtigstes Ergebnis dieser Untersuchung war eine **weitgehende Gleichverteilung der psychiatrischen Hauptdiagnosen in beiden Gruppen.** Einzige Ausnahme war, daß **Drogenabhängige bei ersterkrankten BDV-seropositiven Patienten signifikant häufiger** vorkamen als bei den BDV-seronegativen Kontrollen (Tabelle 23; n=6 vs n=0; p<0,05). Drogenabhängige zeigen häufig aber auch Serum-Antikörper gegen unterschiedliche andere Viren, ohne daß dieser Tatsache eine pathogene Bedeutung zukommt, sondern als sekundär zu verstehen ist. Alle unseren BDV-seropositiven drogenabhängigen Patienten injizierten seit längerer Zeit Heroin i.v. Ob BDV-Seropositivität in Zusammenhang mit den i.v.-Injektionen oder anderen Faktoren der Lebensweise steht, muß hier noch offen bleiben; in jedem Fall müssen wir für unsere Fragestellung einer möglichen pathogenen Bedeutung von BDV für psychiatrische Störungen Drogenabhängigkeit als sog. confounding factor, d.h. BDV-Seropositivität als sekundär vermuten. (Für die Frage der Epidemiologie von BDV beim Menschen ist letzteres Ergebnis aber durchaus interessant und weiter im Auge zu behalten.) Für unsere allgemeine Fragestellung der Pathogenität von BDV beim Menschen ist demnach die höhere BDV-Seroprävalenz bei Drogenabhängigen durch Subtraktion zu berücksichtigen, d.h. das relative Risiko (RR) von BDV-Seropositivität bei PS-Patienten ist für unsere Fragestellung um diese Differenz geringer (n=7-1=6). Damit ergibt sich ein niedrigeres RR von BDV-Seropositivität in der Gruppe unserer jüngeren PS-Patienten, es bleibt aber gegenüber vergleichbaren CH-Kontrollen weiterhin deutlich erhöht (RR=2,664; Konfidenzbereich 1,147-6,188) und BDV-Seropositivität bleibt bei PS-Patienten signifikant häufiger (χ^2=5,603; fg=1; zweiseitig; p=0,018).

Der **zweite** wichtige Befund aus der Analyse der Diagnosenhäufigkeiten im Vergleich zwischen BDV-seropositiven und seronegativen PS-Patienten ist, daß ersterkrankte BDV-seropositive PS-Patienten signifikant häufiger psychiatrische Komorbidität zeigen als die BDV-seronegativen Vergleichspatienten (5.5.2 u. Tabelle 23; Bechter et al. 1998b). Erhöhte Komorbidität findet sich besonders in den jüngeren Altersgruppen, in welchen auch die BDV-Seroprävalenz gegenüber chirurgischen Kontrollen signifikant erhöht ist. Hierbei könnte es sich um eine epidemiologische Parallelität ähnlich wie schon bei den NL-Fällen handeln (siehe 6.4.1), was als doppelter Hinweis auf eine pathogene Bedeutung von BDV für PS-Erkrankungen zu werten wäre. Dies umso mehr als bei ersterkrankten Patienten am ehesten rein krankheitsbedingte Faktoren die Symptomatik bestimmen (Häfner 1993) und die Notwendigkeit einer stationären Behandlung bedingen; bei Mehrfacherkrankten hingegen spielen sekundäre Faktoren und soziale Aspekte des Verlaufs zunehmend eine Rolle. Dies alles unterstützt die Annahme, daß bei ersterkrankten BDV-seropositiven PS-Patienten offenbar eine erhöhte psychiatrische Komorbidität im Vergleich zu BDV-seronegativen Patienten vorliegt und dies damit ein Krankheitscharakteristikum der humanen BD darstellen könnte. Betrachtet man nun die Häufung der Zusatzdiagnosen im Detail, so sieht man auf einen Blick, daß vor allem Suicidversuche bei BDV-seropositiven jüngeren PS-Patienten häufiger waren. Dies ist aus mehreren Gründen bemerkenswert: 1. Unser diagnostischer Parameter, unmittelbar vor stationärer Behandlung vollzogene Suicidversuche, ist auch bei einer retrospektiven Klassifikation als sehr valide anzusehen: Suizidversuche sind wegen ihrer juristischen Bedeutung in den Krankenakten zuverlässig und detailliert dokumentiert und konnten retrospektiv gut klassifiziert werden. Feinere psychopathologische Parameter hingegen sind an sich viel schwerer zu erfassen und waren in unserer Studie nicht sensitiv erfaßt. Aufgrund der retrospektiven Auswertung von Krankenakten, sind unsere Aussagen in mancher Hinsicht reduktionistisch. Andererseits ist unsere retrospektive Auswertung als diagnostische Klassifikation i.S. einer retrospektiven best-estimate-Diagnose zu verstehen. Best-estimate-Diagnosen gelten eher als valide, da alle verfügbaren Informationen und nicht nur vorgegebene Testbögen zur diagnostischen Klassifikation einbezogen wurden (Maier 1996). Wegen der genannten Mängel haben wir in unserer Studie aber feinere diagnostische Subklassifikationen nicht gewertet und hier mit x verschlüsselt, weil diese Subklassifikationen in der retrospektiven Beurteilung öfters kontrovers waren. Ein Befund ist in diesem Zusammenhang aber doch so auffällig, daß er hier zu erwähnen ist, zumal er von anderen praktisch bestätigt wurde: Bei Patienten mit schizophrenen Psychosen zeigten ersterkrankte BDV-seropositive Patienten signifikant häufiger einen schleichenden Krankheitsbeginn oder/und eine unvollständige Remission, ferner schizophrene Residuen häufiger (siehe 5.5.2 u. Bechter et al. 1998a). Waltrip et al. (1997) fanden mit einem etwas anderen, reliablen diagnostischen Instrumentarium eine Häufung sog. Defizitschizophrenien bei BDV-Seropositiven. Diese Befunde fügen sich ein in weitere epidemiologische Hinweise auf eine Häufung ungünstiger Verläufe bei BDV-Seropositiven mit unterschiedlichen PS-Diagnosen in unseren Studien: Mehrfacherkrankte überwiegen in allen 3 jüngeren BDV-seropositiven Altersgruppen (siehe Abb. 9 u. Abb. 10) gegenüber seronegativen nicht gematchten Kontrollen (siehe auch Bechter et al.

1998a). Falls sich BDV-seropositive PS-Patienten aber durch weitere feinere psychopathologische Aspekte von seronegativen unterscheiden sollten, war die hier angewandte Methodik wohl nicht sensitiv genug. Eine andere mögliche Schlußfolgerung ist, daß sich BDV-seropositive von BDV-seronegativen PS-Patienten im diagnostischen Spektrum kaum unterscheiden, weil BDV keine ätiologische oder eine höchstens geringfügige ätiologische Rolle spielt. Die hier gefundene erhöhte psychiatrische Komorbidität bei BDV-seropositiven PS-Patienten müßte dann auf einem statistischen Zufallsfehler beruhen oder könnte als Hinweis auf eine kontributive, d.h. krankheitsverstärkende Rolle von BDV interpretiert werden. **Diese 3 Alternativen** sind weiter zu diskutieren.

Kommen wir zurück zur **erhöhten PS-Komorbidität bei BDV-Seropositiven.** Es fällt auf, daß einige BDV-seropositive Patienten Suicidversuche (SV's) zeitlich rasch hintereinander mit unterschiedlichen Methoden bereits bei Ersterkrankung und vor der ersten stationären psychiatrischen Behandlung durchführten. Zunächst könnte dies auch nur einen zufällig bedingten statistischen Fehler darstellen. Wertet man die Häufigkeit von SV's personenbezogen aus, so zeigt sich aber auch hier eine signifikante Häufung von Personen mit SV bei ersterkrankten BDV-Seropositiven gegenüber vergleichbaren BDV-seronegativen PS-Patienten (Tabelle 25). Dies bestärkt die Annahme, daß es sich hier um einen wahren Unterschied handelt. Umgekehrt kamen allerdings weniger BDV-seropositive mehrfacherkrankte PS-Patienten als seronegative Vergleichspatienten mit SV zur stationären Aufnahme. Diese widersprüchliche Tendenz könnte erneut für einen statistischen Zufallsfehler sprechen oder als weiterer Hinweis auf Verlaufsunterschiede interpretiert werden. Aus methodischen Gründen sind die Befunde bei Ersterkrankten zuverlässiger zu werten, da im Krankheitsverlauf vielfältige Faktoren eine Rolle spielen, die kaum zu überschauen und methodisch schwer zu kontrollieren sind. Bei der Einschätzung der Diagnosen in Studie II war in den Akten darüber hinaus eine ca. 5-jährige Katamnese seit erstmaliger Bestimmung der BDV-Serum-AK in einer Reihe von Fällen zu erhalten, diese wurde ergänzt durch Anfragen an weiterbehandelnde Ärzte. Diese Katamnese bei ca. 50% der Ursprungskohorte ergab in den jeweiligen Kohorten (n=140 jeweils), daß 10 BDV-seropositive und 8 BDV-seronegative Patienten zwischenzeitlich verstorben waren, davon 5 BDV-seropositive und 2 BDV-seronegative Patienten an Suizid (Daten nicht in der Arbeit dargestellt; siehe auch Bechter et al. 1998a). Auch die **Katamnese** weist also auf eine **erhöhte Suicidalität**, d.h. möglicherweise erhöhte Suicidrate bei BDV-Seropositiven hin. Des weiteren wurde in zwei unabhängig durchgeführten Fallkontrollstudien die Suicidalität bei BDV-seropositiven PS-Patienten mit depressiven Störungen (Bechter et al. 1990) und mit Persönlichkeitsstörungen bzw. Alkoholismus (Saur, in Vorbereitung) verglichen mit der bei BDV-Seronegativen. In beiden Kontrollen wurde ein Trend zu erhöhter Suicidalität bei BDV-Seropositiven gefunden. (Ein kleiner Teil der BDV-seropositiven Patienten in diesen Pilotstudien war identisch mit den Patienten unserer Studie II, bei den Kontrollen handelte es sich aber um andere BDV-seronegative Patienten.) Dies bestärkt den Eindruck, daß eine echte Häufung von Suizidversuchen bei BDV-Seropositiven vorliegen könnte.

Zunächst erschien uns **erhöhte Suicidalität als mögliches charakteristisches Symptom einer humanen BDV-Infektion** überraschend und fragwürdig. Bei der BD beim Tier ist aber phasenhaft gesteigerte Aggressivität als typisch beschrieben (Rott u. Becht 1995; Solbrig et al. 1995). Man könnte Suicidaliät also sehr wohl als menschliches Analogon i.S. einer erhöhten Selbstaggressivität interpretieren. Eine derartige Interpretation wird unterstützt durch die Beobachtung einer erhöhten Fremdaggressivität bei einigen BDV-seropositiven Patienten (nicht publizierte eigene Beobachtungen; siehe auch singuläre Patientin gefährlicher Fremdaggressivität mit Diagnose X.99; Tabelle 23). Eine andere Erklärung für erhöhte Suicidalität bei BDV-Seropositiven könnte eine Häufung ungünstiger Verläufe darstellen. Bemerkenswert scheint in diesem Zusammenhang auch, daß eine Reihe BDV-seropositiver NL-Patienten, bei denen wir die jeweiligen NL-Störungen als möglicherweise BDV-bedingt klassifizierten, depressiv und anhaltend suicidal waren (siehe z.B. Patientin Sa in 5.7), hingegen kein einziger BDV-seronegativer NL-Patient. BDV-seropositive PS-Patienten leiden möglicherweise häufiger an Coenästhesien (bis zu 50% der depressiven Patienten; siehe Bechter et al. 1990; Wiborg 1994), oder Kopfschmerzen (Bechter et al. 1992c). - Insgesamt gibt es also eine **Reihe von Erklärungsmöglichkeiten für eine erhöhte Suicidalität bei BDV-Seropositiven.**

Eine weiter differenzierende statistische Auswertung des Vorkommens von Haupt- und Zusatzdiagnosen wurde bei der großen Variabilität und der begrenzten Sensitivität der Methodik sowie der hierfür zu geringen Gesamtzahl von Fällen nicht durchgeführt. Die Zusammenfassung in große Diagnosegruppen erschien unumgänglich. Möglicherweise zeigen sich bei sehr großen Vergleichsgruppen mehr diagnostische Charakteristika bei BDV-Seropositiven. Bisher kann festgehalten werden, daß **PS-Hauptdiagnosen bei BDV-Seropositiven PS-Patienten mit Ausnahme von Drogenabhängigkeit offenbar weitgehend gleich verteilt sind und daß BDV-seropositive ersterkrankte PS-Patienten offenbar eine erhöhte psychiatrische Komorbidität aufweisen.** Diese Ergebnisse sind **alternativ durch folgende drei Möglichkeiten erklärbar:** 1. **BDV spielt epidemiologisch als Ursache** oder Teilursache **psychiatrischer Störungen keine oder zumindest keine wesentliche Rolle.** 2. **BDV wirkt kontributorisch bei bestehenden psychiatrischen Störungen,** was die erhöhte psychiatrische Komorbidität bei BDV-seropositiven PS-Patienten erklärt. 3. **BDV verursacht ein Spektrum psychiatrischer Störungen** wie andere bereits bekannte Ursachen. BDV wäre damit die conditio sine qua non in einem möglicherweise sehr komplexen Bedingungsgefüge von Belastungsfaktoren. - **Erklärungsmöglichkeit 1** ist die unkomplizierteste und mag insofern naheliegen. Es ist aber zu beachten, daß die hier festgestellte weitgehende Gleichverteilung psychiatrischer Hauptdiagnosen bei BDV-seropositiven wie bei BDV-seronegativen PS-Patienten an einer ausgewählten klinischen Patientenpopulation festgestellt wurde. Da alle bisher bekannten Ursachen psychiatrischer Störungen sich diagnostisch weitgehend unspezifisch auswirken, lassen sich aber demnach an einer Klinikpopulation Krankheitscharakteristika besonders schwer feststellen. Charakteristika BDV bedingter psychiatrischer

Störungen müßten sich bei Untersuchung einer normalen Gesamtpopulation leichter feststellen lassen (vgl. auch Rothman 1986). - **Für die Erklärungsmöglichkeiten 2 oder 3** spricht zuerst die **ca. 6-fach erhöhte BDV-Seroprävalenz bei jüngeren Altersgruppen der PS-Patienten (bis zum 30.** Lebensjahr), ein Alter in welchem psychiatrische Erkrankungen häufig beginnen; dann die **erhöhte Komorbidität bei ersterkrankten BDV-seropositiven Patienten,** des weiteren die **Häufung von leichten Hirnatrophien** bei BDV-Seropositiven (siehe 6.5.1) und vor allem die **spezifischen Ergebnisse aus unseren Liquoruntersuchungen** (BD-Virusisolierung und Erhöhung des BDV-spezifischen IgG bei Patienten mit akuten schizophrenen und affektiven Psychosen; siehe 6.2.1 und 6.5.2). Erklärungsmöglichkeiten 2 und 3 unterscheiden sich im Grunde nur in der Gewichtung des Faktors BDV in der Ätiopathogenese dieser PS-Störungen. Die bei ersterkrankten BDV-seropositiven PS-Patienten erhöhte psychiatrische Komorbidität könnte ein Krankheitscharakteristikum darstellen, welches mit Erklärungsmöglichkeit 2 oder 3 vereinbar wäre.

Zu diskutieren sind noch einige vorläufige Ergebnisse zum Krankheitsverlauf bei BDV-seropositiven PS-Patienten: Im intraindividuellen Verlauf scheint es bei BDV-seropositiven Patienten mit der Diagnose einer Persönlichkeitsstörung 2 Jahre nach Ersterkrankung häufiger zu einem Diagnosenwechsel zu zyklothymen und schizophrenen Psychosen zu kommen (J. Saur, in Vorbereitung; exakter Fisher-Test $p < 0,05$). Für eine stärkere Tendenz zu Diagnosen-Shifts im intraindividuellen Verlauf hin zu schwereren psychiatrischen Störungen bei BDV-Seropositiven könnten auch die hier im interindividuellen Querschnitt gefundenen Diagnosehäufigkeiten passen (siehe Tabelle 23): Endogene Psychosen sind bei ersterkrankten jüngeren BDV-Seropositiven gegenüber den BDV-seronegativen Kontrollen unterrepräsentiert ($n = 15$ vs $n = 20$), gleich viele bei mehrfacherkrankten jüngeren PS-Patienten ($n = 29$ jeweils), etwas mehr bei älteren ersterkrankten BDV-Seropositiven ($n = 10$ vs $n = 8$) und mehr bei älteren mehrfacherkrankten BDV-Seropositiven ($n = 18$ vs $n = 15$).

BDV könnte also nach diesen Befunden einen kontributiven, d.h. teilätiologischen Faktor für diagnostisch unterschiedliche psychiatrische Störungen darstellen und schwerere Krankheitsbilder bzw. ungünstigere Verläufe von psychiatrischen Störungen bedingen oder i.S. einer conditio sine qua non ein Spektrum psychiatrischer Krankheiten auslösen bzw. verursachen. Wir favorisieren die kausale Hypothese jedenfalls in den Fällen, bei welchen BDV aus dem Liquor isoliert wurde und eine gegen BDV gerichtete autochthone intrathekale Immunreaktion in akuten Krankheitsphasen nachgewiesen wurde. Eine kausale Hypothese ist durchaus kompatibel mit einer genetischen Prädisposition, z.B. für schizophrene oder affektive Psychosen. Bisher nachgewiesene Erbfaktoren für endogene Psychosen zeigen nämlich inkomplette Penetranz oder sind multifaktoriell und führen demnach bei zusätzlich pathogen wirkenden Umweltfaktoren häufiger zur Krankheitsmanifestation (Propping 1989; Häfner 1993; Karlsson 1994); ferner ist die Bedeutung von Erbfaktoren für die Ausprägung der BD beim Tier nachgewiesen (Herzog et al. 1991; Hallensleben et al. 1998).

Trotzdem stellt bei einem erheblichen Anteil BDV-seropositiver PS-Patienten BDV-Seropositivität offensichtlich nur einen Zufallsbefund ohne pathogene Bedeutung dar. Dies ergibt sich daraus, daß ein relativ hoher Prozentsatz von chirurgischen Kontrollpatienten (2,5 - 3,5 %) BDV-Serum-Antikörper aufweist, ohne daß in diesen Fällen neuropsychiatrische Krankheitsbilder aufgetreten waren. Schon aus rein theoretischen Gründen ist deshalb auch bei BDV-seropositiven psychiatrischen PS-Patienten ein entsprechender Anteil irrelevanter Fälle zu erwarten, welcher aus der Differenz der BDV-Seroprävalenzraten in den jeweiligen Altersgruppen der PS-Patienten gegenüber CH-Kontrollen zu errechnen ist. Soweit BDV also möglicherweise relevant i.s. einer kontributiven oder kausalen Rolle für die bei BDV-Seropositiven zu beobachtenden PS-Störungen ist, erschwert die anzunehmende Mischung zwischen relevanten und irrelevanten Fällen die klinische Abgrenzung im Einzelfall. Im Moment ist aber noch unklar, in welchem Umfang eine kausale Rolle von BDV anzunehmen ist. Wir haben aus dem Vergleich mit slow virus-Encephalitiden auch bei der hier vorliegenden Fragestellung geschlossen, daß die verfügbaren diagnostischen Möglichkeiten vor allem der Liquordiagnostik nicht sensitiv genug sind (Bechter et al. 1995) und werten deshalb die erhöhte BDV-Seroprävalenz bei PS-Patienten als wichtigen Hinweis auf eine möglicherweise größere Bedeutung von BDV in der Verursachung psychiatrischer Erkrankungen als sich aus der Zahl von Fällen mit nachweisbarer Liquorpathologie ergibt. Aus der Dimension der Erhöhung der BDV-Seroprävalenz bei PS-Patienten ergibt sich, daß ca. 3 - 10 % der in unserer Klinik beobachteten psychiatrischen Störungen durch BDV bedingt sein könnten. Schlüssige Antworten werden nur weitere ausgedehnte, auch prospektive Studien mit detaillierter Symptomerfassung auf verschiedenen Ebenen und mit großen Fallzahlen ergeben. Wahrscheinlich müssen auch sensitivere Labormethoden entwickelt werden, um zu schlüssigen Antworten auf diese Fragen zu kommen. Auf diese zurückhaltende Einschätzung der momentanen Forschungssituation weisen beispielsweise die methodischen Schwierigkeiten in der Abgrenzung der Bedeutung genetischer Ursachen für psychiatrische Störungen hin (Propping et al. 1994; Torrey et al. 1994), ebenso die Geschichte der Entdeckung von bekannten Infektionskrankheiten mit psychiatrischen Folgen. Unbekannte infektiöse Ätiologien wurden am ehesten erkannt, wenn sie als Epidemien auftraten (Rorie 1901; Menninger 1926). Bei epidemiologisch wenig auffälligen und insbesondere bei langsamen infektiösen Ursachen psychiatrischer Störungen war es außerordentlich schwierig, die Ätiologie zu verifizieren und mit der klinischen Symptomatik zu korrelieren. Sehr deutlich wird dies am Beispiel einer klassischen Krankheit der Psychiatrie, die man als langsame Infektionskrankheit bezeichnen kann, nämlich bei der progressiven Paralyse (Spielmeyer 1925 u. 1930; Jahnel 1930; Grefe 1991; Bechter 1993 u. 1995).

Zusammenfassend fanden wir bei BDV-seropositiven psychiatrischen Patienten im wesentlichen dasselbe Spektrum psychiatrischer Störungen wie bei BDV-seronegativen psychiatrischen Patienten bis auf eine erhöhte psychiatrische Komorbidität, besonders in Form von Suizidalität bei BDV-seropositiven Ersterkrankten. Wir interpretieren letzteres als Hinweis auf schwerere Erkrankungen oder ungünstigere Verläufe bei BDV-seropositiven im Vergleich zu BDV-seronegativen PS-Patienten oder als ein mögliches Krankheitscharakteristikum. Erhöhte Suicidalität könnte als menschliches Analogon, d.h. erhöhte Selbstaggressivität, zur phasenhaft erhöhten Aggressivität bei BD beim Tier interpretiert werden und somit durchaus ein Krankheitscharakteristikum einer humanen BD darstellen. Weitere mögliche Charakteristika einer humanen BD könnten eine Häufung chronischer Schmerzsyndrome und Coenästhesien darstellen. Nach unserer Beurteilung kann BDV zumindest in Einzelfällen schizophrene oder affektive Psychosen verursachen (siehe oben), möglicherweise zeigen solche Patienten häufiger einen schleichenden Krankheitsbeginn und ungünstigere Verläufe. Die hier durchgeführte Untersuchung der Diagnosenhäufigkeiten bei BDV-seropositiven im Vergleich zu BDV-seronegativen PS-Patienten erlaubt wahrscheinlich nur begrenzte Schlußfolgerungen, da bekannte psychiatrische Ätiologien bezüglich der verursachten Symptomatik weitgehend unspezifisch wirken. Ferner ist die BD beim Tier in Symptomatik und Verlauf sehr variabel. Aus unseren Ergebnissen vermuten wir deshalb durchaus, daß BDV ein Spektrum psychiatrischer Störungen einschließlich Persönlichkeitsveränderungen verursachen bzw. für Persönlichkeitsstörungen eine pathogene Rolle spielen kann. Die weitgehend identische Häufigkeitsverteilung psychiatrischer Diagnosen bei BDV-seropositiven und BDV-seronegativen PS-Patienten ist umgekehrt aber auch kompatibel mit der Interpretation, daß BDV keine pathogene Bedeutung für psychiatrische Störungen beim Menschen hat, jedenfalls nicht in einer Größenordnung, die beim hier gewählten Untersuchungsansatz epidemiologisch feststellbar wäre. Sichere Schlußfolgerungen hierzu können nur aus spezifischen Befunden, insbesondere von Liquoruntersuchungen, am klinischen Patienten oder mit Hilfe von post mortem-Untersuchungen gezogen werden.

6.5
Diskussion spezieller klinischer Studien

6.5.1
Häufigkeit von Hirnatrophie und white matter lesions bei BDV-seropositiven PS-Patienten und vergleichbaren BDV-seronegativen Kontrollen

Analog zur BD beim Tier stellten wir die Hypothese auf, bei BDV-seropositiven Patienten könnten gegenüber BDV-seronegativen Kontrollen gehäuft Herde der weißen Hirnsubstanz oder/und Hirnatrophie (HA) vorkommen. Die sensitivste Methode zur Erfassung entzündlicher Veränderungen des Gehirns ist das MRI (Holland 1987), welches sich gleichermaßen gut zur Feststellung einer HA eignet. Wegen der allgemeinen Unspezifität der psychiatrischen Symptomatik durch organische Ursachen verglichen wir BDV-seropositive Patienten ohne diagnostische Vorauswahl mit BDV-seronegativen Kontrollen. Das Matching wurde paarweise für Alter, Geschlecht und ICD-9-Diagnose durchgeführt. **Herde der weißen Hirnsubstanz waren bei BDV-Seropositiven nicht signifikant häufiger als bei den Kontrollen.** Die unter Blindbedingungen von einem in dieser Fragestellung wissenschaftlich besonders ausgewiesenen Neuroradiologen (MB_1) durchgeführten Beurteilungen stimmten fast völlig mit den eigenen nicht unter Blindbedingungen durchführbaren Beurteilungen überein. Die Ergebnisse sind somit als zuverlässig anzusehen. In der BDV-seropositiven Gruppe fanden sich allerdings 2 Fälle mit multiplen kleinen rundlichen Herden, was wir in vergleichbarer Morphologie (siehe Abb. 1 in Bechter et al. 1987) bei keinem der BDV-seronegativen Fälle feststellten und was offenbar auch in der neuroradiologischen Praxis kaum vorkommt (M. Bauer, pers. Mitteilung). Die Herde waren untypisch für vaskuläre Läsionen und könnten insofern Herde einer BDV-Encephalitis darstellen. Da Herde insgesamt bei BDV-Seropositiven etwas häufiger waren, ist ein sporadisches Vorkommen BDV-bedingter Herde auch mit den gefundenen epidemiologischen Häufigkeiten kompatibel. Möglicherweise waren also die verglichenen Gruppen zahlenmäßig zu klein um evtl. vorhandene Häufigkeitsunterschiede statistisch zu verifizieren. Die sog. white matter lesions sind an sich relativ häufig (Holland 1987) und bei PS-Patienten noch häufiger als in der Normalbevölkerung (Mc Donald et al. 1991; Bartzokis et al. 1991; Mc Donald u. Krishnan 1992; Mann u. Bartels 1992). Unsere Hypothese eines möglicherweise gehäuften Vorkommens von white matter lesions bei BDV-seropositiven PS-Patienten ist aber nach den vorhandenen Daten negativ zu beantworten. Ein unauffälliges MRI schließt allerdings kleine Herde der weißen Substanz nicht und noch weniger Herde der grauen Substanz aus. Die Entzündungsherde bei der BD beim Tier sind mikroskopisch klein und liegen vorwiegend in der grauen Hirnsubstanz (Seifried u. Spatz 1930; Narayan et al. 1983b). Herde der grauen Hirnsubstanz sind im MRI derzeit aber praktisch nicht nachweisbar, keinesfalls in der hypothetisch zu erwartenden geringen Größe. Auch bei unseren BDV-seropositiven NL-Patienten mit akuten Meningoencephalitiden, bei denen parallel der Nachweis von BDV-AG im Liquor gelang, fanden wir keine Herde oder sonstige pathologische Zeichen im MRI, obwohl 1 Patient eine Beteiligung des Gehirns mit klinisch typisch encephalitischen Zeichen aufwies (Patient Z, Nr. 39 in Tabelle 19). Dies spricht dafür, daß die räumliche Auflösung des MRI für so gering ausgeprägte Encephalitiden wie die vermutete milde BD nicht ausreicht. Auch bei der ungünstig verlaufenden HIV-Encephalitis, also einer vergleichsweise schwerwiegenden Ence-phalitis, werden in histopathologischen Nachuntersuchungen sehr viel häufiger Entzündungsherde gefunden als im MRI nachgewiesen (Hawkins et al. 1993).

Die zweite Hypothese einer **möglichen Häufung bzw. stärkeren Ausprägung von HA bei BDV-seropositiven PS-Patienten gewinnt durch die Ergebnisse deutlich an Gewicht.** Angesichts der generellen Schwierigkeit leichtere Formen von HA zu definieren, was sich z.B. in der Vielzahl von Studien zeigt, welche zum inzwischen als gültig anzusehenden Nachweis des gehäuften Vorkommens von HA bei Schizophrenie notwendig waren (Weinberger 1986 u. 1987; Bogerts

1991), sind diese Ergebnisse noch mit Vorsicht zu betrachten. Immerhin wurde in 2 methodisch unabhängig und unter Blindbedingungen durchgeführten Beurteilungsverfahren bei unseren BDV-seropositiven PS-Patienten signifikant häufiger HA gefunden als bei BDV-seronegativen Kontrollen, welche nach Alter, Geschlecht und ICD-9-Diagnose vergleichbar waren. Die Beurteiler waren blind für die Ergebnisse der Serumuntersuchung, für Größe und Anzahl der untersuchten Gruppen und für die Ergebnisse des anderen Beurteilers. In der klinischen Beurteilung wurden nur subjektiv eindeutige Fälle als HA gewertet; eindeutige HA-Fälle fanden sich nur in der BDV-seropositiven Gruppe, hingegen nicht bei BDV-seronegativen Kontrollen ($p < 0{,}005$, exakter Fisher-Test). 5 dieser Patienten litten an Alkoholismus, 2 Patienten an chronischen Psychosen aus dem schizophrenen Formenkreis und 1 Patientin an den Folgen einer viralen Encephalitis unbekannter Ätiologie, möglicherweise BDV-bedingt (Einzelheiten zu letzterem Fall H in 5.6.2.2 u. Bechter et al. 1992b). Es handelte sich immer um äußere HA, meist kombiniert mit innerer HA leichten Grades. Die Messungen ergaben signifikante Gruppenunterschiede der Hirnventrikelparameter i.S. einer inneren HA für die diagnostischen Subgruppen der Patienten mit reaktiven (psychogenen) Störungen und mit Psychosen aus dem zyklothymen Formenkreis, nicht für die Subgruppen mit Alkoholismus und mit Psychosen aus dem schizophrenen Formenkreis. Die verglichenen Gesamt-gruppen waren zwar relativ groß, bei der diagnostischen Variabilität waren aber die verglichenen Subgruppen zahlenmäßig klein. Die statistische Prüfung von Unterschieden ist deshalb wenig sensitiv, was sich besonders bei den diagnostischen Subgruppen Alkolismus und schizophrene Psychosen ausgewirkt haben könnte, da bei diesen HA an sich gehäuft vorkommt (Weinberger 1987; Bogerts 1991; Jernigan et al. 1991; Mann u. Bartels 1992). Für die Vermutung, daß sich auch in diesen Subgruppen bei BDV-Seropositiven häufiger oder ausgeprägtere HA finden könnte, sprechen die Ergebnisse der klinischen Aus-wertung, bei der auch äußere HA beurteilt wurde. Inzwischen sind computergestützte Auswerteprogramme vorgelegt worden, welche äußere HA recht zuverlässig beurteilen lassen (Woods et al. 1991; Harris et al. 1991) Diese Methoden konnten wir nachträglich aber nicht anwenden, da gespeicherte Rohdaten zur Verfügung stehen müssen. Für die Validität unserer klinischen Beurteilungen spricht, daß die weitesten Hirnventrikelparameter bei den individuellen Fällen gemessen wurden, die klinisch unabhängig als HA beurteilt worden waren. Die Messungen erfaßten offenbar innere HA sensitiver als die klinische Beurteilung: Die Subgruppen mit Alkoholismus und schizophrenen Psychosen wiesen bei den Messungen insgesamt die weitesten Ventrikel auf, nur die Messungen ergaben zwischen BDV-Seropositiven und BDV-Seronegativen Differenzen für die Subgruppen Persönlichkeitsstörungen und zyklothyme Psychosen, d.h. mehr HA bei BDV-Seropositiven. In der klinischen Beurteilung war kein Fall von HA in den Subgruppen Persönlichkeitsstörungen und zyklo-thyme Psychosen (fragliche wurden nicht gewertet). Die Ergebnisse beider unabhängig durchgeführten Beurteilungsverfahren sind also gut kompatibel und deuten eine Häufung von HA und höhere Schweregrade von HA bei BDV-seropositiven PS-Patienten gegenüber vergleichbaren Kontrollen an. Unterstützt wird diese Schlußfolgerung durch die Ergebnisse unabhängig durchgeführter cCT-Studien, wo an größeren Vergleichsgruppen (n= jeweils 40 zu 40) bei BDV-seropositiven Patienten mit Schizophrenie (Wiborg 1994) und mit Alkoholismus und Persönlichkeitsstörungen (Saur, in Vorbereitung) häufiger HA gefunden wurde als bei vergleichbaren BDV-seronegativen Kontrollen. Auch eine US-amerikanische Arbeitsgruppe fand gehäuft Volumenreduktionen bestimmter Kerngebiete bei BDV-seropositiven schizophrenen Patienten im Vergleich zu BDV-seronegativen schizophrenen Patienten (Waltrip et al. 1995).

6.5.2
Liquoruntersuchungen bei BDV-seropositiven neuropsychiatrischen Patienten

Liquorbefunde bei einigen BDV-seropositiven NL-Patienten wurden bereits diskutiert. Die gefundenen Zellzahl- und Eiweißerhöhungen und das Auftreten oligoklonaler Banden bei den akuten Meningoencephalitiden, welche wir als möglicherweise BDV-bedingt beurteilten, entsprechen den Befunden der BD beim Tier (siehe Kapitel 2). Liquorbefunde bei chronischer BD sind beim Tier offenbar nicht untersucht. Gemäß unserer Hypothese in Analogie zum Tiermodell Spitzhörnchen erwarteten wir bei einer humanen BD vor allem blande BDV-Encephalitiden mit der Folge ausschließlich psychiatrischer Störungen. Als sensitivster Laborparameter bei milden und bei slow virus-Encephalitiden hat sich in den letzten Jahren der Nachweis autochthon im Intrathekalraum gebildeten erregerspezifischen IgG's erwiesen (Felgenhauer 1988 u. 1991). Hierzu wird der Quotient aus spezifischem und Gesamt-IgG im Liquor gebildet und auf den aktuellen Quotienten dieser Werte im Serum bezogen. Das Serum muß zur selben Zeit wie der Liquor abgenommen werden, so daß dynamische Veränderungen der Serumproteine, welche sich sekundär durch Filtration durch die BLS im Liquor auswirken, keinen Störfaktor darstellen. Die Sensitivität der Methode ist so, daß immerhin bei 50-70% von Patienten im HIV-Stadium 1 ein pathologischer Wert des Quotienten, d.h. erhöhtes spezifisches IgG, im Liquor gefunden wird (Ackermann et al. 1986; Lüer et al. 1988; Weber et al. 1991a). Wir gingen deshalb davon aus, daß auch milde Fälle einer evtl. humanen BDV-Encephalitis so erfaßbar sein könnten und wandten analog den Index I-BDV hier an.

Über ca. 6 Jahre wurden sukzessiv bei BDV-seropositiven PS-Patienten der jüngeren Altersgruppen mit akuten psychiatrischen Erkrankungen, bei denen unter Berücksichtigung der Ergebnisse der Epidemiologie der BDV-Seroprävalenz am ehesten relevante Fälle erwartet wurden, Liquoruntersuchungen durchgeführt. **In dieser Subgruppe fanden wir bei 29% der Fälle eine Erhöhung des I-BDV >2, bei 26% der Fälle >4.** Theoretisch beträgt der Normalwert des I-BDV =1, aus methodischen Gründen wird üblicherweise mindestens ein Wert >1,5 festgelegt (Reiber 1988b). Wir legten vorab 2 Normgrenzen fest, nämlich >2 und >4.

Da wir in einem Teil der Fälle Liquor konzentrierten, konnten sich methodische Fehler multiplizieren. In etwa der **Hälfte der Fälle mit erhöhtem I-BDV war**

der Liquor konzentriert worden, um überhaupt BDV-AK nachweisen zu können. Eine statistische Analyse der Häufigkeitsverteilung pathologischer I-BDV-Werte zeigt, daß höhere I-BDV-Werte mit höheren Serum-AK-Titern korrelieren. Diese Korrelation könnte einen **systematischen Fehler durch den Konzentrationsvorgang** anzeigen, entstanden durch die Konzentration des durch die BLS filtrierten BDV-spezifischen Serum-IgG's. Sollte dieses konzentrierte BDV-spezifische IgG einfach die konzentrierte Serumfraktion darstellen, würden wir aber eher eine Tendenz gegen die beobachtete Korrelation erwarten: Da unterschiedlich stark konzentriert wurde, müßten Fehler mehr zufällig verteilt sein und dem Konzentrationsfaktor folgen. Bei den konzentrierten Fällen waren aber pathologische I-BDV-Werte statistisch nicht signifikant häufiger als bei den nicht konzentrierten Fällen (Tabelle 15) und die Höhe der I-BDV-Werte korrelierte nicht mit dem Konzentrationsfaktor (Tabelle 14). **Eine zweite Erklärung** für die beobachtete positive Korrelation zwischen I-BDV-Werten und BDV-Serum-AK-Titern wäre eine häufigere kausale oder pathogene Bedeutung von BDV-Serum-AK in Fällen mit höheren AK-Titern. Humorale AK spielen aber in der Pathogenese der BD keine Rolle (Rott et al. 1988 u. 1991) und wir fanden bisher bei klinischen Untersuchungen nur gewisse Hinweise auf einen solchen Zusammenhang (siehe Diagnosenshift; 6.4.2). Allerdings fanden wir hier durchschnittlich etwa 4-fach höhere I-BDV-Werte (siehe Ergebnisse u. Tabelle 12) bei Patienten mit Psychosen aus dem zyklothymen und schizophrenen Formenkreis, was an diese Erklärungsmöglichkeit denken läßt. Eine **dritte Erklärungsmöglichkeit** wäre eine erhöhte Wahrscheinlichkeit, eine gegen BDV gerichtete intrathekale humorale Immunreaktion zu entdecken, wenn die Immunreaktion generell stärker ausgeprägt ist, was sich ja in höheren Serum-AK-Titern darstellt. Das Verhältnis der Konzentration von Liquor-IgG zu Serum-IgG beträgt allgemein ca. 1:500. Bei niedrigen BDV-Serum-AK-Titern, welche ja häufig waren, ist insofern die Wahrscheinlichkeit, BDV-AK selbst im Falle einer relativen Erhöhung im Liquor noch zu entdecken sehr gering, da Titer von 1:5 bereits die Nachweisgrenze darstellen. Die dritte Erklärungsmöglichkeit erscheint also in jedem Fall plausibel. - Die statistischen Analysen der Ergebnisse sprechen also dafür, daß der angewandte Quotient I-BDV auch bei den Fällen verwertbar ist, bei denen Liquor konzentriert wurde. Diese Methodik ist aber generell anfällig für Laborfehler, welche sich bei Berechnung des Quotienten noch multiplizieren, so daß eine vorsichtige Wertung noch angebracht erscheint zumal objektivierende Nachuntersuchungen von Hirngewebe kaum möglich sind. Ferner scheint es bisher keine Infektionskrankheit des Menschen zu geben, welche eine vergleichbar niedrige Antigenität wie BD aufweist, so daß uns der Vergleich fehlt. Die Antigenität läßt sich abschätzen an der absoluten Höhe der beobachteten Serum-AK-Titer und an der Zahl von Banden im Immunoblot (K. Felgenhauer, pers. Mitteilung). Wir fanden regelmäßig nur 1 Bande bei BDV-seropositiven Patienten (Rott et al. 1991), bei BD beim Tier werden regelmäßig 2 Banden gefunden (Stitz u. Rott 1994). Bei bekannten anderen Erregern findet man häufig 4 - 8 und mehr Banden (Neumann et al. 1993). Obwohl wir also insgesamt nur geringfügige pathologische Veränderungen fanden, mögen die Ergebnisse valide sein. Auch das Fehlen oligoklonaler Banden bei den meisten dieser Patienten spricht nicht gegen diese Annahme. Selbst bei der perakuten, rasch letal verlaufenden BD des Kaninchens werden oligoklonale Banden erst nach Konzentration des Liquors gefunden (Ludwig u. Thein 1977; Ludwig et al. 1977). Da wir bereits erhebliche Quanten an Liquor für die anderen Untersuchungen benötigten, konnten wir hierfür Liquor nicht mehr konzentrieren. Bei neueren vergleichenden serologischen immunhistologischen und histopathologischen post mortem Untersuchungen der akuten BD beim Pferd erwiesen sich BDV-Liquor-AK meist als relativ niedrig und fehlten in manchen Fällen sogar ganz (Herzog et al. 1994; Donner 1998)). Der Vergleich der liquorpathologischen Parameter bei der akuten BD des Pferdes mit den in unserer Hypothese vermuteten psychiatrischen Syndromen ist aber auch aus anderen Gründen mit Vorbehalt zu sehen: Bei Pferden wird meist nur dann eine Liquoruntersuchung durchgeführt, wenn diese ausgeprägte BD-verdächtige neurologische Symptomatik zeigen. Der Vergleich mit unseren psychiatrischen Patienten ohne neurologische Symptomatik dürfte deshalb auch bezüglich der zu erwartenden liquorpathologischen Veränderungen nur begrenzt möglich sein, ganz abgesehen davon, daß ein Speziesunterschied hier zu berücksichtigen ist.

Werten wir nach dem Gesagten **nur die Fälle als pathologisch**, bei denen BDV-AK bereits im **nativen Liquor nachweisbar** waren, so bleiben immer noch **13%** **(n=5 aus 38) mit erhöhtem I-BDV >2**. Eine Fehlerquelle kann aber auch die Indexkalkulation von Titerwerten sein, wenn die Indexwerte ≤4 sind (Reiber 1988b). Betrachten wir also nur die Fälle, bei denen BDV-AK bereits im nativen Liquor nachweisbar war **und** der I-BDV >4 lag, so **verbleiben 10,5% (n=4) mit pathologischem I-BDV**. In einem dieser Fälle (Patientin T, siehe 5.3.3 u. 6.2) war nicht nur der I-BDV zu zwei verschiedenen Zeitpunkten stark erhöht, sondern parallel isolierten wir auch BDV aus dem Liquor. IgM-AK wurden nicht untersucht, da solche beim BDV-infizierten Tier selten gefunden werden.

Gab es weitere pathologische Veränderungen des Liquors?
Bei 2 Fällen fanden wir **oligoklonale Banden** ohne eine Erhöhung des I-BDV. Hierbei könnte es sich um Zufallsbefunde handeln, da eine ähnliche Prävalenz auch bei (gesunden) Kontrollen berichtet wurde (Roos et al. 1985; Tourtellotte 1987); als Kontrollgruppen wurden in diesen Untersuchungen aber neuropsychiatrische Patienten genommen. In einer erstmaligen Studie an einer völlig gesunden Population wurden in keinem Fall oligoklonale Banden gefunden (Blennow et al. 1993).

Bei 3 unserer BDV-seropositiven Patienten wurde eine **leichte oder grenzwertige proportionale Störung der BLS-Funktion nach dem Reiber-Schema** gefunden, in 1 Fall begleitet von einer Erhöhung des I-BDV. Geringfügige Proteinerhöhungen und Störungen der BLS wurden verschiedentlich bei PS-Patienten berichtet, es besteht allerdings kein Konsens über die Häufigkeit solcher Störungen (Roos et al. 1985; Bauer u. Kornhuber 1987; Pitts et al. 1990; Müller 1992; Samuelson et al. 1994). Wir haben bei einer geringen Anzahl von BDV-seropositiven PS-Patienten Abweichungen dieser Parameter gefunden. Wegen der Heterogenität der Diagnosen und beim

Fehlen einer Kontrollgruppe haben wir die Normalwertbereiche der Liquorparameter bewußt weit gewählt [vergleiche neue Referenzwerte einer völlig gesunden Population (Blennow et al. 1993)]. Möglicherweise unterschätzen wir also die Häufigkeit geringfügiger Proteinveränderungen in der Gesamtgruppe. Die Konzentration der Liquorproteine ist aber durch viele Faktoren beeinflußbar und die Quellen dieser Variabilität sind schwer zu definieren (Reiber 1993). Einer der Faktoren ist die Menge des entnommenen Liquors, wir entnahmen ca. 12 ml. Viele unserer Patienten wurden medikamentös behandelt, was die Proteinkonzentration im Liquor beeinflussen kann (Smith 1958; Denzel 1959; Simpson u. Cooper 1966; Preskorn et al. 1982). **Alle diese Faktoren** und auch evtl. BLS-Störungen sind aber für die **Bestimmung des I-BDV-Wertes ohne Bedeutung**, da ja bei der Quotientenbildung die aktuellen Werte von Gesamt-IgG in Serum und Liquor mit eingehen. Es gibt ferner keinerlei Hinweis, daß Medikamente das BDV-spezifische IgG im Liquor beeinflussen oder eine Kreuzreaktion induzieren könnten. Das Fehlen oligoklonaler Banden bei Fällen mit erhöhtem I-BDV erklärten wir mit der geringen Antigenität von BDV. Dieses Fehlen spricht umgekehrt dagegen, daß es sich bei dem intrathekal gebildeten BDV-spezifischen IgG nur um eine unspezifische polyklonale Aktivierung handeln könnte, welche man z.B. bei Multipler Sklerose findet (Felgenhauer 1988; Reiber 1988a u. b).

Die Frage eines möglichen Zusammenhangs zwischen BDV-Seropositivität und psychiatrischen Erkrankungen kann hier also eingegrenzt werden auf die Frage, **ob bei den psychiatrischen Patienten, welche erhöhte I-BDV-Werte zeigen, ein kausaler Zusammenhang mit der jeweiligen psychiatrischen Störung vorliegen könnte.** Generell wissen wir den Zeitpunkt der anzunehmenden BDV-Infektion in unseren Fällen nicht. Die Inkubationszeit der BD beim Tier beträgt Monate bis zu über 1 Jahr. Psychiatrische Erkrankungen haben aber oft Vorläufersymptome, welche einer klinisch-stationären Behandlung um Jahre vorausgehen können. Wir haben es hier ausschließlich mit stationären PS-Patienten zu tun. Grundsätzlich hielten wir in unserer Hypothese unterschiedliche Verlaufsformen einer humanen BD von akut über subakut bis chronisch oder chronisch-rezidivierend mit oder ohne Defekt für möglich, da solche variablen Verläufe der BD in einem einzigen Tiermodell beschrieben sind (Sprankel et al. 1978). Betrachten wir orientiert an den oben diskutierten methodischen Gesichtspunkten nur die Fälle, bei denen ein >4 erhöhter I-BDV im nativen Liquor gefunden wurde, so stellen wir fest, daß alle diese Patienten an sog. endogenen Psychosen, sei es aus dem zyklothymen oder dem schizophrenen Formenkreis, litten. Die Auslösung bzw. Verursachung schizophrener und affektiver Psychosen durch BDV war eine unserer Hypothesen. Bei diesen Psychosen sind aber genetische Faktoren die derzeit am besten gesicherten ätiologischen Teilfaktoren (Häfner 1993; Maier 1993). Genetische Faktoren bestimmen aber auch ganz wesentlich die Ausprägung der encephalitischen Herde und der klinischen Symptomatik bei BD, und zwar auf unterschiedlichen pathogenetischen Ebenen, u.a. durch genetisch bedingte immunologische Unterschiede (Herzog et al. 1991). Bei genetischer Prädisposition könnte also eine humane BD vermehrt mit dem Auftreten von endogenen Psychosen verbunden sein, wofür die in solchen Fällen anscheinend stärker ausgeprägte BDV-spezifische intrathekale Immunreaktion sprechen könnte (siehe 5.3.1.2 u. Tabelle 12). - Betrachten wir die Fälle mit erhöhtem I-BDV bei konzentriertem Liquor, so finden sich hier 2 Fälle mit chronischer Schizophrenie, 3 Fälle mit Persönlichkeitsstörungen in Komorbidität mit Alkoholismus und 1 Fall einer Hirnentwicklungsstörung mit frühkindlichen Verhaltensauffälligkeiten und Auftreten einer paranoiden Psychose in der Pubertät. Auch in diesen Fällen ist ein organischer Faktor wie BDV als Auslöser oder (Teil-)Ursache plausibel. Beim letzten Fall könnte über eine **frühkindliche Infektion** spekuliert werden; die experimentelle Infektion neugeborener Ratten mit BDV führt nämlich zu Verhaltens-, Lern- und Wachstumsstörungen bei den Tieren (Dittrich et al. 1989; Carbone et al. 1991; Bautista et al. 1994 u. 1995). Die paranoide Psychose könnte mit Reaktivierung des Virus auftreten. - **Läßt sich also das Spektrum von Diagnosen, welches bei Fällen mit erhöhtem I-BDV gefunden wurde, in Zusammenhang mit einer BDV-Encephalitis bringen?** Wegen der bekannten Unspezifität psychiatrischer Symptomatik durch beliebige organische Ursachen wurde von uns ja primär ein Spektrum psychiatrischer Diagnosen bei der hypothetischen humanen BD erwartet. BDV zeigt aber eine topologische Präferenz zum limbischen System, deshalb würde man bevorzugt Krankheiten erwarten, bei denen Störungen des limbischen Systems nachgewiesen oder wahrscheinlich sind. Letzteres trifft für schizophrene und affektive Psychosen zu (Weinberger 1986; Gross et al. 1989; Bogerts et al. 1991; Beckmann u. Jakob 1991 u. 1994). Die Bedeutung der limbischen Pathologie bei Schizophrenie z.B. ist aber weder spezifisch noch exclusiv, vielmehr scheint die spezifisch schizophrene Symptomatik vom Schweregrad der Funktionsstörung und anderen unbekannten Faktoren abzuhängen (Weinberger 1986 u. 1987; Häfner 1993; Liddle 1993). Auch bei rein genetisch bedingten Krankheiten, bei denen sich Krankheitszeichen erst im Erwachsenenalter allmählich entwickeln, scheinen im Beginn die psychiatrischen Störungen häufig unspezifisch zu sein, in späteren Stadien aber ein Symptom- bzw. Syndrom-Shift zu schwereren Krankheitsbildern, die "endogen" wirken und noch später "organisch" wirken, häufiger zu werden (Propping 1983; Kitchin et al. 1987; Abbot et al. 1987; Shiwach 1994). In diesem Zusammenhang ist auch interessant, daß nicht nur bei Patienten mit Schizophrenie sondern auch mit Persönlichkeitsstörungen häufig sog. neurologische "soft signs" gefunden werden (Quitkin et al. 1976). Ein Spektrum psychiatrischer Störungen mit einer Tendenz zu endogenen Psychosen wäre also für eine humane BD durchaus vorstellbar und man kann für eine humane BD durchaus vermuten, daß in leichtgradigen Fällen nur unspezifische Symptome einer Befindensstörung oder Persönlichkeitsveränderungen verursacht werden und mit zunehmendem Schweregrad in Abhängigkeit von evtl. präexistenten Faktoren ein Shift zu "spezifischeren" symptomatischen Psychosen eintreten kann. Unterstützt wird diese Spekulation durch Beobachtungen der Entwicklung psychiatrischer Störungen bei subakut verlaufenden entzündlichen bzw. infektiösen Krankheiten des Gehirns allgemein (Conrad 1972; Huber 1972; Ullmann u. Kühn 1988; Modell et al. 1993). In diesem Zusammenhang ist auch die Vermutung einer allgemeineren Bedeutung von viralen Erregern für psychiatrische Störungen zu erwähnen (Torrey u. Peterson 1976; Libikova 1983; Torrey u. Kaufmann 1986; Kurstak 1991), überzeugende Befunde hierfür wurden aber bisher kaum vorgelegt (Roos et al. 1985; King u. Cooper 1989; Kaschka 1990; Müller 1992; Bechter 1993). Bedenkt man allerdings, wie schwierig es ist, diskrete Encephalitiden klinisch zu diagnostizieren, so entpuppen sich gar nicht so selten Infektionen als Ursache psychiatrischer Störungen (Oepen et al. 1987; Kohler et al. 1988a u. b; Peters et al. 1989; Neumärker et al. 1989; Naber 1990; Bechter 1993; Modell et al. 1993; Hewer et al. 1994). Unzureichende Sensitivität der bisher verfügbaren diagnostischen Möglichkeiten, insbesondere auch der Liquordiagnostik, zum Nachweis subtiler oder, von Torrey (1986) so bezeichneter, "subklinischer" Encephalitiden könnte dies erklären. Das Erklärungsmodell für die klinisch-psychiatrische Symptomatik bei subklinischen Encephalitiden wäre in jedem Fall interaktionell, d.h. der exogene Faktor BDV wäre conditio sine qua non in einem komplexen Bedingungsgefüge, was im üblichen medizinischen Sinne einer causa entspricht.

Zusammenfassend fanden wir, abhängig von unterschiedlichen methodischen Grenzen, bei **10,5 - 29% der BDV-seropositiven (jüngeren) PS-Patienten, diagnostisch vor allem mit akuten schizophrenen und affektiven Psychosen, eine Erhöhung des BDV-spezifischen IgG's im Liquor**, was aufgrund der anzunehmenden autochthonen BDV-spezifischen Immunoglobulinbildung im Intrathekalraum **auf das Vorliegen einer geringfügigen oder "subklinischen" BDV-Encephalitis in diesen Fällen hinweist.** Vergleichbare Befunde gelten bei bekannten Encephalitiden des Menschen als klinischer Nachweis einer spezifischen ZNS-Infektion. Bei einer beim Menschen noch nicht sicher nachgewiesenen hypothetischen Encephalitis sind diese Befunde zwar sehr bedeutsam, aber noch nicht als endgültiger wissenschaftlicher Beweis, welcher nur durch direkten Virusnachweis im Gehirn erbracht werden kann, sondern nur als Annahme aufgrund der klinischen Kriterien für das Vorliegen einer BDV-spezifischen Encephalitis anzusehen. Wiederum ist letzteres aber noch nicht als Beweis für die Verursachung der jeweiligen psychiatrischen Erkrankung zu werten. Man kann nämlich spekulieren, daß eine blande BDV-Encephalitis rein zufällig mit einer psychiatrischen Erkrankung koinzidieren könnte. Immerhin wurden symptomlose BDV-Encephalitiden beim Versuchstier beobachtet (Herzog et al. 1991). Die Plausibilität eines Kausalzusammenhangs kann nur im einzelnen Fall unter sorgfältiger Wertung von Anamnese und Befunden durch den klinisch Erfahrenen erfolgen (siehe die ausführlich diskutierten Fälle in 6.2). Die meist diskreten Erhöhungen BDV-spezifischen IgG's im Intrathekalraum, die wir bei den hier diskutierten Patienten fanden und welche als Hinweis auf eine BDV-Encephalitis gewertet werden können, wurden am eindeutigsten bei Patienten mit endogenen, d.h. schizophrenen oder zyklothymen Psychosen nachgewiesen, weniger klar auch bei einigen Patienten mit Persönlichkeitsstörungen. Vor allem bei endogenen Psychosen ist eine kausale oder kontributive bzw. auslösende Rolle einer BDV-Encephalitis für die psychiatrische Störung vorstellbar und wurde in unserer Ausgangshypothese vermutet. Bei langsam sich entwickelnden psychiatrischen Syndromen kann aber die Frage eines Kausalzusammenhangs zwischen bestimmten klinischen

Parametern bzw. biologischen Markern und der Symptomatik im Einzelfall kaum zu beantworten sein, sondern muß zusätzlich durch epidemiologische Studien geklärt werden, wie die Erfahrungen bei bekannten genetischen Krankheiten mit PS-Störungen und bei bekannten slow virus-Encephalitiden zeigen. Wenn bei Persönlichkeitsstörungen "organische" Faktoren wie BDV eine ursächliche oder kontributive Rolle spielen mögen, ist sowohl an eine perinatale BDV-Infektion mit der Folge einer Hirnentwicklungsstörung zu denken als auch an adulte Infektionen. An perinatale BDV-Infektionen lassen einzelne Fälle (nicht publizierte Beobachtungen) von frühkindlichem Autismus denken, welche später eine schizophrene Symptomatik entwickeln und sich als BDV-seropositiv erwiesen. Relativ eindeutig ist hingegen auf das Vorkommen adulter BDV-Encephalitiden mit der Folge psychiatrischer Störungen, insbesondere schizophrener und affektiver Psychosen zu schließen (Nachweis BDV-spezifischen IgG's und BD-Virusisolation aus dem Liquor in Einzelfällen; 6.5.2 u. 6.2.2); in Frage käme alternativ eine früher stattgehabte Primärinfektion mit Reaktivierung zum Krankheitszeitpunkt. Der BD-Virusnachweis im Gehirn solcher Fälle ist aber noch zu führen.

Typ und zeitliches Auftreten bestimmter PS-Störungen dürften außer mit Topologie und Schweregrad der Encephalitis vor allem mit unabhängigen evtl. präexistenten Faktoren zusammenhängen, besonders mit genetischen Faktoren. Genetische Faktoren beeinflussen auch beim experimentellen Tier nicht nur erheblich den Schweregrad der inflammatorischen Reaktion einer BDV-Encephalitis, sondern davon unabhängig auch die Ausprägung der klinischen Symptomatik (Herzog et al. 1991). Bei einer bevorzugten Verursachung endogener Psychosen durch BDV würde man eine statistische Häufung dieser Erkrankungen bei BDV-Seropositiven im Vergleich zu BDV-Seronegativen erwarten, was wir nicht fanden. Wenn im Beginn der psychiatrischen Störung durch eine BDV-Encephalitis die Symptomatik aber häufig noch unspezifisch sein sollte oder/und erst bei zusätzlicher genetischer Belastung sich gehäuft endogene Psychosen entwickeln sollten, wäre dies in einem epidemiologischen Querschnitt von Klinikpatienten nicht so ohne weiteres zu erkennen. Ein solches Szenario, d.h. adulte milde BDV-Encephalitiden mit einem Spektrum psychiatrischer Störungen, wäre sowohl kompatibel mit der Unspezifität aller bisher bekannten Ätiologien psychiatrischer Erkrankungen als auch mit den Ergebnissen der diskutierten Liquoruntersuchungen. Es bleibt zu beachten, daß Liquoruntersuchungen nur bei einem Teil unserer BDV-seropositiven psychiatrischen Patienten durchgeführt wurden und somit offen bleibt, inwieweit auch bei weniger akut erkrankten BDV-seropositiven Patienten möglicherweise liquorpathologische Veränderungen vorliegen könnten.

6.5.3
Diskussion spezifischer epidemiologischer Untersuchungen

Der Übertragungsweg der BD beim Tier ist bis heute nicht sicher geklärt. Netzer (1952) fand, daß bevorzugt Pferde erkrankten, die ca. 2-3 Jahre zuvor einem damals an BD erkrankten Pferd über längere Zeit im Stall direkt benachbart

124

untergebracht waren. Dies spricht für eine Übertragung bei häufigen körperlichen Kontakten, was durch neuere Untersuchungen bestätigt wird (Herzog et al. 1994). Experimentell kann BD leicht durch Aufbringung von Virus auf die Nasenschleimhaut oder andere freiliegende Nervenendigungen übertragen werden (Morales et al. 1988; Carbone et al. 1987). Erst kürzlich wurde mit der PCR-Methodik in konjunktivaler und nasaler Flüssigkeit und im Speichel BDV-seropositiver Pferde BDV-spezifische RNA nachgewiesen (Richt et al. 1993a; Herzog et al. 1994). Obwohl kein infektiöses Virus und keine virusspezifischen Proteine nachweisbar waren und alle Pferde symptomfrei waren, interpretierten die Autoren diese Ergebnisse in Analogie zu vergleichbaren Befunden bei Dauerausscheidern des Influenza A-Virus als Nachweis von ansteckungsfähigem BD-Virus, zumal in den zugehörigen klinisch unauffälligen Pferdebeständen 25 % (aus n=52) bzw. 33 % (aus n=48) der Tiere BDV-Serum-AK aufwiesen.

Wir untersuchten unter der Hypothese der **horizontalen Übertragung von BDV auf den Menschen** einerseits **Familienmitglieder** BDV-seropositiver Indexpatienten und andererseits **Tierbestände**, mit denen BDV-seropositive Patienten zuvor intensive Kontakte hatten. In Frage kam grundsätzlich eine Übertragung von Mensch zu Mensch oder von Tier zu Mensch oder beides. Wir fahndeten deshalb gezielt nach **Familien BDV-seropositiver Indexpatienten, in denen im Zeitraum von 1 Jahr mehrere neuropsychiatrische Erkrankungen in der Familie auftraten.** Zwei solche Familien wurden gefunden und in beiden fanden wir ein weiteres neuropsychiatrisch erkranktes Familienmitglied, welches sich auch als BDV-seropositiv erwies (Bechter et al. 1992b). In **Familie H** war eine lymphozytäre, also typisch virale Meningoencephalitis bei der Mutter aufgetreten, der Sohn fast zur selben Zeit an einer akuten schizophreniformen Psychose erkrankt. Die Familie hielt zu dieser Zeit Schafe, welche ein Virusreservoir von BDV darstellen. Man mag also eine mögliche gemeinsame Ansteckungsquelle diskutieren, zumal die Encephalitis der Mutter gut mit einer BDV-Encephalitis erklärbar wäre. Nachträglich läßt sich dies aber nicht mehr sichern. - In **Familie S** traten im Zeitraum 1 Jahres bei der Mutter eine affektive Psychose und bei der Tochter eine schizophrene Psychose auf, auch der Bruder erkrankte nicht viel später an einer schizophrenen Psychose. Außer unserer Indexpatientin, der Tochter, zeigte auch die Mutter BDV-Serum-AK, nicht hingegen der Bruder. Die Mutter hatte ca. 10 Jahre zuvor über längere Zeit bei einem Schäfer auf der Schwäbischen Alb gearbeitet und litt seit dieser Zeit an häufig rezidivierenden phasenhaft anhaltenden heftigen Kopfschmerzen, welche sich bei Ausbruch der akffektiven Psychose steigerten zu ziehenden Schmerzen im ganzen Körper. Man könnte in diesem Fall an eine frühere BDV-Infektion der Mutter denken, die reaktiviert wurde und bei erneuter Virusreplikation auch zu einer Ansteckung von Tochter und Sohn führten. Falsch BDV-seronegative Fälle, gemeint ist der Bruder, sind ja nach der Analyse unserer BDV-Serum-AK-Titerverläufe gelegentlich zu erwarten. Dieser Interpretation widerspricht nicht, daß alle neuropsychiatrisch gesunden Mitglieder beider Familien BDV-seronegativ waren. Zuverlässige Schlußfolgerungen sind aber erst aus größeren epidemiologischen Studien dieser Art zu ziehen.

In **3 Fällen wurden Tierställe von neuropsychiatrischen BDV-seropositiven Indexpatienten** untersucht. In jedem dieser 3 Fälle wurden BDV-seropositive Tiere gefunden. In **Fall B** war 1 von 4 Pferden BDV-seropositiv, dieses zeigte Symptome, die mit einer milde verlaufenden BD vereinbar sind (Lange et al. 1987). Das neurologische Krankheitsbild des Patienten B paßt zu den unklaren neurologischen Diagnosen, welche wir gehäuft bei BDV-seropositiven NL-Patienten fanden, und könnte als milde BDV-Encephalitis mit einem einmaligen cerebralen Anfall und nachfolgenden psychischen und diskreten neurologischen Störungen interpretiert werden. - In **Fall D** fanden wir bei 20% (n=10) der Schafe des Nachbarn, mit denen der Patient häufiger Kontakt hatte, BDV-Serum-AK. Der Patient selbst litt an einer vor 1 Jahr beginnenden atypischen affektiven Psychose mit Vorherrschen schmerzhafter Körpersensationen und einer paradoxen Mischung aus Aggressivität und Apathie. Ähnliche Symptome sind bei der BD beim Tier beschrieben (Sprankel et al. 1978). - In **Fall L** wurde bei 38,5% (n=13) eines Pferdebestandes BDV-Serum-AK festgestellt. 4 der 5 BDV-seropositiven Pferde wiesen darüber hinaus prospektiv festgestellte mögliche diskrete Symptome einer milden BD auf. Im Fall L waren darüber hinaus **60% (n=3 von 5) der im Pferdestall mitarbeitenden Familienmitglieder** bzw. Helfer BDV-seropositiv. Der BDV-seropositive Indexpatient litt an Alkoholismus und wohl unabhängig davon an rezidivierenden zerebralen Anfällen, Kopfschmerzen, Hitzeunverträglichkeit und einer Neigung zu Depressivität. Der BDV-seropositive Vater litt ebenfalls seit Jahren an zerebralen Anfällen. Von der BDV-seropositiven Mutter war keine Anamnese erhältlich. Der BDV-seronegative Bruder zeigte Symptome, die denen eines der BDV-seropositiven Pferde mit ausgeprägter Symptomatik, wie sie von Lange et al. (1987) beschrieben wurden, ähnelten. Insofern stellt sich auch bei ihm die Frage eines möglicherweise falsch BDV-seronegativen Ergebnisses. Die Erkrankung unseres Indexpatienten wie des Vaters könnte im Zusammenhang mit einer früher abgelaufenen BDV-Encephalitis stehen. In jedem Fall ist die hohe Prävalenz von BDV-Serum-AK nicht nur im Pferdebestand (38,5%) sondern parallel auch bei den in diesem Pferdestall arbeitenden Menschen (60%) auffällig.

Diese Befunde **bestärken den Verdacht, daß BDV horizontal auf den Menschen übertragen werden kann, sei es Tier/Mensch oder Mensch/Mensch.** Diese Ergebnisse lassen aber **keine sicheren Schlußfolgerungen** zu, da sie epidemiologisch nicht repräsentativ sind. Ferner ist für den Nachweis der horizontalen Übertragung zu fordern, daß die Identität des Virusgenoms durch Sequenzierung gezeigt werden kann. Wir konnten in unseren Fällen aber kein Virus isolieren.

6.6
Weitere allgemeine und spezielle Aspekte

An dieser Stelle soll der Frage nachgegangen werden, wie unsere Ergebnisse und deren Interpretation in den derzeitigen Kenntnisstand zu Ätiologie und

Pathogenese psychiatrischer Krankheiten sich einordnen lassen. Psychiatrische Diagnosen, wie sie derzeit gestellt werden, sind wohl am ehesten als kategoriale Einteilungen für Krankheitsbilder anzusehen, welche sich zumindest sehr ähnlich sind und entsprechen im Prinzip vor allem einer gemeinsamen internationalen Sprache (Angst 1993). Selbst relativ klar definierte Krankheitsbilder, wie z.B. Schizophrenie, sind aber vermutlich ätiologisch heterogen (Lander 1988; Hambrecht 1994; Johnstone 1994). Die Ähnlichkeit psychiatrischer Symptomatik, welche durch unterschiedliche Ätiologien verursacht werden kann, wird durch gemeinsame pathogenetische Endstrecken (Hambrecht 1994) erklärt oder durch die generelle Komplexität des ZNS (Schüttler 1987; Reynolds 1990), welche zur Ausbildung von Phänokopien prädestiniert. Grundsätzlich gilt auf jeden Fall, daß einzelne Ätiologien sehr unterschiedliche psychiatrische Störungen verursachen können, was als Unspezifität bezeichnet wird. Andererseits beeinflussen eine Vielzahl von Faktoren das Auftreten und den Verlauf psychiatrischer Störungen, was als Multidimensionalität bezeichnet wird. Komplexe Kausalitätsmodelle gelten aber für die meisten menschlichen Krankheiten (Rothman 1986), insofern stellen psychiatrische Krankheitsbilder keine so große Ausnahme dar. Allerdings ist wegen des hohen Komplexitätsgrades des ZNS die mögliche Zahl von Einflußfaktoren verständlicherweise besonders hoch und deshalb der relative Beitrag unterschiedlicher Faktoren besonders diversifiziert anzunehmen. Der Beitrag eines Einzelfaktors ist deshalb um so unspezifischer und im klinischen Einzelfall um so schwerer zu definieren. In den modernen Neurowissenschaften werden vergleichbare Schlußfolgerungen als evolutionäre Entwicklung u.a. mit sog. polymorphen Netzwerken erklärt (Mayr 1991; McGuire et al. 1992; Dubrovsky 1995).

Konkreten geschichtlichen Einblick in die grundsätzlichen Schwierigkeiten für die klinisch-psychiatrische Forschung gibt z.B. die ausführlich nachvollziehbare **Geschichte der Klärung der Ätiologie der progressiven Paralyse.** Von der ersten klaren Hypothese (Esmarch u. Jessen 1857) bis zur allgemeinen Anerkennung und Klärung der Ätiologie vergingen rund 7 Jahrzehnte (Spielmeyer 1925 u. 1930; Jahnel 1930). Obwohl in diesem Fall mit Treponema pallidum eine conditio sine qua non vorliegt, war es vor allem wegen der Vielfältigkeit der psychiatrischen Symptomatik in den frühen Stadien der Erkrankung erst durch eine Vielzahl von Untersuchungsansätzen möglich, die Kausalität zu klären (Grefe 1991; Bechter 1995). Die epidemiologischen Befunde und noch mehr die klinischen Aspekte der Erkrankung waren so komplex, daß die kausale Hypothese erst in Analogie zu tierexperimentellen Ergebnissen genügend Plausibilität gewann. Die endgültige Anerkennung der Hypothese und die Ablehnung der sog. Metasyphilis-Theorie wurde weniger durch einzelne klinisch-kategoriale oder pathologisch-anatomische Untersuchungsergebnisse erreicht als durch die Zusammenschau vieler Befunde (Jahnel 1930) und vermutlich auch ex juvantibus durch die Erfolge der Malariatherapie.

Betrachten wir den heutigen Stand der ätiologischen Forschung paradigmatisch am Beispiel der Schizophrenie, für welche sicherlich die höchste

Forschungsintensität aufgewandt wurde: Am Vorliegen neuroanatomischer Veränderungen im Bereich temporo-basaler Hirnstrukturen, jedenfalls bei einer Subgruppe schizophren Erkrankter, ist praktisch kaum noch zu zweifeln (Weinberger 1987; Häfner 1993; Beckmann u. Jakob 1994; Chua u. Mc Kenna 1995). Diese Veränderungen sind aber nicht spezifisch und Zusammenhänge zwischen neuroanatomisch nachweisbaren Veränderungen und der jeweiligen klinischen Symptomatik, den kognitiven Testergebnissen und den Aktivierungsparametern des cerebralen Blutflusses sind eher schwach (Beckmann u. Jakob 1994; Goldberg et al. 1994). Strukturelle Pathologie in psychisch relevanten Bereichen des ZNS bedingt offenbar wenig genau vorhersagbare Funktionsstörungen, sondern läßt viel Spielraum für komplexe, schwer verständliche Störungsmuster (Reynolds 1990). [Grundsätzliche Fragen der Integration des Leib-Seelischen sind in diesem Zusammenhang auch von Bedeutung (siehe z.B. Hoff 1994) und noch weitgehend ungeklärt, was hier aber nicht weiter diskutiert werden soll.] - Der Manifestation schizophrener Psychosen gehen andererseits oft unspezifische Versagenszustände voraus (Huber et al. 1979; Häfner 1993), welche ihrerseits aber offenbar nur zum Teil in schizophrenen Psychosen münden (Gross u. Huber 1993). Schizophrenie wurde deshalb in ihren klinischen Erscheinungen als Folge eines bestimmten cerebralen Störungsmusters bezeichnet, nicht mehr und nicht weniger (Häfner 1993 u. 1995). Als gesichert in der Ätiologie der Schizophrenie können genetische Faktoren bezeichnet werden. Es ist aber unklar, bei welchem Anteil von Fällen genetische Faktoren eine Rolle spielen und ob sie allein das Auftreten der Erkrankung erklären, da sie bisher nicht genau definiert werden konnten (Karlsson 1994; Propping et al. 1994). Manche Forscher betonen die große Bedeutung genetischer Faktoren für das Auftreten der Schizophrenie (Crow 1994; Häfner 1995), nach Ansicht anderer stellen Umweltfaktoren mehr oder weniger wichtige Zusatzfaktoren dar, zum Teil wird aber auch zwischen genetisch- und umweltbedingten Formen der Schizophrenie getrennt (Jones u. Murray 1991; Ackenheil et al. 1991; Stöber et al. 1992; Häfner 1993; Karlsson 1994, Beckmann u. Jakob 1994). Zum Teil sind offenbar dynamische Mutationen für die irreguläre Ausprägung psychotischer Erkrankungen im Stammbaum verantwortlich, wobei in diesem Fall allein die genetische Ursache die unterschiedliche Art der Erkrankungen zu erklären scheint (Ross et al. 1993). Die meisten bei "endogenen" bzw. idiopathischen Psychosen heute nachgewiesenen Erbfaktoren sind aber weder schizophrenie- noch zyklothymiespezifisch und lassen Raum für Kofaktoren (Propping 1989; Häfner 1993; Karlsson 1994).

Alternativ zu genetischen Hypothesen der Schizophrenie sind vor allem intrauterine Schädigungen im 2. Schwangerschaftstrimenon genannt worden, welche als Hirnentwicklungsstörungen die neuroanatomischen Veränderungen im Bereich der temporo-basalen und zum Teil frontalen Regionen, welche bei einem Teil schizophren Erkrankter gefunden wurden, erklären könnten (Bogerts et al. 1985; Jakob u. Beckmann 1986; Beckmann u. Jakob 1994). Ursächlich für die intrauterinen Schädigungen des ZNS im 2. Schwangerschaftstrimenon wurden vor allem virale Infekte vermutet (Conrad u. Scheibel 1987; Cannon u. Mednick

1990; Bogerts 1991; Beckmann u. Jakob 1994). Ob Influenza A in diesem Zusammenhang eine ganz besondere Bedeutung hat, ist im Moment noch sehr kontrovers (Crow 1994; O'Callaghan et al. 1994). Auch die Frage, ob Umweltfaktoren wie virale Infektionen nur den Verlauf einer schizophrenen Erkrankung mitbestimmen (sog. Kofaktorhypothese) oder eigenständige schizophrenieähnliche Krankheitsbilder darstellen (sog. Subgruppenhypothese) bleibt kontrovers (Beckmann u. Jakob 1994; Häfner 1995). Epidemiologische Studien lassen offenbar derzeit keine zweifelsfrei definierbaren ätiologischen Umweltfaktoren für Schizophrenie erkennen (Häfner 1995). Hier ist allerdings zu bemerken, daß potentielle ätiologische Umweltfaktoren sehr schwer zu erkennen sind, wenn sie vielfältig und ubiquitär sein sollten, wie dies für Viren zutrifft. Hinzu kommt, daß Virusinfektionen oft erst im Zusammenspiel mit genetischen Faktoren von pathogener Bedeutung sind (Notkins u. Oldstone 1984). Dies erhöht die Wahrscheinlichkeit weiter, eventuell vorkommende Virusätiologien in ihrer Bedeutung zu unterschätzen. Ferner lehrt auch die Geschichte der Medizin, daß die Bedeutung psychogener und genetischer Faktoren für die Entstehung von menschlichen Krankheiten regelmäßig überschätzt, die Bedeutung von Infektionen und anderen Faktoren hingegen oft unterschätzt wurde (Ackerknecht 1982). Virushypothesen der Schizophrenie sind zwar nicht neu (Torrey u. Peterson 1976; Crow 1984, 1986 u. 1991; Pert et al. 1988; Cannon u. Mednick 1990; Waltrip et al. 1990; Barr u. Mednick 1991), konnten aber bis auf einige Befunde zur Hypothese einer viralen Schädigung im 2. Schwangerschaftstrimenon kaum substantiiert werden (Crow 1994; Beckmann u. Jakob 1994; Häfner 1995). Möglicherweise sind allgemeine Virushypothesen als Ursache heterogener psychiatrischer Störungen (Libikova 1983; Kurstak 1991), welche die ätiologische Unspezifität im Auge behalten (Bechter 1998), sogar derzeit weit unterschätzt, was auch mit den Ergebnissen der US-amerikanischen landmark-study in Einklang stünde (Torrey et al. 1994).

Ohne Wertung sollen noch einige **pathogenetische Mechanismen** erwähnt werden, welche möglicherweise erklärende Bedeutung für psychiatrische Störungen gewinnen könnten: **Viren** können offenbar durch Strukturanalogien mit Wirtsproteinen Autoimmunreaktionen triggern (Oldstone 1987; Plotz 1983), was über eine Induktion einer gegen das ZNS gerichteten Autoimmunität zu psychiatrischen Störungen führen könnte. Immerhin wurden bei Patienten mit schizophrenen und affektiven Psychosen wiederholt Autoimmunphänomene beschrieben (Pandey et al. 1981; Plotz 1983; de Lisi 1987; Villemain et al. 1989; Müller et al. 1991; Shima et al. 1991; Spivak et al. 1991; Knight et al. 1992; Müller 1992; Schott et al. 1992; Ur et al. 1992; Henneberg et al. 1993; Sirota et al. 1993). Solche Hypothesen erhalten auch ein gewisses Gewicht durch die Tatsache, daß persistierende Infektionen des ZNS durch unterschiedliche neurotrope Viren beim Menschen häufig sind (Johnson 1982; ter Meulen et al. 1984). Die offenbar nicht diagnosenspezifischen genetischen Faktoren für psychiatrische Störungen (Strömgren 1987; Maier 1993; Propping et al. 1994) könnten sich durchaus auch bei geringfügigen, bisher schwer oder kaum erkennbaren ZNS-Virusinfektionen auswirken. - Interessant erscheint uns in diesem Zusammenhang auch, daß **persistierende Virusinfektionen** des ZNS nonzytopathisch erhebliche Neurotransmitterstörungen verursachen können (Übersicht bei Oldstone 1990; siehe auch Lipkin et al. 1988a): Persistent mit Viren infizierte neuronale Zellen zeigen selbst auf elektronenmikroskopischem Niveau keine morphologischen Alterationen. Die durch die persistente Infektion verursachten Neurotransmitterstörungen korrelieren aber beim Versuchstier mit Verhaltensstörungen, welche den durch die persistente Infektion verursachten Neurotransmitterstörungen entsprechen. Diese tierexperimentellen Befunde wurden zwar von psychiatrischer Seite bisher kaum aufgegriffen. Neurotransmitterstörungen spielen in der Pathogenese der idiopathischen Psychosen wahrscheinlich eine wichtige Rolle, auch wenn diese bisher nur unzureichend spezifiziert werden konnten (Fritze et al. 1992; Kornhuber u. Weller 1994). - Erwähnt werden soll an dieser Stelle ferner, daß manche Virusinfektionen offenbar eine gliäre Reaktion weitgehend oder ganz vermissen lassen können. Bei der experimentellen BD wurden z.B. geringfügige neuronale Zellausfälle, besonders im Bereich des Ammonhorns, auch bei immuninkompetenten Tieren beobachtet, welche keinerlei Entzündungsreaktion ausbilden (Narayan et al. 1983b; Carbone et al. 1991). Kürzlich wurde berichtet, daß Degenerationen der entzündlichen Reaktion bei der experimentellen BD vorausgehen können (Gies et al. 1998) und bei der neonatalen Infektion der Ratte wurden Astrozytosen bereits vor Auftreten virusspezifischer Proteine beschrieben (Bautista et al. 1994 u. 1995). In einer anderen Studie zeigte sich bei hohen Infektionsdosen von BDV eine nur milde ausgeprägte Encephalitis, im Ammonshorn war aber selbst auf dem Höhepunkt der entzündlichen Reaktion kaum vermehrt fibrilläres Gliaprotein nachweisbar (Oldach et al. 1995). Das Fehlen einer deutlichen Gliose im Gehirn Schizophrener wurde ja als weitgehender Beweis für den Ausschluß einer Schädigung des Gehirns im Erwachsenenalter und als strenge Indikation auf eine intrauterine Hirnschädigung gewertet (Bogerts 1991). Diese Wertung kann insofern relativiert werden als Viren ganz offensichtlich auch beim erwachsenen Tier Hirnschädigungen oder Hirnfunktionsstörungen ohne wesentliche Gliose verursachen können. Geringfügige gliotische Veränderungen wurden andererseits im Gehirn Schizophrener in den relevanten Regionen beschrieben (Falkai et al. 1991; Stevens 1992). Man kann die bei Schizophrenen gehäuft nachweisbaren Hirnatrophien als Risikofaktor betrachten (Chua u. Mc Kenna 1995). In neueren prospektiv angelegten MRI follow-up-Studien zum Verlauf der Hirnventrikelgrößen ergab sich aber, daß zumindest bei einem Teil schizophrener Patienten die geringgradigen Hirnatrophien im Vergleich zu altersgerechten Kontrollpatienten überproportional fortschreiten und damit einen anhaltenden atrophischen Vorgang anzeigen (de Lisi et al. 1991 u. 1997; Nair et al. 1997). Interessant ist in diesem Zusammenhang auch, daß bei einem erheblichen Prozentsatz schizophrener Patienten offenbar die Liquorzirkulation gestört ist, was als Hinweis auf eine milde Virusencephalitis interpretiert wurde (Oxenstierna et al. 1996).

In diesem Zusammenhang gilt es, einige allgemeine Überlegungen anzustellen: Wenn bestimmte Ätiologien kein charakteristisches Krankheitsbild ausprägen oder die Penetranz eines charakteristischen Krankheitsbildes gering ist, kann das

Fehlen bzw. die Seltenheit eines charakteristischen Ereignisses die Abgrenzung der Erkrankung enorm erschweren. So wurde z.B. für die Poliomyelitis, bei der ja nur in ca. 4% der Fälle die gefürchteten ZNS-Komplikationen auftreten, die infektiöse Ursache lange Zeit nicht erkannt (Scheid 1980: Pongratz u. Spatz 1984). Es ist beinahe müßig, nochmals darauf hinzuweisen, daß Poliomyelitis und BD zum selben histopathologischen Krankheitstyp gehören und bei beiden harmlose Verläufe offenbar häufig sind; für BD gilt letzteres jedenfalls für die meisten Tierspezies und wir vermuten dies auch für die noch hypothetische humane BD. In diesem Zusammenhang sind ferner einige Aspekte in der Entdeckungsgeschichte der ersten beim Menschen nachgewiesenen slow virus-Erkrankung, Kuru, höchst interessant: Obwohl bei Kuru sowohl die klinische Symptomatik wie die neuropathologischen Veränderungen klar definiert werden können, die Erkrankung vollständige Penetranz aufweist und aufgrund der einmalig günstigen Forschungssituation an einer relativ kleinen überschaubaren Inselpopulation praktisch alle Krankheitsfälle erfaßt werden konnten, war die Klärung der Ätiologie dennoch nicht einfach. Nachdem sich keiner der bekannten viralen Erreger und der viralen Krankheitsmodelle als ursächlich bzw. zutreffend erwiesen hatte, wurde über lange Zeit eine genetische Ätiologie favorisiert. Nur wegen eines außergewöhnlichen Aspekts in der Übertragung der Infektion, nämlich der Aussparung junger Männer vom kannibalischen Mahl und damit der Infektion, mußte die genetische Hypothese dann verhältnismäßig rasch ad acta gelegt werden (Gajdusek 1965). Entscheidende Hürden bzw. fehlerhafte Weichenstellungen für die Hypothesenbildung waren sowohl bei der Entdeckung der Ätiologie der Kuru wie der progressiven Paralyse das Vorkommen bisher unbekannter und deshalb als untypisch bzw. unwahrscheinlich geltender Befunde: Laborbefunde bei Kuru (Gajdusek 1965); das Vorherrschen degenerativer Veränderungen in der Histopathologie des Gehirns bei PP (Spielmeyer 1925; Jahnel 1930). So ist hier nochmals auf die oben diskutierte derzeitige Favorisierung genetischer Hypothesen der Schizophrenie durch eine Reihe von Forschern zurückzukommen: Die epidemiologische Datenlage zum Vorkommen von Schizophrenie nach den internationalen Studien ist als über Zeit und Raum weitgehend stabil beschrieben (Häfner 1995). Dieser Befund wurde als wichtige Stütze für die Annahme überwiegend genetischer Ätiologie interpretiert. Der Vergleich zu Oligophrenie zeigt aber, daß eine derartige Datenlage mit der Hypothese multipler ätiologischer Subgruppen zu vereinbaren ist.

Wenn wir hier also keine klare Assoziation zwischen bestimmten psychiatrischen Krankheiten und BDV-Seropositivität gefunden haben, so spricht dies auf dem Hintergrund der allgemeinen Kenntnisse über die Ätiologie psychiatrischer Krankheiten mit einer wohl grundsätzlich hochkomplexen Pathogenese nicht gegen eine kausale bzw. partiell kausale Rolle von BDV für bestimmte psychiatrische Störungen, welche in ihrem klinischen Erscheinungsbild vielgestaltig sein dürften. Für letzteres spricht auch die große Variabilität der klinischen Symptomatik der BD beim Tier. Die Forschungssituation beim Menschen wird darüber hinaus dadurch erschwert, daß wir a priori eine Mischung von relevanten mit irrelevanten Fällen von BDV-Seropositivität erwarten mußten, wenn BDV nicht in 100 % der Fälle zu Erkrankungen führen sollte. Letzteres ist nach unseren Ergebnissen einer relativ hohen Prävalenz von BDV-Serumantikörpern bei gesunden Kontrollen als ausgeschlossen anzusehen. Im Moment muß unsere Ansicht noch als vorläufig angesehen werden, BDV stelle in manchen oder gar in einer Reihe von Fällen die conditio sine qua non für das Auftreten der neuropsychiatrischen Erkrankung dar, wofür der oben diskutierte Fall T einer Erkrankung an Schizophrenie ein Beispiel ist, oder ob BDV nur einen kontributiven Faktor darstellt. Auch der direkte Virusnachweis im Gehirn wird diese Fragen, falls er einmal gelingt, kaum klären können. Man muß eben davon ausgehen, daß es bei psychiatrischen Störungen besonders schwierig ist, zwischen multifaktorieller Pathogenese, welche die Entstehung einer psychiatrischen Störung als summarisches Phänomen vieler Faktoren erklärt, und Kausalität, wo eine conditio sine qua non unterstellt wird, zu trennen: Bei geringer Penetranz in einer Vielzahl von anderen modulierenden Faktoren kommen sich die klinischen Auswirkungen quantitativ letztlich sehr nahe. Daß vor allem für die Theoriebildung und die Therapie doch ein zu beachtender Unterschied besteht, läßt sich an den damals heftigen Kontroversen zur Pathogenese der progressiven Paralyse nachvollziehen (siehe Metasyphilistheorie; Bechter 1995).

In der Pathogenese der BD beim Tier sind viele Aspekte ungewöhnlich und ungeklärt (Cubitt u. de la Torre 1994; Richt et al. 1994b). Demnach muß auch für die Hypothesenbildung der Pathogenese humaner Störungen einer BDV-Infektion vieles offengelassen werden. Einige Aspekte erscheinen aber noch diskussionswürdig: In jüngsten Studien (Oldach et al. 1995) wurde nochmals bestätigt, daß humorale AK bei BDV-Infektionen keine protektive Wirkung haben. Die zeitliche Interaktion der Dynamik von Virusreplikation und Einsetzen der zellulären Immunantwort ist aber offenbar von entscheidender Bedeutung, d.h. je rascher die Hemmung der Virusreplikation erfolgt, desto geringer die Folgen: Die Infektion mit attenuiertem BDV führt generell zu einer verlangsamten Entwicklung der Erkrankung, welche dadurch besser studiert werden kann. Bei hohen Infektionsdosen mit attenuiertem BDV kam es bei Ratten zu einer kaum nachweisbaren Virusreplikation im ZNS und nur bei einem Teil der Tiere zu einer milden Encephalitis, vor allem im Ammonshorn. Bei niedrigen Infektionsdosen mit attenuiertem BDV kam es hingegen zu einer massiven Encephalitis. Sowohl bei niedriger wie bei hoher Infektionsdosis führte die experimentelle Infektion aber zur Persistenz von BDV, wenn auch mit deutlichen Unterschieden: Bei hoher Infektionsdosis war die Viruskonzentration im ZNS um den Faktor 10.000 geringer als bei niedriger Infektionsdosis und konnte entsprechend im Gewebe kaum nachgewiesen werden. - Diese neueren Befunde sind auch für die Hypothesenbildung einer humanen BD möglicherweise von Interesse. Eine persistierende BDV-Infektion kann offensichtlich in komplexer Weise Zellfunktionen beeinflussen und Neurotransmitterfunktionsstörungen verursachen (Lipkin et al. 1988b; Bredthauer et al. 1989; Solbrig et al. 1995 u. 1996a u. b; Bautista et al. 1995; Gies et al. 1998).

Nach unseren epidemiologischen Ergebnissen (siehe Abb. 1) ist davon auszugehen, daß Infektionen mit BDV beim Menschen in jedem Lebensalter vorkommen. Ob auch menschliche Krankheiten auftreten ist damit natürlich nicht gesagt. Aber ein solches Szenario wäre mit unseren epidemiologischen Daten durchaus vereinbar: Die Prävalenz von BDV-Serumantikörpern ist ja offenbar in den jüngeren Altersgruppen stationärer psychiatrischer Patienten besonders hoch, in welchen die klassischen psychiatrischen Krankheitsbilder häufig beginnen. Der Abfall der Seroprävalenzrate bei den psychiatrischen Patienten in den Jahrgangsgruppen um das 50. Lebensjahr könnte dadurch erklärt sein, daß die Häufigkeit von Neuinfektionen in diesen Lebensaltern bei psychiatrischen Patienten nicht höher als in der Allgemeinbevölkerung ist. Daß BDV-Serum-AK nach einigen Jahren offenbar wieder verschwinden können, wurde in intraindividuellen Titerverlaufsuntersuchungen ja nachgewiesen (siehe 4.2). Das Krankheitsbild einer humanen BD im individuellen Fall könnte von unabhängigen präexistierenden Faktoren, besonders genetischen, der Ausprägung von Neurotransmitterfunktionsstörungen und der Lokalisation und Ausprägung neuronaler Zellausfälle im ZNS bestimmt werden. Die große Bedeutung genetischer Faktoren in der Pathogenese der BD wurde experimentell zweifelsfrei gezeigt (Herzog et al. 1991; Hallensleben et al. 1998), diese Faktoren sind aber in ihrer Eigenart noch nicht genau definiert. Spätere Wiedererkrankungen könnten sowohl durch Virusreaktivierung bedingt sein als auch durch eine Vulnerabilität, die durch die frühere BDV-Infektion erworben wurde. Soziale Belastungssituationen sind für den Verlauf psychiatrischer Erkrankungen wohl allgemein von Bedeutung, auch wenn dies vor allem für die Schizophrenie untersucht und gezeigt wurde (Lieberman u. Sobel 1993; Häfner 1995). Dies macht die Zuordnung entscheidender ätiologischer Faktoren, zumal wenn keine ausgeprägte Krankheitscharakteristik auftritt, zusätzlich schwierig.

6.7
Liquorfiltration als experimentelle Therapie einer wahrscheinlich BDV-Encephalitis bedingten Schizophrenie in einem Einzelfall

Die Liquorfiltration wurde von Wollinsky et al. in Analogie zum nachgewiesenen Effekt der Plasmapherese erstmals bei therapieresistenten Lähmungen in Fällen von Guillain-Barré-Syndrom eingeführt und erweist sich inzwischen als eine wirksame Methode (Wollinsky et al. 1994). In Einzelfällen wurden inzwischen auch virale und bakterielle Meningoencephalitiden und therapieresistente Fälle von multipler Sklerose erfolgreich mit Liquorfiltration therapiert. Wir haben erstmals die Liquorfiltration bei einem psychiatrischen Patienten durchgeführt, welcher an einer wahrscheinlich Borna Disease Virus-Encephalitis bedingten Schizophrenie erstmals erkrankt war (Bechter et al. 1998b). Unter Liquorfiltration, durchgeführt jeweils 2-mal über eine Woche, besserte sich der Zustand des Patienten signifikant und verblieb anschließend auf besserem Niveau, parallel besserte sich das zuvor langsame Alpha-EEG und die

Leistungen in einer Testbatterie (ZVT, d2-Test, Stroop-Test). Im Liquor des Patienten konnten gleichartige toxische Faktoren nachgewiesen werden (Bechter et al. eingereicht), wie sie zuvor bei Fällen mit Guillain-Barré-Syndrom und therapieresistenter multipler Sklerose gezeigt wurden (Brinkmeier et al. 1996). Diese Beobachtungen unterstützen unsere oben gezogene Schlußfolgerung basierend auf den traditionellen Liquoruntersuchungen, daß bei einer Reihe unserer akut erkrankten BDV-seropositiven Patienten mit schizophrenen oder affektiven Psychosen eine subakute oder akute BDV-Encephalitis ursächlich zugrunde lag.

7
Zusammenfassung

Borna Disease Virus verursacht die in Deutschland seit über 200 Jahren bekannte **Bornasche Krankheit bei Pferd und Schaf.** Bisher war der Verlauf der Erkrankung als überwiegend letal angenommen worden, obwohl immer wieder mildere Verläufe berichtet wurden. Seit 1980 ist eine zuverlässige Serumantikörperbestimmung im indirekten Immunfluoreszenztest möglich. Mit dieser Methode durchgeführte seroepidemiologische Studien an Tierbeständen zeigen eine erhebliche Durchseuchung mit BDV in gesund erscheinenden Pferde- und Schafbeständen, wesentlich höher als bis vor kurzem vermutet. Es ist derzeit noch unklar, ob die inzwischen weltweit in Tierbeständen festgestellten BDV-Serum-AK auf verschiedene Virusvarianten zurückzuführen sind. Man kann jetzt aber annehmen, daß latente und inapparente Verläufe der BD beim Pferd und bei einer Reihe anderer Spezies vorherrschen und letale Verläufe die Ausnahme sind, was für die Epidemiologie von großer Bedeutung ist. BDV galt bisher als nicht humanpathogen. Erst kürzlich gelang die vollständige Sequenzierung des Virusgenoms, welches aus einer negativen einsträngigen RNA einer Größe von ca. 9 kB besteht. BDV wird jetzt zu den Mononegavirales gerechnet und repräsentiert die eigene Familie der Bornaviridae.

Durch den erstmaligen Nachweis **BDV-spezifischer Serum-Antikörper beim Menschen** 1985 wurde die zuvor gelegentlich geäußerte Vermutung von Humanpathogenität substantiert, zumal BDV-Serum-AK bei der experimentellen Ratte erst auftreten, wenn eine Virusreplikation im ZNS stattgefunden hat. BDV ist streng neurotrop, so daß nur Infektionen des Nervensystems in Frage kommen. Solche Infektionen können zum Teil klinisch inapparent verlaufen. Experimentelle Infektionen von niederen Primaten (Spitzhörnchen) zeigten allerdings, daß die Symptomatik bei milden BDV-Encephalitiden auch ausschließlich in Verhaltensstörungen bestehen kann, welche zunächst unbemerkt blieben, da sie nur höhere Verhaltensweisen betrafen. Die Vermutung, daß BDV beim Menschen psychiatrische Störungen bisher unbekannter Ätiologie verursachen könnte, liegt also nahe.

Beim **Menschen** wurde BDV zunächst in einen **kausalen Zusammenhang mit depressiven Störungen** gebracht, da BDV-Serum-AK zuerst bei psychiatrischen Patienten mit affektiven Psychosen nachgewiesen wurden. In eigenen Screeninguntersuchungen von großen Gruppen psychiatrischer Patienten zeigte sich aber, daß BDV-Serum-AK mit einem ganzen Spektrum psychiatrischer Störungen assoziiert sind und auch bei einem erheblichen Prozentsatz chirurgischer Kontrollen gefunden werden. Die ursprüngliche Hypothese wurde von uns erweitert zur **Hypothese einer humanen BD als einer neuropsychiatrischen Erkrankung mit neurologischen und/oder psychiatrischen Störungen bisher ungeklärter Ätiologie.** Unter dieser Hypothese führten wir ausgedehnte Screeninguntersuchungen über 13 Jahre kontinuierlich an neuropsychiatrischen Patienten durch, ergänzt durch spezielle und spezifische klinische Untersuchungen, um eventuell BDV-bedingte neuropsychiatrische Krankheitsbilder zu identifizieren und von offensichtlich auch existierenden harmlosen Fällen einer rein zufällig entdeckten BDV-Seropositivität abzugrenzen.

Unsere **eigenen Screeninguntersuchungen** stellen die bisher umfangreichsten Untersuchungen dieser Art beim Menschen dar. Wir fanden eine **konstant und signifikant erhöhte Prävalenz von BDV-seropositiven Individuen bei stationären psychiatrischen Patienten von ca. 6%** gegenüber nur 3,5% bei chirurgischen Kontrollen. Die Prävalenz war in den Altersgruppen der ca. 20-30-jährigen stationären psychiatrischen Patienten besonders hoch mit 6,3%, höher als bei älteren psychiatrischen Patienten, und ca. 6-fach höher als vergleichbaren Altersgruppen chirurgischer Kontrollfälle, bei denen sich weniger als 1% BDV-seropositiv erwiesen. Sowohl **bei chirurgischen wie bei neurologischen Patientengruppen** fand sich ein allmählicher Anstieg der BDV-Seroprävalenzrate in jeweils höheren Altersgruppen bis hin zum 80. Lebensjahr. In der **psychiatrischen Patientengruppe** fand sich hingegen die relativ **höchste BDV-Seroprävalenz** beim **jüngsten Quartil psychiatrischer Patienten**, d.h. bei den 17 - 30-Jährigen, ein leichter Abfall der Seroprävalenz in der Gruppe der 30 - 50-Jährigen und ein allmählicher geringer Anstieg in noch höheren Altersgruppen. Die Befunde bei chirurgischen und neurologischen Patienten sind gut vereinbar mit der allgemeinen epidemiologischen Dynamik einer Durchseuchung bei Viruskrankheiten mit einer insgesamt relativ niedrigen Prävalenz: In Abhängigkeit vom Übertragungsweg wird bis zum Erreichen eines steady state in der Gesamtpopulation ein allmählicher Anstieg der Seroprävalenzraten in je höheren Altersgruppen beobachtet. Die Dynamik der Seroprävalenzentwicklung in der psychiatrischen (klinischen) Patientenpopulation bzw. das aktuelle Querschnittsbild der Seroprävalenz bei neu aufgenommenen psychiatrischen Klinikpatienten ist hingegen völlig anders: Im jüngsten Quartil psychiatrischer Patienten ist die höchste BDV-Seroprävalenz festzustellen, ein Lebensalter in welchem psychiatrische Krankheiten häufig beginnen. Wir interpretieren dies als deutlichen epidemiologischen Hinweis auf eine mögliche kausale Bedeutung von BDV für psychiatrische Erkrankungen. Auch bei neurologischen Patienten ist die BDV-Seroprävalenz gegenüber den chirurgischen Kontrollen möglicherweise geringfügig erhöht, besonders in den jüngeren Altersgruppen, was damit auf eine quantitativ geringfügige aber möglicherweise kausale Rolle von BDV für neurologische Krankheitsbilder hinweist.

Der **sichere Nachweis einer bisher unbekannten Infektionskrankheit** des ZNS kann letztendlich nur durch **direkten Nachweis des Erregers oder spezifischen Antigens im Gewebe erfolgen.** Bei einer nicht letal verlaufenden Erkrankung ist ein solcher Nachweis kaum zu führen, da eine direkte Untersuchung des Gehirns bei nicht lebensbedrohlichen neuropsychiatrischen Erkrankungen aus ethischen Gründen, d.h. bei der Abwägung von Nutzen und Schaden eines so erheblichen Eingriffes, **nicht** in Frage kommt. Hinzu kommt, daß die präferentielle Lokalisation encephalitischer Herde bei BDV-Infektionen im limbischen System liegt und eine intra vitam-Biopsie schon wegen der Schwere der zu erwartenden Folgen kaum in Frage kommt. **Untersuchungen des Liquor cerebrospinalis** sind hingegen bei einem konkreten Verdacht auf einen bestimmten Erreger klinisch indiziert und es liegen ausreichende Erfahrungen über die Validität und Aussagekraft von Liquoruntersuchungen bei einer Vielzahl von infektiösen Erkrankungen vor. Wir haben deshalb bei BDV-seropositiven Patienten mit akuten neuropsychiatrischen Erkrankungen regelmäßig Liquor untersucht, wobei in jedem Fall die üblichen Standard-Parameter untersucht wurden einschl. der Untersuchung auf virusspezifische Antikörper; in mehr als 40 Fällen wurde darüber hinaus der methodisch schwierige direkte Virusnachweis versucht sowie der Nachweis von Virusantigen. Bei 3 neuropsychiatrischen Patienten haben wir im Rahmen dieser Studien **BDV aus dem Liquor isoliert** und **bei einer Reihe akut erkrankter psychiatrischer Patienten eine BDV-spezifische autochthone intrathekale IgG-Immunantwort gefunden.** Bei den 3 Patienten, bei welchen BDV im Liquor nachgewiesen wurde, handelte es sich um 2 neurologische Patienten mit akuten lymphozytären, also typisch viralen Meningoencephalitiden, und um 1 psychiatrische Patientin im akuten Rezidiv einer schizophrenen Psychose. Da die Virusreplikation in akuten Krankheitsstadien der BD beim Tier, sei es Ersterkrankung oder Rezidiv, erhöht ist, war auch am ehesten bei akuten Humanerkrankungen der Nachweis von BDV im Liquor zu erwarten, was insofern die Annahme eines Kausalzusammenhangs bestärkt. Die intrazerebrale Inokulation von Kaninchen mit Liquor dieser 3 Patienten verursachte aber bei den Versuchstieren keine Erkrankung. Dies könnte durch das Vorliegen einer Virusvariante oder mit dem Vorhandensein immaturer Viren erklärt werden. Die Verursachung von Meningoencephalitiden und von schizophreniformen Psychosen durch BDV war in unserer Ausgangshypothese unter anderem vermutet worden. Wenn wir also bei solchen neuropsychiatrischen Krankheiten in akuten Krankheitsstadien BDV aus dem Liquor isolierten, ist dies nach üblichen klinischen Kriterien als starkes Argument für das Vorliegen einer BDV-spezifischen Encephalitis zu werten. Bei einer bisher beim Menschen unbekannten Erkrankung sind allerdings besonders strenge Maßstäbe an Schlußfolgerungen zu legen. Der direkte Nachweis im Hirngewebe fehlt. Wir können also nur **mit Wahrscheinlichkeit annehmen,** daß **in diesen 3 Fällen eine BDV-(Meningo)-Encephalitis vorlag.** Die klinische Symptomatik dieser 3 Patienten kann in Analogie zur Symptomatik der BD beim Tier prinzipiell durch eine BDV-Meningoencephalitis erklärt werden. Bei den beiden lymphozytären Meningoencephalitiden ist der Nachweis von BDV im Liquor nach allgemeinem klinischem Usus als weitgehend beweisend anzusehen. Die Annahme eines kausalen Zusammenhangs zwischen der anzunehmenden milden BDV-Encephalitis und einer schizophrenen Psychose bei der dritten Patientin ist sehr plausibel. Man kann in einem Einzelfall aus methodischen Gründen aber nicht ausschließen, daß eine BDV-Meningoencephalitis rein zufällig mit einer schizophrenen Psychose zeitlich koinzidieren konnte. So ist es auch bei den beim Menschen bereits nachgewiesenen slow virus Encephalitiden, z.B. der HIV-Encephalitis, grundsätzlich schwierig zu bewerten, ob psychiatrische Störungen in geringfügig aktiven Stadien der Encephalitis wirklich encephalitisbedingt sind, da sehr unterschiedliche und nicht selten **nur**

geringfügige psychiatrische Störungen auftreten. Da bei dieser Patientin aber gleichzeitig zur Virusisolation aus dem Liquor eine BDV-spezifische IgG-Immunantwort im Liquor vorlag und weitere Fälle mit akuten schizophrenen und affektiven Psychosen derartige BDV-spezifische Immunglobulin G-Erhöhungen im Liquor zeigten, schließen wir, daß eine BDV-Encephalitis bei **dieser Patientin dem Rezidiv der schizophrenen Psychose zugrunde lag.** Diese Annahme wird wesentlich unterstützt dadurch, daß wir in einem ähnlichen Fall bei Ersterkrankung nicht nur Liquorproteinerhöhungen fanden, sondern auch die Symptomatik durch Liquorfiltration gebessert werden konnte und im Liquor toxische Faktoren vorhanden waren, welche schon bei anderen inflammatorischen ZNS-Erkrankungen gezeigt wurden und bei welchen Liquorfiltration hilfreich ist.

Für die **hypothetische humane BDV-Encephalitis** vermuteten wir das **Vorherrschen milder Verläufe mit vorwiegend psychiatrischen Störungen erheblicher symptomatischer Variabilität.** Einerseits führen nämlich alle bekannten organischen Ursachen psychiatrischer Störungen zu einem Spektrum von Störungen und andererseits ist die Symptomatik der BD beim Tier bekanntermaßen sehr variabel, ja im Primatenmodell überwiegen milde Verläufe von BDV-Encephalitiden, bei welchen nur Verhaltensstörungen auftreten. Weiterhin sind für das Auftreten spezifischer psychiatrischer Störungen beim Menschen, d.h. von zyklothymen und schizophrenen Psychosen, regelmäßig verschiedene ätiopathogenetische Faktoren, insbesondere genetische, von Bedeutung. Genetische Faktoren wiederum spielen für die Ausprägung der Symptomatik der BD beim Tier eine erhebliche Rolle. Insofern ergäbe sich ein durchaus stimmiges Bild für die mögliche Verursachung schizophrener und affektiver Psychosen sowie von Persönlichkeitsstörungen durch BDV. Die Pathogenese psychiatrischer Störungen ist aber generell so komplex, daß das Gewicht von Einzelfaktoren nur schwer bemessen werden kann. Eine conditio sine qua non kann unterschiedliche klinische Bilder verursachen.

Nach unseren **epidemiologischen Studien** dürfte **BDV nicht nur in sporadischen Fällen eine kausale Bedeutung für neuropsychiatrische Erkrankungen haben,** sondern milde oder subklinische BDV-Encephalitiden liegen möglicherweise einem nicht unerheblichen Teil psychiatrischer Störungen bei BDV-seropositiven psychiatrischen Patienten zugrunde, insbesondere mit schizophrenen und affektiven Psychosen aber auch Persönlichkeitsstörungen. Diese Annahme ergibt sich aus einer ganzen Reihe von Befunden: 1. Der ca. 6-fach erhöhten BDV-Seroprävalenzrate in den jüngsten Altersgruppen psychiatrischer Patienten zwischen dem 17. und 30. Lebensjahr. 2. Einer signifikant erhöhten psychiatrischen Komorbidität bei ersterkrankten BDV-seropositiven Patienten im Vergleich zu BDV-seronegativen psychiatrischen Patienten. 3. Einer wahrscheinlich leicht erhöhten BDV-Seroprävalenzrate auch bei den jüngeren neurologischen Patienten mit einer gleichzeitigen erhöhten Prävalenz ätiologisch zuvor ungeklärter chronischer und akuter Mengingoencephalitiden sowie einer Häufung psychiatrischer Komorbidität. 4. Dem Nachweis BDV-spezifischen IgG's bei 15 - 30 % (je nach methodischen

Grenzen) BDV-seropositiver Patienten mit affektiven und schizophrenen Psychosen und einigen Patienten mit Persönlichkeitsstörungen. 5. Einer signifikanten Häufung leichter Hirnatrophien bei BDV-seropositiven psychiatrischen Patienten im Vergleich zu nach Alter und Geschlecht paarweise und ICD9-Diagnose vergleichbaren BDV-seronegativen psychiatrischen Patienten. 6. Einiger Hinweise, daß die Krankheitsbilder bei BDV-seropositiven psychiatrischen Patienten ungünstiger als bei BDV-seronegativen psychiatrischen Patienten verlaufen. 7. Vorläufiger Hinweise aus epidemiologischen Untersuchungen an Familien BDV-seropositiver psychiatrischer Indexpatienten, welche eine erhöhte BDV-Seroprävalenz sowie eine erhöhte Prävalenz neuropsychiatrischer Erkrankungen in solchen Familien andeuten. Dies könnte auf eine gemeinsame Ansteckungsquelle oder eine Übertragung zwischen Kontaktpersonen hinweisen.

Nach den **vorliegenden Daten könnte BDV bei etwa 2 - 10% aller stationärer psychiatrischen Patienten unserer Klinik** eine (teil-) ätiologische Rolle für die jeweiligen psychiatrischen Störungen spielen. Anders ausgedrückt könnte BDV bei ca. **50% der BDV-seropositiven psychiatrischen Patienten in den jüngeren Altersgruppen** (bis zum 50. Lebensjahr) und bei einem kleinen Teil älterer psychiatrischer Patienten eine **pathogene Bedeutung** haben. Ob BDV nur kontributiv i.S. einer Krankheitsverstärkung oder causal i.S. einer conditio sine qua non anzusehen ist, muß im Moment offen bleiben. Wir **favorisieren die kausale Hypothese,** welche sich im Grunde nur durch die Gewichtung des Einzelfaktors in einem komplexen ätiopathogenetischen Bedingungsgefüge von der kontributiven Hypothese unterscheidet. Bei stationären **neurologischen Patienten** unserer Klinik könnte BDV in weniger als 1% oder anders ausgedrückt bei ca. 30 - 40% der **BDV-seropositiven neurologischen Patienten der jüngeren Altersgruppen** und vielleicht bei wenigen älteren BDV-seropositiven neurologischen Patienten von kausaler Bedeutung sein, d.h. **akute und chronische Meningoencephalitiden mit neurologischer Symptomatik oder neuropsychiatrischer Übergangssymptomatik** verursachen. Die Ergebnisse unserer eigenen epidemiologischen Studien sind relativ valide einzuschätzen, da sie mit derselben Labormethodik über viele Jahre sukzessiv durchgeführt wurden und vergleichsweise große Populationen untersucht wurden. Ferner sind unsere Studien an Patientengruppen aus Psychiatrie, Neurologie und Chirurgie regional und saisonal gut vergleichbar. Die angewandten Labormethoden wurden in langjährigen parallel durchgeführten vergleichenden Studien in der veterinärmedizinischen Routinediagnostik mit histopathologischen Nachuntersuchungen beim erkrankten Pferd evaluiert, was eine sorgfältige Kontrolle von Sensitivität und Spezifität der Labormethoden erlaubte.

Zusammenfassend konkretisieren unsere Studien die Vermutung einer pathogenen Bedeutung von BDV für den Menschen dahingehend, daß BDV mit großer Wahrscheinlichkeit in Einzelfällen akute und chronische Meningoencephalitiden beim Erwachsenen verursacht, welche sich als typische Meningoencephalitiden mit neurologischer Symptomatik manifestieren können ohne neurologische Symptomatik äußern. Unsere epidemiologischen Studien sprechen dafür, daß BDV sogar häufiger Ursache oder kontributiver Faktor für psychiatrische Störungen unterschiedlicher Symptomatik sein könnte. Es bleibt aber unbedingt festzuhalten, daß BDV-Serum-Antikörper in der Allgemeinbevölkerung offenbar häufig als Zufallsbefund vorkommen. Entsprechend ist auch das rein zufällige Vorkommen von BDV-Seropositivität bei neuropsychiatrischen Patienten zwingend zu erwarten. Die Abgrenzung irrelevanter von relevanten Fällen von BDV-Seropositivität bei neuropsychiatrischen Krankheitsbildern ist im Einzelfall deshalb schwierig. Da Einzelfaktoren in einem komplexen ätiopathogenetischen Bedingungsgefüge grundsätzlich aber eher unterschätzt werden, sind weitere klinische und größere epidemiologische Studien zur möglichen Bedeutung von BDV für neuropsychiatrische Krankheitsbilder dringend angezeigt, zumal im Hinblick auf eine eventuelle Prävention.

8
Literaturverzeichnis

Abbott MH, Folstein SE, Abbey H, Pyeritz RE (1987) Psychiatric manifestations of homocystinuria due to cystathionine ß-synthase deficiency. Am J Med Genet 26:959-969

Ackenheil M, Hofschuster E, Müller N (1991) Cellular immunity and immune genetics in schizophrenia. In: Racagni G, Brunello N, Fukuda T (eds) Biological Psychiatry. Elsevier, Amsterdam, pp 577-580

Ackerknecht EH (1982) Causes and pseudocauses in the history of diseases. In: Stevenson LG (ed) A celebration of medical history. Johns Hopkins University Press, Baltimore London, pp 19-31

Ackermann R., Nekic M, Jürgens R (1986) Locally synthesized antibodies in cerebrospinal fluid of patients with AIDS. J Neurol 233:140-141

Alzheimer A (1910) Die diagnostischen Schwierigkeiten in der Psychiatrie. Z Ges Neurol Psychiatr 1-19

Amsterdam JD, Winokur A, Dyson W, Herzog S, Gonzales F, Rott R, Koprowski H (1985) Borna disease virus: a possible etiologic factor in human affective disorders? Arch Gen Psychiatry 42:1093-1096

Anderson RM, May RM (1991) Infectious diseases of humans. Dynamics and control. Oxford University, Oxford New York Tokyo

Angst J (1993) Today's perspective on Kraepelin's nosology of endogenous psychoses. Eur Arch Psychiatry Clin Neurosci 243:164-170

Anzil AP, Blinzinger K, Mayr A (1973) Persistent Borna virus infection in adult hamsters. Arch Ges Virusforsch 40:52-57

Auwanit W, Aynthaya PIN, Nakaya T, Fujwara S, Kurata T, Yamanishi K, Ikuta K (1996) Unusually high seroprevalence of Borna disease virus in clade E human immunodeficiency virus type 1-infected patients with sexually ransmitted diseases in Thailand. Clin Diagn Lab Immunol 3:590-593

Bahmani MK, Nowrouzian I, Nakaya T, Nakamura Y, Hagiwara K, Takahashi H, Rad MA, Ikuta K (1996) Varied prevalence of Borna disease virus infection in Arabic. Thoroughbred and their cross-bred horses in Iran. Virus Res 45:1-13

Bamborschke S, Huber M, Wullen T, Porr A, Heiß WD (1991) Frühdiagnose der Herpes-simplex-Encephalitis durch Nachweis der Virus-DNA in

Liquorzellen mit in situ-Hybridisierung. In: Huffmann G, Braune HJ (Hrsg) Infektionskrankheiten des Nervensystems. Einhorn, Reinbek, S 42-50

Barr Ch E, Mednick SA (1991) Prenatal viral infection as an etiological agent in adult schizophrenia: evidence for two models. In: Kurstak E (ed) Psychiatry and biological factors. Plenum, New York London, pp 91-108

Bartzokis G, Garber JG, Griswold VJ, Oldendorf WH, Mintz J, Marder StR (1991) T2 Hyperintense foci on magnetic resonance images of schizophrenic patients and controls. Psychiatry Res Neuroimaging 40:239-245

Bauer K, Kornhuber J (1987) Blood-cerebrospinal fluid barrier in schizophrenic patients. Eur Arch Psychiatr Neurosci 236:257-259

Bauer WM, Krappel W (1987) Gehirn. In: Lissner J, Seiderer M (Hrsg) Klinische Kernspintomographie. Enke, Stuttgart, S 137-176

Bautista JR, Schwartz GR, De La Torre JC, Moran TH, Carbone KM (1994) Early and persistent abnormalities in rats with nenonatally acquired Borna disease virus infection. Brain Res Bull 34:31-40

Bautista JR, Rubin SA, Moran TH, Schwartz GJ, Carbone KM (1995) Developmental injury to the cerebellum following perinatal Borna disease virus infection. Developm Brain Res 90:45-53

Bechter K (1990) Können "endogene" Psychosen Folge von Viruserkrankungen sein? In: Huber G (Hrsg) Idiopathische Psychosen. Schattauer, Stuttgart New York, S 75-81

Bechter K (1993) Infektionskrankheiten des Gehirns. In: Schüttler R (Hrsg) Organische Psychosyndrome. Springer, Berlin Heidelberg New York, S 149-163

Bechter K (1995) Research strategies in "slow" infections in psychiatry. Hist Psychiatry 6:503-511

Bechter K (1998) Virushypothesen der Schizophrenie. Med Welt 49:176-181

Bechter K, Herzog S, Fleischer B, Schüttler R, Rott R (1987) Magnetic resonance imaging in psychiatric patients with and without serum antibodies against Borna disease. Nervenarzt 58:617-624

Bechter K, Herzog S, Fleischer B, Schüttler R, Rott R (1988) Infektion mit dem Virus der Borna'schen Krankheit als Ursache von psychiatrisch relevanten Erkrankungen des Menschen? In: Beckmann H und Laux G (Hrsg) Biologische Psychiatrie, Synopsis 1986/87. Springer, Berlin Heidelberg New York Paris Tokyo, S 196-198

Bechter K, Herzog S, Schüttler R, Rott R (1989) Die Borna'sche Krankheit - wahrscheinlich auch eine menschliche Krankheit: neue Ergebnisse. In: Saletu B (Hrsg) Biologische Psychiatrie. Thieme, Stuttgart, S 17-21

Bechter K, Herzog S (1990) Über Beziehungen der Bornaschen Krankheit zu endogenen Psychosen. In: Kaschka WP, Aschauer HN (Hrsg) Psychoimmunologie. Thieme, Stuttgart New York

Bechter K, Herzog S, Schüttler R, Rott R, Hölle D (1990) Hat das Virus der Borna'schen Krankheit ätiologische Bedeutung für die Enstehung affektiver Psychosen: In: Lungershausen E, Kaschka WP, Witkowski RJ (Hrsg) Affektive Psychosen. Schattauer, Stuttgart New York, S 88-92

Bechter K, Herzog S, Schüttler R (1992a) Case of Neurological and Behavioral Abnormalities: Due to Borna Disease Virus Encephalitis? Psychiatry Res 42:193-196

Bechter K, Herzog S, Schüttler R: Borna Disease Virus (1992b) Possible Causal Agent in Psychiatric and Neurological Disorders in Two Families. Psychiatry Res 42:291-294

Bechter K, Herzog S, Schüttler R (1992c) Possible significance of Borna disease for humans. Neurol Psychiatry Brain Res 1:23-29

Bechter K, Bauer M, Estler HC, Herzog S, Schüttler R, Rott R (1994) Erweiterte Kernspintomographische Untersuchungen bei Borna Disease Virus-seropositiven psychiatrischen Patienten und Kontrollen. Nervenarzt 65:169-174

Bechter K, Herzog S, Behr W, Schüttler R (1995) Investigations of cerebrospinal fluid in Borna disease virus seropositive psychiatric patients. Eur Psychiatry 10:250-258

Bechter K, Herzog S, Schüttler R (1996) Borna Disease Virus - possible cause of human neuropsychiatric disorders. Neurol Psychiatry Brain Res 4:45-52

Bechter K, Herzog S, Richt JA, Schüttler R (1997) Zur Pathogenität von Borna-disease-Virus für psychiatrische und neurologische Störungen beim Menschen. - Derzeitiger Forschungsstand und kritischer Kommentar. Nervenarzt 68:425-430

Bechter K, Herzog S, Estler HC, Schüttler R (1998a) Increased Psychiatric comorbidity in Borna disease virus seropositive psychiatric patients. Acta Psychiatr Belg; 98:x-x

Bechter K, Herzog S, Schreiner V, Wollinsky KH, Schüttler R (1998b) Negative symptoms improved by CSF filtration in a case of recent onset schizophrenia. Schizophrenia Res 29:157

Bechter K, Herzog S, Schreiner V, Wollinsky KH, Schüttler R (1998c) Cerebrospinal fluid filtration in a case of schizophrenia related to 'subclinical' Borna disease virus encephalitis. In: Müller N (ed) Psychiatry, Psychoneuroimmunology and Viruses. Springer, Wien, in press

Beckmann H, Jakob H (1991) Prenatal disturbances of nerv cell migration in the entorhinal region: a common vulnerability factor in functional psychoses? J Neur Transm [Gen Sect] 84:155-164

Beckmann H, Jakob H (1994) Pränatale Entwicklungsstörungen von Hirnstrukturen bei schizophrenen Psychosen. Nervenarzt 65:454-463

Bilzer T, Stitz L (1993) Brain cell lesions in Borna disease are mediated by T cells. Arch Virol [Suppl] 7:153-158

Bilzer Th, Stitz L (1994) Immune-mediated brain atrophy. CD8+ T cells contribute to tissue destruction during Borna disease. J Immunol 153:818-823

Binz T, Lebelt J, Niemann H, Hagenau K (1994) Sequence analyses of the p24 gene of Borna disease virus in naturally infected horse, donkey and sheep. Virus Res 34:281-289

Blennow K, Fredman P, Wallin A, Gottfries CG, Svennerholm L (1993) Confounding factors and reference values for protein analysis in cerebrospinal fluid. In: Felgenhauer K, Holzgraefe M, Prange HW (eds) CNS barriers and modern CSF diagnostics. Centennial of Quincke's lumbar puncture. VCH, Weinheim New York, pp 381-383

Bode L (1995) Human Infections with Borna Disease Virus and Potential Pathogenic Implications. In: Koprowski H, Lipkin WI (eds) Borna Disease. Springer, Berlin Heidelberg New York, pp 103-130

Bode L, Ludwig H (1997) Virusinfektionen und psychiatrische Erkrankungen. Z Allg Med 73:621-627

Bode L, Riegel S, Ludwig H, Amsterdam JD, Lange W, Koprowski H (1988) Borna disease virus- specific antibodies in patients with HIV-infection and with mental disorders. Lancet 2:689

Bode L, Riegel S, Lange W, Ludwig H (1992) Human Infections With Borna Disease Virus: Seroprevalence in Patients With Chronic Diseases and Healthy Individuals. J Med Virol 36:309-315

Bode L, Ferszt R, Czech G (1993) Borna disease virus infection and affective disorders in man. Arch Virol [Suppl] 7:159-167

Bode L, Dürrwald R, Ludwig H (1994a) Borna virus infections in cattle associated with fatal neurological disease. Vet Rec 135:283-284

Bode L, Ferszt R, Severus E, Malaneh A, Berzewski H (1994b) Episodes of major depression correlate with activation of Borna disease virus infection. Abstracts of the XIX C.I.N.P Congress 27.6-1.7.94, Washington DC, USA, pp-117-93

Bode L, Steinbach F, Ludwig H (1994c) A novel marker for Borna disease virus infection. Lancet 343:297-298

Bode L, Zimmermann W, Ferszt R, Steinbach F, Ludwig H (1995) Borna disease virus genome transcribed and expressed in psychiatric patients. Nature Med 1:232-236

Bode L, Dürrwald R, Rantam FA, Ferszt R, Ludwig H (1996) First isolates of human Borna disease virus from patients with mood disorders. Mol Psychiatry 1:200-212

Bode L, Dietrich DE, Stoyloff R, Emrich HM, Ludwig H (1997) Amantadine and human Borna disease virus in vitro and in vivo in an infected patient with bipolar depression. Lancet 349: 178-179

Böcker F (1991) Psychiatrische Syndrome bei Infektionskrankheiten des Nervensystems. In: Huffmann G, Braune HJ (Hrsg) Infektionskrankheiten des Nervensystems. Liquordiagnostik, Serologie, Viren und Bakterien, Andere Erreger, Therapie und Prophylaxe. Einhorn, Reinbek, S 416-423

Bogerts B (1991) The neuropathology of schizophrenia: pathophysiological and neurodevelopmental implications. In: Mednick SA, Cannon TD, Barr CE, Lyon M (eds) Fetal neural development and adult schizophrenia. Cambridge University Press, Cambridge, pp 153-173

Bogerts B, Meertz E, Schönfeldt-Bausch R (1985) Basal ganglia and limbic system pathology in schizophrenia: a morphometric study of brain volume and shrinkage. Arch Gen Psychiatry 42:784-791

Bogerts B, Mednick SA, Cannon TD, Barr CE (1991) Fetal neural development and adult schizophrenia. Cambridge University Press, Cambridge, pp 153-173

Bonhoeffer K (1917) Die exogenen Reaktionstypen. Arch Psychiat Nervenkr 58:58-70

Bredthauer D, Blähser S, Herzog S, Frese K, Rott R (1989) Lichtmikroskopisch - immunzytochemische Untersuchungen am Gonadoliberinsystem im Gehirn von Borna Disease Virus infizierten Ratten. Wissenschaftl. Poster, 84. Versammlung der Anatom. Gesellschaft, Ulm

Briese T, De La Torre JC, Lewis A, Ludwig H, Lipkin WI (1992) Borna disease virus, a negative-strand RNA virus, transcribes in the nucleus of infected cells. Proc Natl Acad Sci USA 89:11486-11489

Briese T, Schneemann A, Lewis AJ, Park YS, Kim S, Ludwig H, Lipkin S (1994) Genomic organisation of Borna disease virus. Proc Natl Acad Sci USA 91:4362-4366

Briese T, Lipkin WI, De La Torre CH (1995) Molecular Biology of Borna Disease Virus. In: Koprowski H, Lipkin WI (eds) Borna Disease. Springer, Berlin Heidelberg New York, pp 1-16

Brinkmeier H, Seewald MJ, Wollinsky KH, Rüdel R (1996) On the nature of endogenous antiexcitatory factors in the cerebrospinal fluid of patients with demyelinating disease. Muscle Nerve 19:54-62

Buchsbaum MS, Rieder RO (1979) Biologic heterogeneity and psychiatric research. Arch Gen Psychiatry 36:1163-1169

Bumke O (1928) Ziele, Wege und Grenzen der psychiatrischen Forschung. In: Bumke O (Hrsg) Handbuch der Geisteskrankheiten. Allgem. Teil I, Bd 1. Springer, Berlin, S 1-10

Bydder G (1990) Demyelinating disease and infection. In: Bradley WG, Bydder G (Hrsg) MRI Atlas of the brain. Deutscher Ärzte-Verlag, Köln, S 182-187

Cannon TD, Mednick SA (1990) Genetic and perinatal determinants of structural brain deficits in schizophrenia. Arch Gen Psychiatry 46:883-889

Caplazi P, Waldvogel A, Stitz L, Braun U, Ehrensperger F (1994) Borna disease in naturally infected cattle. J Comp Path 111:65-72

Carbone KM, Duchala CS, Griffin JW, Kincaid AL, Narayan O (1987) Pathogenesis of Borna disease in rats: Evidence that intra-axonal spread is the major route for virus dissemination and the determinant for disease incubation. J Virol 11:3431-3440

Carbone KM, Moench TR, Lipkin W (1991) Borna disease virus replicates in astrocytes, Schwann cells and ependymal cells in persistently infected rats: location of viral genomic and messenger RNA´s by in situ hybridization. J Neuropathol Exp Neurol 50, 3:205-214

Carson AJ, Sandler R, Owino FN, Matete FOG, Johnstone EC (1998) Psychological morbidity and HIV in Kenya. Acta Psychiatr Scand 97:267-271

Cervós-Navarro J, Roggendorf W, Ludwig H, Stitz H (1981) Die Borna-Krankheit beim Affen unter besonderer Berücksichtigung der encephalitischen Reaktion. Verhdlg dt. Ges Pathol 65:208-212

Chua SE, Mc Kenna PJ (1995) Schizophrenia - a brain disease? A critical review of structural and functional cerebral abnormality in the disorder. Br J Psychiatry 166:563-582

Compans RW, Melsen LR, De La Torre JC (1994) Virus-like particles in MDCK cells persistently infected with Borna disease virus. Virus Res 33:261-268

Conrad K (1972) Symptomatische Psychosen. In: Kisker KP, Meyer JE, Müller M, Strömgren C (Hrsg) Psychiatrie der Gegenwart. Teil 2, Bd 2. Springer, Berlin Heidelberg New York, S 1-70

Conrad AJ, Scheibel AB (1987) Schizophrenia and the hippocampus: The embryological hypothesis extended. Schiz Bull 4:577-587

Crow TJ (1984) A re-evaluation of the viral hypothesis. Br J Psychiatry 145:243-253

Crow TJ (1986) The continuum of psychosis and its implication for the structure of the gene . Br J Psychiatry 149:419-429

Crow TJ (1991) The virogene hypothesis. Current status. In: Kurstak E (ed) Psychiatry and biological factors. Plenum, New York, pp 9-21

Crow TJ (1994) Aetiology of schizophrenia. Curr Opin Psychiatry 7:39-42

Cubitt B, de la Torre JC (1994) Borna disease virus (BDV), a nonsegmented RNA virus, replicates in the nuclei of infected cells where infectious BDV ribonucleoproteins are present. J Virol 68:1371-1381

Cubitt B, de la Torre JC (1997) Amantadine does not have antiviral activity against Borna disease virus. Arch Virol 142:2035-2042

Cubitt B, Oldstone C, de la Torre JC (1994a) Sequence and genome organization of Borna disease virus. J Virol 68:1382-1396

Cubitt B, Oldstone C, Valcarcel J, de la Torre JC (1994b) RNA splicing contributes to the generation of mature mRNAs of Borna disease virus, a non-sequented negative strand RNA virus. Virus Res 34:69-79

Czygan M, Hallensleben W, Hofer M, Sauder C, De la Torre JC, Stitz L, Hufert F, Staeheli P, Lieb K (1998) Borna disease virus in post mortem

Hirngewebe von Patienten mit psychiatrischen Erkrankungen. Jahrestagung Gesellschaft für Virologie vom 02.-05.03.1998 in Regensburg

Dalén P, Hays P (1990) Aetiological heterogeneity of schizophrenia: the problem and the evidence. Br J Psychiatry 157:119-122

Damisio H, Eslinger P, Damisio AR, Rizzo M, Huang HK, Demeter S (1983) Quantitative computed tomography. Analysis in the diagnosis of dementia. Arch Neurol 40:715-719

Danner K (1977) Borna disease. Patterns of infection. In ter Meulen V, Katz M (eds) Slow virus infections of the central nervous system. Springer, New York Heidelberg, pp 84-88

Danner K (1982) Borna-Virus und Borna-Infektionen. Vom Miasma zum Modell. Enke, Stuttgart

Danner K, Mayr A (1973) Fluoreszenzserologische Untersuchungen über das Auftreten von Borna-Virusantigen in Zellkulturen aus Gehirnexplantaten infizierter Kaninchen. Zbl Vet Med 20:497-508

Danner K, Heubeck D, Mayr A (1978) In vitro studies on Borna virus. I. The use of cell cultures for the demonstration, titration and production of Borna virus. Arch Virol 57:63-75

de la Torre JC (1994) Molecular biology of Borna disease virus: prototype of a new group of animal viruses. J Virol 68:7669-75

de la Torre JC, Carbone KM, Lipkin WI (1990) Molecular characterization of Borna disease agent. Virology 179:853-856

de la Torre JC, Bode L, Dürrwald R, Cubitt B, Ludwig H (1996) Sequence characterization of human Borna disease virus. Virus Res 44:33-44

de Lisi LE (1987) Viral and immune hypotheses for schizophrenia. In: Meltzer HJ (ed) Psychopharmacology: The third generation of progress. Raven, New York, pp 765-771

de Lisi L, Stritze P, Riordan H, Holan V, Kushner M, Boccio A, Eyl O van, Anand A (1991) The timing of morphological brain changes in schizophrenia: Do they progress? In: Racagni G, Brunello N, Fukuda T (eds). Excerpta Medica, Amsterdam London New York, Vol 1, pp 515-519

de Lisi LE, Sakuma M, Tew W, Kushner M, Hoff AL, Grimson R (1997) Schizophrenia as a chronic active brain process: a study of progressive brain structural change subsequent to the onset of schizophrenia. Psychiatry Res Neuroimaging 74:129-140

Denzel HA (1959) Spinal fluid changes in patients treated with ataractic drugs. Am J Psychiatry 116:545

Deschl U, Stitz L, Herzog S, Frese K, Rott R (1990) Determination of immune cells and expression of major histocompatibility complex class II antigen in encephalitic lesions of experimental Borna disease. Acta Neuropathol 81:41-50

Dittrich W, Bode L, Ludwig H, Kao M, Schneider K (1989) Learning deficiencies in Borna Disease Virus - infected but clinically healthy rats. Biol Psychiatry 26:818-828

Donner EM (1998) Epizootiologische und labordiagnostische Untersuchungen zur Ausscheidung des Virus der Bornaschen Krankheit und zur Antikörperkinetik bei Pferden aus Beständen mit Infektion. Med Diss, LMU München, Tiermedizinische Fakultät

Dubrovsky B (1995) Fundamental neuroscience and the classification of psychiatric disorders. Neurosci Biobehav Rev 19:511-518

Düwel D (1957) Seuchenkarte der Borna´schen Krankheit. Inauguraldissertation, Tierärztliche Hochschule Hannover

Eibl-Eibelsfeldt E (1984) Die Biologie des menschlichen Verhaltens. Grundriß der Humanethologie. Piper, München

Engelhardt A, Stefan H, Leipold B, Gmeiner HJ (1991) Liquoruntersuchungen und Serumparameter bei viralen Entzündungen des ZNS. In: Huffmann G, Braune HJ (Hrsg) Infektionskrankheiten des Nervensystems. Liquordiagnostik, Serologie, Viren und Bakterien, Andere Erreger, Therapie und Prophylaxe. Einhorn, Reinbek, S 92-93

Esmarch F, Jessen W (1857) Syphilis und Geistesstörung. Allg Z Psychiatr 14:20-36

Estler HC (1992) Zur Frage der Hirnatrophien bei psychiatrischen Patienten mit und ohne Serumantikörper gegen den Erreger der Borna-Erkrankung. Med Diss, Universität Ulm

Evans WA (1942) An encephalographic ratio estimating ventricular enlargement cerebral atrophy. Arch Neurol 47:931-937

Evengard B, Lipkin WI (1997) A known virus in animals is suspected in humans. Borna disease virus has been detected in human neuropathy. Lakartidningen 94:4753-4756

Falkai P, Bogerts B, David S, Greve B (1991) Postmortem brain morphology in Schizophrenia: Studies from the new Düsseldorf brain collection. In: Racagni G,

Brunello N, Fukuda T (eds) Biol Psychiatry. Excerpta Medica, Amsterdam London New York, Vol 1, pp 507-514

Fechner J (1955) Die Komplementbindungsreaktion bei experimentell mit Bornavirus infizierten Pferden. Mh Vet Med 10:553-556

Felgenhauer K (1982) Differentiation of the humoral immune response in inflammatory diseases. J Neurol 228:223-237

Felgenhauer K (1988) Prozeßlokalisation, Krankheitsphase und Liquorzusammensetzung. In: Holzgraefe M, Reiber H, Felgenhauer K (Hrsg) Labordiagnostik von Erkrankungen des Nervensystems. perimed, Erlangen, S 84-92

Felgenhauer K (1991) Das Konzept der Blut-Liquorschranke und die Bestimmung lokal synthetisierter Antikörper. In: Huffmann G, Braune HJ (Hrsg) Infektionskrankheiten des Nervensystems. Einhorn, Reinbek, S 20-24

Forghani B (1992) Radioimmunoassay systems. In: Lennette EH (ed) Laboratory diagnosis of viral infections. Dekker, New York Basel, pp 89-104

Friedrichs E (1951) Betrachtungen über die Bornasche Krankheit der Einhufer. Berl Münch tierärztl Wschr 64:89-94

Fritze J, Deckert J, Lanczik M, Strik W, Struck M, Wodarz N (1992) Zum Stand der Aminhypothesen depressiver Erkrankungen. Nervenarzt 63:3-13

Fröhner E, Zwick W (1944) Kompendium der speziellen Pathologie und Therapie für Tierärzte. Bearbeitet von Wirth D., 8. Aufl. Enke, Stuttgart

Frösner G (1983) Epidemiology of Hepatitis A. In: Deinhardt F und Deinhardt J (eds) Viral Hepatitis: Laboratory and Clinical Science. Dekker, New York Basel, pp 201-214

Fu ZF, Weihe E, Zheng YM, Schäfer MKH, Sheng H, Corisdeo S, Rauscher III FJ, Koprowski H, Dietzschold B (1993a) Differential effects of Rabies and Borna disease viruses on immediate - early - and late -response gene expression in brain tissues. J Virol 67:6674-6681

Fu ZF, Amsterdam JD, Kao M, Shankar V, Koprowski H, Dietzschold B (1993b) Detection of Borna disease virus - reactive antibodies from patients with affective disorders by Western immunoblot technique. J Affect Dis 27:61-68

Fuywara S, Takahashi H, Nakaya T, Nakamura Y, Nakamura K, Iwahashi K, Kazamatsuri H, Iritani S, Kuroki N, Ikeda K, Ikuta K (1997) Microplate hybridization for Borna disease virus RNA in human peripheral blood mononuclear cells. Clin Diagn Lab Immunol 4:387-391

Gajdusek DC (1965) Kuru in New Guinea and the origin of the NINDB study of slow, latent and temperate virus infections of the nervous system of man. In: Gajdusek DC, Gibbs CJ jr, Alpers M (eds) Slow, latent and temperate virus infections. NINDB 2, pp 3-12

Gierend M (1982) Zur Pathogenese der Borna´schen Krankheit beim Kaninchen: Untersuchungen über die zelluläre Immunantwort, die Wirkung von immunsupressiver Behandlung und die Elektroencephalographie (EEG). Inaugural Dissertation, Institut Virologie, Fachbereich Vetmed, FU Berlin

Gies U, Bilzer T, Stitz L, Staiger JF (1998) Disturbance of the cortical cholinergic innervation in Borna disease prior to encephalitis. Brain Pathol 8:39-48

Görttler V, Vöhringer K (1954) Die Behandlung der Borna'schen Krankheit mit Sulfonamiden. II. Mitteilung. Mh Vet Med 9:245-252

Goldberg TE, Torrey EF, Berman KF, Weinberger DR (1994) Relations between neuropsychological performance and brain morphological and physiological measures in monozygotic twins discordant for schizophrenia. Psychiatry Res: Neuroimaging 55:51-61

Gonzalez-Dunia D, Eddleston M, Mackman N, Carbone K, de la Torre JC (1996) Expression of tissue factor is increased in astrocytes within the central Nervous system during persistent infection with Borna disease virus. Virology 70:5812-5820

Gonzalez-Dunia D, Sauder CH, de la Torre JC (1997) Borna disease virus and the brain. Brain Res Bulletin 44:647-664

Gonzalez-Dunia D, Cubitt B, de la Torre JC (1998) Mechanism of Borna disease virus entry into cells. J Virol 72:783-788

Gosztonyi G, Ludwig H (1984) Borna disease of horses: An immunohistological and virological study of naturally infected animals. Acta Neuropathol 64:213-221

Gosztonyi G, Ludwig H (1995) Borna Disease - Neuropathology and Pathogenesis. In: Koprowski H, Lipkin WI (eds) Borna Disease. Springer, Berlin Heidelberg New York, pp 39-73

Gosztonyi G, Lefert R, Ludwig H (1983) Immunohistological investigations in Borna Disease (BD) virus infected rats. Zentralbl Bakteriol Mikrobiol Hyg (A) 254:161

Grabner A, Fischer A (1991) Symptomatologie und Diagnostik der Borna-Encephalitis des Pferdes. Eine Fallanalyse der letzten 13 Jahre. Tierärztl Prax 19:68-73

Grefe J (1991) Die Vorstellungen zur Ätiologie der Progressiven Paralyse in der Allgemeinen Zeitschrift für Psychiatrie 1844-1913. Inaugural Dissertation, Fakultät Naturwiss. Med., Rupr.-Karls-Universität Heidelberg

Gross G, Huber G (1993) Premorbid personality in schizophrenia: the contribution of European long-term studies. Neurol Psychiatry Brain Res 2:14-20

Gross G, Huber G, Linz M (1989) Zur Frage der symptomatischen Schizophrenie und Zyklothymie. Zbl Neurol 251:323-332

Grüner JF (1992) Psychiatrische Erkrankungen bei HIV-Infizierten. Psychiat Prax 19:1-6

Haas B, Becht H, Rott R (1986) Purification and properties of an intranuclear virus-specific antigen from tissue infected with Borna disease virus. J Gen Virol 67:235-241

Haase A, Evangelista A, Minnigan H, Maroushek S, Larson A, Retzel E, McFarlin D, Jacobson S, Bartholomew C (1990) The issues of causation and neurotropism in neurological diseases associated with infections by retroviruses. In: Blattner WA (ed) Human Retrovirology: HTLV. Raven, New York, pp 15-26

Häfner H (1993) What ist schizophrenia? Neurol Psychiatry Brain Res 2:36-52

Häfner H (1995) Was ist Schizophrenie? In: Häfner H (Hrsg) Was ist Schizophrenie? Fischer, Stuttgart, S 1-57

Haga S, Yoshimura M, Motoi Y, Arima K, Aizawa T, Ikuta K (1997a) Detection of Borna disease virus genome in normal human brain tissue. Brain Res 770:307-309

Haga S, Motoi Y, Ikeda K and the Japan Bornavirus Study Group (1997b) Borna disease virus and neuropsychiatric disorders. Lancet 350:592-593

Hagiwara K, Nakaya T, Nakamura J, Asahi S, Takahashi H, Ishihara C, Ikuta K (1996) Borna disease virus RNA in peripheral blood mononuclear cells obtained from healthy dairy cattle. Med Microbiol Immunol 185:145-151

Hagiwara K, Momiyama N, Taniyama H, Nakaya T, Trunoda N, Ishihara C, Ikuta K (1997) Demonstration of Borna disease virus (BDV) in specific regions of the brain from horses positive for serum antibodies to BDV but negative for BDV RNA in the blood and internal organs. Med Microbiol Immunol 186:19-24

Hallensleben W, Zocher M, Staeheli P (1997) Borna disease virus is not sensitive to amantadine. Arch Virol 142:2043-2048

Hallensleben W, Schwemmle M, Hausmann J, Stitz L, Volk B, Pagenstecher A, Staeheli P (1998) Borna disease virus-induced neurological disorder in mice: infection of neonates results in immunopathology. J Virol 72:4379-4386

Hambrecht M (1994) Schizophrenie: Neue Ergebnisse und Modelle zur Ätiologie. Kongreßbericht. Nervenarzt 65:496-498

Hanson CV (1992) Immunofluorescence and related procedures. In: Lennette EH (ed) Laboratory diagnosis of viral infections. Dekker, New York Basel, pp 127-146

Harris GJ, Rhew EH, Naga T, Pearlson GD (1991) Userfriendly method for rapid brain and CSF volume calculation using transaxial MRI images. Psychiatry Res Neuroimaging 40:61-68

Hatalski CG, Lewis AJ, Lipkin WI (1997) Borna disease. Em Infect Dis 3:129-135

Hawkins CP, McLaughlin JE, Kendall BE, McDonald WI (1993) Pathological findings correlated with MRI in HIV infection. Neuroradiol 35:264-268

Heckmann G (1984) Anzeigepflichtige Tierseuchen in der Bundesrepublik Deutschland von 1950 bis 1983 unter besonderer Darstellung des Zeitabschnittes von 1970 bis 1983 in Zahlen und Grafiken. Parey, Berlin Hamburg

Heimann H (1991) Die Psychiatrie am Ende des 20. Jahrhunderts. In: Ciompi L, Heimann H (Hrsg) Psychiatrie am Scheideweg. Was bleibt? Was kommt? Springer, Berlin Heidelberg, S 115-124

Heinig A (1964) Zur experimentellen Infektion von Pferden und Schafen mit dem Virus der Bornaschen Krankheit (BK). Arch Exp Vet Med 18:753-766

Heinig A (1969) Die Bornasche Krankheit der Pferde und Schafe. In: Rohrer H (Hrsg) Handbuch der Virusinfektionen bei Tieren. VEB Fischer, Jena, S 83-148

Helmchen H (1988) Methodological and strategical considerations in schizophrenia research. Compr Psychiatry 29:337-354

Henneberg AE, Ruffert S, Henneberg HJ, Kornhuber HH (1993) Antibodies to brain tissue in sera of schizophrenic patients - preliminary findings. Eur Arch Psychiatry Clin Neurosci 242:314-317

Hennekens Ch H, Buring JE (1987) Epidemiology in medicine. Little Brown, Boston

Herzog S, Rott R (1980) Replication of Borna disease virus in cell cultures. Med Microbiol Immunol 168:153-158

Herzog S, Kompter C, Frese K, Rott R (1984) Replication of Borna disease virus in rats: age-dependent differences in tissue distribution. Med Microbiol Immunol 173:171-177

Herzog S, Wonigeit K, Frese K, Hedrich HJ, Rott R (1985) Effect of Borna disease virus infection in athymic rats. J Gen Virol 66:503-508

Herzog S, Frese K, Rott R (1991) Studies on the genetic control of resistance of black hooded rats to Borna disease. J Gen Virol 72:535-540

Herzog S, Frese K, Richt JA, Rott R (1994) Ein Beitrag zur Epizootiologie der Bornaschen Krankheit beim Pferd. Wien Tierärztl Mschr 81:374-379

Herzog S, Pfeuffer I, Haberzettl K, Feldmann H, Frese K, Bechter K, Richt JA (1997) Molecular characterization of Borna disease virus from naturally infected animals and possible links to human disorders. Arch Virol [Suppl] 13:183-190

Hewer W, Junker D, Dressing H, Olbrich R (1994) Psychosen bei Encephalitiden unklarer Ätiologie. Nervenarzt 65:163-168

Hoff P (1994) Emil Kraepelin und die Psychiatrie als klinische Wissenschaft. Ein Beitrag zum Selbstverständnis psychiatrischer Forschung. Springer, Berlin Heidelberg

Holland BA (1987) Diseases of white matter. In: Brant-Zawadzki M, Norman D (eds) Magnetic resonance imaging of central nervous system. Raven, New York, pp 259-277

Holzgraefe M, Reiber H, Felgenhauer K (1988) Labordiagnostik von Erkrankungen des Nervensystems. perimed, Erlangen

Horimoto T, Takahashi H, Sakaguchi M, Horikoshi K, Iritani S, Kazamatsuri H, Ikeda K, Tashiro M (1997) A reverse type sandwich enzyme-linked immunosorbent assay for detecting antibodies to Borna disease virus. J Clin Microbiol 35:1661-1666

Huber G (1955) Zur nosologischen Differenzierung lebensbedrohlicher katatoner Psychosen. Schweiz, Arch Neurol Psychiatric 74:216-244

Huber G (1972) Klinik und Psychopathologie der organischen Psychosen. In: Kisker KP, Meyer JE, Müller M, Strömgren C (Hrsg) Psychiatrie der Gegenwart. Teil 2, Bd 2. Springer, Berlin Heidelberg New York, S 71-146

Huber G (1987) Psychiatrie. Systematischer Lehrtext für Studenten und Ärzte. Schattauer, Stuttgart New York, 4. Aufl.

Huber G (1990) Idiopathische Psychosen: Psychopathologie-Neurobiologie-Therapie. Zusammenfassung und Schlußwort. In: Huber G (Hrsg) Idiopathische Psychosen. Schattauer, Stuttgart New York, S 267-281

Huber G (1992) The phenomenological approach to major psychoses in Europe during the past several decades. Neurol Psychiatry Brain Res 1: 49-53

Huber G, Gross G, Schüttler R (1979) Schizophrenie. Verlaufs- und sozialpsychiatrische Langzeituntersuchungen an den 1945-1959 in Bonn hospitalisierten Kranken. Springer, Berlin Heidelberg

Huckmann MS, Fox J, Topel J (1975) The validity of criteria for the evaluation of cerebral atrophy. Radiology 116:85-91

Huffmann G, Braune JJ (Hrsg) (1991) Infektionskrankheiten des Nervensystems. Einhorn, Reinbek

Igata T, Yamaguchi K, Igata-Yi R, Yoshiki K, Takemoto S, Yamasaki H, Matuoka M, Miyakawa T (1998) Dementia and Borna disease virus. Dement Geriatr Cogn Disord 9:24-25

Immich H (1974) Medizinische Statistik. Stuttgart New York

Irigoin C, Rodriguez EM, Heinrichs M, Frese K, Herzog S, Oksche A, Rott R (1990) Immunocytochemical study of the subcommissural organ of rats with induced postnatal hydrocephalus. Exp Brain Res 82:384-392

Iwahashi K, Watanabe M, Nakamura K, Suwaki H, Nakaya T, Nakamura Y, Takahashi H, Ikuta K (1997) Clinical investigation of the relationship between Borna disease virus (BDV) infection and schizophrenia in 67 patients in Japan. Acta Psychiatr Scand 96:412-415

Iwahashi K, Watanabe M, Nakamura K, Suwaki H, Nakaya T, Nakamura Y, Takahashi H, Ikuta K (1998) Positive and negative syndromes, and Borna disease virus infection in schizophrenia. Neuropsychobiol 37:59-64

Jahnel F (1930) Pathologische Anatomie der progressiven Paralyse. In: Bumke O (ed) Handbuch der Geisteskrankheiten. Spez. Teil 7, Bd. 11. Die Anatomie der Psychosen. Springer, Berlin, S 417-569

Jakob H, Beckmann H (1986) Prenatal developmental disturbances in the limbic allocortex in schizophrenics. J Neurol Transm 65:303-326

Janzarik W (1989) Die nosologische Differenzierung der idiopathischen Psychosen - ein psychiatrischer Sisyphus-Mythos. Nervenarzt 60:86-89

Jernigan TL, Zisook S, Heaton RK, Noranville JT, Hesselink JR, Braff DL (1991) Magnetic resonance imaging abnormalities in lenticular nuclei and cerebral cortex in Schizophrenia. Arch Gen Psychiatry 48:881-890

Joest E, Degen H (1909) Über eigentümliche Kerneinschlüsse der Ganglienzellen bei der enzootischen Gehirn-Rückenmarksentzündung der Pferde. Z Inf Krankh Haustiere 6:348-356

Joest E, Degen H (1911) Untersuchungen über die pathologische Histologie, Pathogenese und postmortale Diagnose der seuchenhaften Gehirn-Rückenmarksentzündung (Borna'sche Krankheit) des Pferdes. Z Inf Krankh Haustiere 9:1-98

Johnson RT (1982) Viral infections of the nervous system. Raven, New York

Johnstone EC (1994) Searching for the causes of schizophrenia. Oxford University Press, Oxford

Jones P, Murray RM (1991) The genetics of schizophrenia is the genetics of neurodevelopment. Br J Psychiatry 158:615-623

Kao M, Gosztonyi G, Ludwig H (1983) Obesity syndrome in Borna disease virus infected rats. Zentrbl Bakt Mikrobiol Hyg A 255:173

Kao M, Hamir AN, Rupprecht CE, Fu ZF, Shankar V, Koprowski H, Dietzschold B (1993) Detection of antibodies against Borna disease virus in sera and cerebrospinal fluid of horses in the USA. Vet Rec 132:241-244

Karlsson JL (1994) Century of schizophrenia genetics - a review. Neurol Psychiatry Brain Res 2:135-139

Kaschka WP (1990) Die Virushypothese der endogenen Psychosen - sinnvoller Forschungsansatz oder Fiktion? In: Kaschka WP, Aschauer HN (Hrsg) Psychoimmunologie. Thieme, Stuttgart New York, S 142-147

Kennedy PGE, Johnson RT (1987) Infections of the nervous system. Butterworths, London

King DJ, Cooper SJ (1989) Viruses, immunity and mental disorder. Br J Psychiatry 154:1-7

Kishi M, Nakaya T, Nakamura Y, Kakinuma M, Takahashi TA, Sekiguchi S, Uchikawa M, Tadokoro K, Ikeda K, Ikuta K (1995) Prevalence of Borna disease virus RNA in peripheral blood mononuclear cells from blood donors. Med Microbiol Immunol 184:135-138

Kishi M, Arimura J, Ikuta K, Shoya J, Lai PK, Kakinuma M (1996) Sequence variability of Borna disease virus open reading frame II found in human peripheral blood mononuclear cells. J Virol 70:635-640

Kitchin W, Cohen-Cole SA, Mickel SF (1987) Adrenoleukodystrophy: frequency of presentation as a psychiatric disorder. Biol Psychiatry 22:1375-1387

Kitze B, Herzog S, Rieckmann P, Poser S, Richt JA (1996) No evidence of Borna disease virus specific antibodies in multiple sclerosis patients in Germany. Neurology 234:660-661

Knight J, Knight A, Ungvari G (1992) Can autoimmune mechanisms account for the genetic predisposition to schizophrenia? Br J Psychiatry 160:533-540

Körber R, Huffmann G (1991) Gibt es Encephalitiden ohne entzündliche Liquorveränderungen? In: Huffmann G, Braune HJ (Hrsg) Infektionskrankheiten des Nervensystems. Einhorn, Reinbek, S 262-266

Kohler J, Heilmeyer H, Volk B (1988a) Multiple sclerosis presenting as chronic atypical psychosis. J Neurol Neurosurg Psychiatr 51:281-284

Kohler J, Kern U, Kasper B, Rehse-Küpper B, Thoden U (1988b) Chronic central nervous system involvement in Lyme borreliosis. Neurology 38:863-867

Kornhuber J, Weller M (1994) Aktueller Stand der biochemischen Hypothesen zur Pathogenese der Schizophrenien. Nervenarzt 65:741-754

Krey HF, Stitz L, Ludwig H (1982) Virus-induced pigment epithelitis in rhesus monkeys. Clinical and histological findings. Ophthalmologica 185:205-213

Kurstak E (ed) (1991) Psychiatry and biological factors. Plenum, New York London

Lander ES (1988) Splitting Schizophrenia. Nature 336:105-106

Lange H, Herzog S, Herbst W, Schliesser T (1987) Seroepidemiologische Untersuchungen zur Borna'schen Krankheit (Ansteckende Gehirn-Rückenmarksentzündung) der Pferde. Tierärztl Umschau 42:938-946

Lee HH, Canavaggio M, Burczak JD (1992) Immunoblotting. In: Lennette EH (ed) Laboratory diagnosis of viral infections. 2nd ed revised and expanded. Dekker, New York Basel Hongkong, pp 195-210

Libikova H (1983) Schizophrenia and viruses: principles of etiologic studies. In: Morozov PV (ed) Advances in Biological Psychiatry. Karger, Basel, 12:20-51

Liddle P (1993) The psychomotor disorders: disorders of the supervisory mental process. Behav Neurol 6:5-14

Liddle PF (1994) Neurobiology of schizophrenia. Curr Opin Psychiatry 7:43-46

Lieb K, Hallensleben W, Czygan M, Stitz L, Staeheli P, and the Bornavirus Study Group (1997a) No Borna disease virus specific RNA detected in blood from psychiatric patients in different regions of Germany. Lancet 350: 1002

Lieb K, Hufert FT, Bechter K, Bauer J, Kornhuber J (1997b) Depression, Borna disease, and amantadine. Lancet 349:958

Lieberman JA, Sobel SN (1993) Predictors of treatment response and course of schizophrenia. Curr Op Psychiatry 6:63-69

Lipkin W, Battenberg ELF, Bloom FE, Oldstone MBA (1988a) Viral infection of neurons can depress neurotransmitter mRNA levels without histologic injury. Brain Res 451:333-339

Lipkin W, Carbone KM, Wilson MC, Duchala CS, Narayan O, Oldstone MBA (1988b) Neurotransmitter abnormalities in Borna disease. Brain Res 475:366-370

Lipkin WJ, Travis GH, Carbone KM, Wilson MC (1990) Isolation and characterization of Borna disease agent cDNA clones. Proc Natl Sci USA 87:4184-4188

Lorenz K (1973) Die Rückseite des Spiegels. Versuch einer Naturgeschichte menschlichen Erkennens. Piper, München

Lubahn DB, Silverman LM (1984) A rapid silver-stain procedure for use with routine electrophoresis of cerebrospinal fluid on agarose gel. Clin Chem 10:1689-1691

Ludwig H, Becht H (1977) Borna, the disease - a summary of our present knowledge. In: ter Meulen V, Katz M (eds) Slow virus infections of the central nervons system. Springer, New York Heidelberg, pp 75-83

Ludwig H, Bode L (1997) The neuropathogenesis of Borna disease virus infectious. Intervirology 40:185-197

Ludwig H, Thein P (1977) Demonstration of specific antibodies in the central nervous system of horses naturally infected with Borna disease virus. Med Microbiol Immunol 163:215-226

Ludwig H, Koester V, Pauli G, Rott R (1977) The cerebrospinal fluid of rabbits infected with Borna disease virus. Arch Virol 55:209-223

Ludwig H, Bode L, Gosztonyi G (1988) Borna disease: A persistent virus infection of the central nervous system. Prog Med Virol 35:107-151

Ludwig H, Furuya K, Bode L, Klein N, Dürrwald R, Lee DS (1993) Biology and neurobiology of Borna disease viruses (BDV), defined by antibodies, neutralizability und their pathogenic potential. Arch Virol [Suppl] 7:111-133

Lüer W, Poser S, Weber T, Jürgens S, Eichenlaub D, Pohle HD, Felgenhauer K (1988) Chronic HIV Encephalitis-I. Cerebrospinal fluid diagnosis. Klin Wochenschr 66:21-25

Lundgren AL, Czech G, Bode L, Ludwig H (1993) Natural Borna disease in domestric animals others than horses and sheep. J Vet Med B40:298-303

Maier W (1993) Editoral. Genetic epidemiology of psychiatric disorders. Eur Arch Psychiatry Clin Neurosci 243:119-120

Maier W (1996) Best-Estimate-Diagnose: Rationale, Reliabilität und Validität. In: Saß H (Hrsg) Pschopathologische Methoden und psychiatrische Forschung. Fischer, Jena Stuttgart, S 117-128

Malkinson M, Weisman Y, Ashash E, Bode L, Ludwig H (1993) Borna disease inostriches. Vet Rec 133:304

Mann K, Bartels M (1992) Was erwartet der Psychiater von der Kernspintomographie und -Spektroskopie? Fortschr Neurol Psychiatr 60:308-314

Matthias D (1954) Der Nachweis von latent infizierten Pferden, Schafen und Rindern und deren Bedeutung als Virusreservoir bei der Bornaschen Krankheit. Arch Exp Vet Med 8:506-511

Mayr A, Danner K (1972) Production of Borna virus in tissue culture. Proc Soc exp Biol Med 140:511-515

Mayr A, Danner K (1978) Borna - a slow virus disease. Comp Immun Microbiol Infect Dis 1:3-14

Mayr E (1991) One long argument. Charles Darwin and the genesis of modern evolutionary thought. Harvard University Press

Mc Clure MA, Thibault KJ, Hatalski CG, Lipkin WI (1992) Sequence similarity between Borna disease virus p 40 and a duplicated domain within the Paramyxovirus and Rhabdovirus polymerase proteins. J Virol 66, 11:6572-6577

Mc Donald WM, Krishnan KRR, Doraiswang PM, Blazer DG (1991) Occurrence of subcortical hyperintensities in elderly subjects with mania. Psychiatry Res Neuroimaging 40:211-220

Mc Donald WM, Krishnan KRR (1992) Magnetic Resonance in patients with affective illness. Eur Arch Psychiatr Clin Neurosci 241:283-290

Mc Guire MT, Marks I, Nesse RM, Troisi A (1992) Evolutionary biology: A basic science for psychiatry? Acta Psychiatr Scand 86:89-96

Meese W, Grumme T, Hopfenmüller K (1980) CT evaluation of CSF spaces of healthy persons. Neuroradiology 19:131-136

Menninger KA (1926) Influenza und Schizophrenia. An analysis of post-influenzal "dementia praecox" as of 1918 and five years later. Am J Psychiatry 5:469-529

Meulen ter V, Carter MJ, Wege H, Watanabe R (1984) Mechanisms and consequences of virus persistence in the human nervous system. Ann NY Acad Sci 436:86-97

Modell S, Kurtz G, Müller-Spahn F, Schmölz E (1993) Secondary psychotic symptoms in a patient with biphasis meningo-encephalitis. Europ Psychiatry 8:325-328

Morales JA, Herzog S, Kompter C, Frese K, Rott R (1988) Axonal transport of Borna disease virus along olfactory pathways in spontaneously and experimentally infected rats. Med Microbiol Immunol 177:51-68

Müller N (1992) Psychoneuroimmunologische Untersuchungen bei Patienten mit endogenen Psychosen. Habilitationsschrift Ludwig-Maximilians-Universität München

Müller N, Ackenheil M, Hofschuster E, Mempel W, Eckstein R (1991) Cellular immunity in schizophrenic patients before and during neuroleptic treatment. Psychiatry Res 37:147-160

Naber D (1990) Psychiatrische Auffälligkeiten im Verlauf der HIV-Infektion. In: Kaschka WP, Aschauer HN (Hrsg) Psychoimmunologie. Thieme, Stuttgart New York, S 179-186

Naber D (1993) AIDS und ZNS. In: Schüttler R (Hrsg) Organische Psychosyndrome. Springer, Berlin Heidelberg, S 119-134

Nair TR, Christensen JD, Kingsbury SJ, Kumar NG, Terry WM, Garver DL (1997) Progression of cerebroventricular enlargement and the subtyping of schizophrenia. Psychiatry Res Neuroimaging Section 74:141-150

Nakaya T, Takahashi H, Nakamura Y, Asahi S, Tobiume M, Kuratsune H, Kitani T, Yamanishi K, Ikuta K (1996) Demonstration of Borna disease virus RNA in peripheral blood mononuclear cells derived from Japanese patients with chronic fatigue syndrome. FEBS Letters 378:145-149

Nakaya T, Kuratsune H, Kitani T, Ikuta K (1997) Demonstration on Borna disease virus in patients with chronic fatigue syndrome. Nippon Rinsho 55:3064-3071

Narayan O, Herzog S, Frese K, Scheefers H, Rott R (1983a) Behavioral disease in rats caused by immunopathological responses to persistent Borna virus in the brain. Science 220:1401-1402

Narayan O, Herzog S, Frese K, Scheefers H, Rott R (1983b) Pathogenesis of Borna disease in rats: Immune-mediated viral opthalmoencephalopathy causing blindness and behavioral abnormalities. J Infect Dis 148:305-315

Netzer F (1952) Vorkommen, Verbreitung, Ätiologie und Klinik der Borna´schen Krankheit im Landkreis Pfaffenhofen a.d. Ilm in den Jahren 1950-1952. Inaugural Dissertation, Tierärztl. Fakultät, Ludw.-Maxim.-Universität München

Neumärker KJ (1989) Karl Bonhoeffer und die Stellung der symptomatischen Psychosen - Organische Psychosen - in Klinik und Forschung. Nervenarzt 60:593-602

Neumärker KJ, Dudeck U, Plaza P (1989) Borrelien-Encephalitis und Katatonie im Jugendalter. Nervenarzt 60:115-119

Neumann B, Grefe U, Mäder M (1993) The immunoblot in CSF diagnostics. In: Felgenhauer K, Holzgraefe M, Prange HW (eds) CNS barriers and modern CSF diagnostics. VCH, Weinheim New York Basel, pp 318-324

Notkins AL, Oldstone MBA (eds) (1984) Concepts in viral pathogenesis. Springer, New York Berlin Heidelberg Tokyo

O'Callaghan E, Sham C, Takei N, Murray G, Glover G, Hare EH, Murray RM (1994) The relationship of schizophrenic births to 16 infectious diseases. Br J Psychiatry 165:353-356

Oepen G, Deschl G, Hermle L, Kohler J (1987) Schizophrene Psychose bei der Borrelien-Encephalitis. Psycho 13:363-364

Oldach D, Zink MC, Pyper JM, Herzog S, Rott R, Narayan O, Clements JE (1995) Induction of protection against Borna disease by inoculation with high-dose-attenuated Borna disease virus. Virology 206:426-434

Oldstone MBA (1987) Molecular anatomy of viral disease. Neurology 37:453-460

Oldstone MBA (1990) Viruses can cause disease in the absence of morphologic evidence of cell injury: pathology in the absence of cell lysis-implication for pathologist´s future study of disease. In: Cancilla PA and Vogel F St (eds) Neuropathology. Williams, New York, 32:123-129

Olsson T, Kostulas V, Link H (1984) Improved detection of oligoclonal IgG in cerebrospinal fluid by isoelectric focusing in agarose, double-antibody peroxidase labeling and avidin-biotin amplification. Clin Chem 7:1246-1249

Oschmann P, Wellensiek HJ, Dorndorf W, Pflughaupt KW (1997) Intrathecal synthesis of specific antibodies in neuroborreliosis: comparison of immunoblotting, indirect immunofluorescence assay and enzyme-linked immunsorbent assay. J Laboratory Med x-x

Oxenstierna G, Bergstrand G, Edman G, Flyckt L, Nybäck H, Sedvall G (1996) Increased frequency of aberrant CSF circulation in schizophrenic patients compared to healthy volunteers. Eur Psychiatry 11:16-20

Pandey R, Gupta A, Chaturvedi V (1981) Autoimmune model of schizophrenia with special reference to antibrain antibodies. Biol Psychiatry 16: 1123-

Parshall AM, Priest RG (1993) Nosology, taxonomy and the classification conundrum of the functional psychoses. Br J Psychiatry 162:227-236

Pauels FJ (1990 und 1992) Statistik der Entschädigungsleistungen der Bayerischen Tierseuchenkasse für Verluste durch die Bornasche Krankheit von 1968-1992. Persönliche Mittteilung

Pert CB, Knight JG, Laing P, Markwell MAK (1988) Scenarios for a viral etiology of schizophrenia. Schiz Bull 2:243-247

Peters UH, Karenberg A, Diederich N (1989) "Symptomatische Manien" bei HIV-Infektion. Psychiatr Prax 16:91-96

Pette H, Környey St (1935) Über die Pathogenese und die Pathologie der Bornaschen Krankheit im Tierexperiment. Dt Z Nervenheilk 136:20-65

Pichot P (1994) Nosological models in psychiatry. Br J Psychiatry 164:232-240

Pitts AF, Brendan TC, Gehris TL, Kathol RG, Samuleson SD (1990) Elevated CSF protein in male patients with depression. Biol Psychiatry 28:629-637

Planz O, Bilzer T, Sobbe M, Stitz L (1993) Lysis of MHC class I bearing cells in Borna disease virus-induced degenerative encephalopathy. J Exp Med 178:163-174

Plotz P (1983) Autoantibodies are anti-idiotype antibodies to antiviral antibodies. Lancet 2:824

Pongratz D, Spatz RB (1984) Infetiös-entzündliche Erkrankungen. In: Bernsmeier A, Schrader A, Struppler A (Hrsg) Bodechtel. Differentialdiagnosen neurologischer Krankheitsbilder. 4. neu bearb. u. erw. Aufl. Thieme, Stuttgart New York, 3.1-3.28

Praag van HM, Kahn RS, Asnis GM, Wetzler S, Brown SL, Bleich A, Korn ML (1987) Denosologization of biological psychiatry or the specificity of 5-HT disturbances in psychiatric disorders. J Affect Dis 13:1-8

Prange HW, Ritter G (1986) Die spezifische Antikörperaktivität als Marker für erregerstimulierte lokale Immunantwort im ZNS. Dargestellt am Beispiel von Syphilis- und Zoster-Erkrankungen. Nervenarzt 57:14-18

Prange HW, Moskophidis M, Schipper H, Müller F (1983) Relationship between neurological features and intrathecal synthesis of IgG antibodies to Treponema pallidum in untreated and treated human neurosyphilis. J Neurol 230:241-252

Preskorn SH, Hartmann BK, Irwin GH, Hughes CW (1982) Role of the central adrenergic system in mediating amitriyptyline - induced alteration in mammalian blood-brain barrier in vivo. J Pharmacol Exp Ther 223:388-394

Propping P (1983) Genetic disorders presenting as "schizophrenia". Karl Bonhoeffer's early view of the psychoses in the light of medical genetics. Hum Genet 65:1-10

Propping P (1989) Psychiatrische Genetik. Befunde und Konzepte. Springer, Berlin Heidelberg

Propping P, Nöthen MM, Körner J, Rietschel M, Maier W (1994) Assoziationsuntersuchungen bei psychiatrischen Erkrankungen. Nervenarzt 65:725-740

Pyper MJ (1995) Does Borna disease virus infect humans? Nature Med 1:209-210

Pyper JM, Clements JE (1994) Partial purification and characterization of Borna disease virions released from infected neuroblastoma cells. Virology 201:380-382

Pyper JM, Richt JA, Brown L, Rott R, Narayan O, Clements JE (1993) Genomic organization of the structural proteins of Borna disease virus revealed by cDNA clone encoding the 38 kDa protein. Virology 195:229-238

Quitkin F, Rifkin A, Klein DF (1976) Neurologic soft signs in schizophrenia and character disorders. Organicity in schizophrenia with premorbid asociality and emotionally unstable character disorders. Arch Gen Psychiatry 33:845-853

Reiber H (1980) The discrimination between different blood - CSF barrier dysfunctions and inflammatory reactions to the CNS by a recent evaluation graph for the protein profile of cerebrospinal fluid. J Neurol 224:89-99

Reiber H (1988a) Aktuelle Methoden der Liquoranalytik. Labormedizin 12:101-109

Reiber H (1988b) Untersuchungen des Liquors zur Diagnose neurologischer Erkrankungen. In: Holzgraefe M, Reiber H, Felgenhauer K (Hrsg) Labordiagnostik von Erkrankungen des Nervensystems. perimed, Erlangen, S 35-50

Reiber H (1993) Decreased flow of cerebrospinal fluid (CSF) as origin of the pathological increase of protein concentration in CSF. In: Felgenhauer K, Holzgraefe M, Prange HW (eds) CNS barriers and modern CSF diagnostics. Centennial of Quincke's lumbar puncture. VCH, Weinheim New York, pp 305-317

Reiber H, Felgenhauer K (1987) Protein transfer at the blood cerebrospinal fluid barrier and the quantitation of the humoral immune response within the central nervous system. Clin Chim Acta 163:319-328

Reynolds EH (1990) Structure and function in neurology and psychiatry. Br J Psychiatry 157:481-490

Rice JP (1993) Phenotype definition for genetic studies. Eur Arch Psychiatry Clin Neurosci 243:158-163

Richt AJ, Stitz L (1992) Borna disease virus-infected astrocytes function in vitro as antigen - presenting and target cells for virus - specific CD4-bearing lymphocytes. Arch Virol 124:95-109

Richt J, Stitz L, Deschl U, Frese K, Rott R (1990) Borna disease virus-induced meningoencephalitis caused by a virus-specific CD4+ T cell-mediated immune reaction. J Gen Virol 71:2565-2573

Richt J, Vande Woude S, Zine M, Narayan D, Clements J (1991) Analysis of Borna disease virus-specific RNA's in infected cells and tissues. J Gen Virol 72:2251-2255

Richt JA, Herzog S, Haberzettl K, Rott R (1993a) Demonstration of Borna disease virus-specific RNA in secretions of naturally infected horses by the polymerase chain reaction. Med Microbiol Immunol 182:293-304

Richt JA, Herzog S, Pyper J, Clements JE, Narayan O, Bechter K, Rott R (1993b) Borna disease virus: nature of the etiologic agent and significance of infection in man. Arch Virol [Suppl] 7:101-190

Richt JA, Herzog S, Rott R, Oldach D, Pyper JM, Clements JE, Narayan O (1994a) Molecular biology and neuropathogenesis of Borna disease virus. In: McKendall RR, Stroop WG (eds) Handbook of neurovirology. Dekker, New York Basel, pp 679-686

Richt JA, Schmeel A, Frese K, Carbone KM, Narayan O, Rott R (1994b) Borna disease virus-specific T cells protect against or cause immunopathological disease. J Exp Med 179:1467-1473

Richt JA, Pfeuffer I, Christ M, Frese K, Bechter K, Herzog S (1997a) Borna disease virus infection in animals and humans. Em Infect Dis 3:343-352

Richt JA, Alexander RC, Herzog S, Hooper DC, Kean R, Spitsin S, Bechter K, Schüttler ., Feldmann H, Heiske A, Fu ZF, Dietzschold B, Rott R, Koprowski H (1997b) Failure to detect Borna disease virus infection in peripheral blood leukocytes from humans with psychiatric disorders. J Neurovirol 3:174-178

Risch N, Merikangas KR (1993) Linkage studies of psychiatric disorders. Eur Arch Psychiatry Clin Neurosci 243:143-149

Ritter G, Prange HW (1987) Klinik, Diagnostik und Therapie der Neurosyphilis. Nervenarzt 58:265-271

Roggendorf W, Sasaki S, Ludwig H (1983) Light microscope and immunohistological investigations on the brain of Borna disease virus-infected rabbits. Neuropathol Appl Neurobiol 9:287-296

Roos PR, Davis K, Meltzer HY (1985) Immunoglobulin studies in patients with psychiatric diseases. Arch Gen Psychiatry 42:124-128

Rorie GA (1901) Post-influenzal insanity in the Cumberland and Westmoreland asylum with statistics of sixty-eight cases. J Ment Sci 47:317-326

Ross CA, Mc Innis MG, Margolis RL, Li S-H (1993) Genes with triplet repeats: candidate mediators of neuropsychiatric disorders: Trens Neurosci 16:254-260

Rothman KJ (1986) Modern Epidemiology. Little Brown, Boston

Rott R and Becht H (1995) Natural and Experimental Borna Disease in Animals. In: Koprowski H, Lipkin WI (eds) Borna Disease. Springer, Berlin Heidelberg New York, pp 17-30

Rott R, Frese K (1983) Some pathogenetic aspects of Borna disease. In: Behan PO, ter Meulen V, Rose FC (eds) Immunology of Nervous System Infections. Progr Brain Res, Elsevier, Amsterdam, 59:269-273

Rott R, Herzog S, Fleischer B, Winokur A, Amsterdam J, Dyson W, Koprowski H (1985) Detection of serum-antibodies to Borna disease virus in patients with psychiatric disorders. Science 228:755-756

Rott R, Herzog S, Richt J, Stitz L (1988) Immune-mediated pathogenesis of Borna disease. Zbl Bakt Hyg A 270:295-301

Rott R, Herzog S, Bechter K, Frese K (1991) Borna Disease, a possible hazard for man? Arch Virol 118:143-149

Rott O, Herzog S, Cash E (1993) T cell memory specific for self and non-self antigens in rats persistently infected with Borna disease virus. Clin Exp Immunol 93:370-376

Royston MC, Lewis SW (1993) Brain pathology in schizophrenia: developmental or degenerative? Curr Op Psychiatry 6:70-73

Rubin SA, Waltrip II RW, Bautista JR, Carbone KM (1993) Borna disease virus in mice: host specific differences in disease expression. J Virol 67:548-552

Sachs L (1984) Angewandte Statistik. Springer, Berlin

Salvatore M, Morzunow S, Schwemmle M, Lipkin WI and the Bornavirus Study Group (1997) Borna disease virus in brains of North American and European people with schizophrenia and bipolar disorder. Lancet 349:1813-1814

Samuelson SD, Winokur G, Pitts AF (1994) Elevated cerebrospinal fluid protein in men with unipolar or bipolar depression. Biol Psychiatry 35:539-544

Sasaki S, Ludwig H (1993) In Borna disease virus infected rabbit neurons 100nm particle structures accumulate at areas of Joest-Degen inclusion bodies. Zentralbl Vet Med B 40:291-297

Saß H (1987) Die Krise der psychiatrischen Diagnostik. Fortschr Neurol Psychiat 55:355-360

Sauder C, Müller A, Cubitt B, Mayer J, Steinmetz J, Trabert W, Ziegler B, Wanke K, Mueller-Lantzsch N, De la Torre JC, Grässer FA (1996) Detection of Borna Disease Virus (BDV) Antibodies and BDV RNA in Psychiatric Patients: Evidence for High Sequence Conservation of Human Blood-Derived BDV RNA. J Virol 70:7713-7724

Saur J (in Vorbereitung) Ein Vergleich der Symptomatik bei Patienten mit Suchterkrankungen, Persönlichkeitsstörungen und neurotischen Entwicklungen mit und ohne Serumantikörper gegen Borna Disease Virus. Dissertation, Med. Fakultät, Universität Ulm (in Vorbereitung)

Scadding G (1993) Nosology, taxonomy and the classification conundrum of the functional psychoses. Comment. Br J Psychiatry 162:237-238

Schädler R, Diringer H, Ludwig H (1985) Isolation and characterization of a 14 500 molecular weight protein from brains and tissue cultures persistently infected with Borna disease virus. J Gen Virol 66:2479-2484

Scheid W (1972) Die psychischen Störungen bei Infektionskrankheiten. In: Kisker KP, Meyer JE, Müller M, Strömgren C (Hrsg) Psychiatrie der Gegenwart. Springer, Berlin Heidelberg New York, 2:219-294

Scheid W (1980) Lehrbuch der Neurologie. 4. neubearb. un. erw. Aufl. Thieme, Stuttgart New York

Scheid A (1991) Serologie der speziellen Virusinfektionen. In: Huffmann G, Braune HJ (Hrsg) Infektionskrankheiten des Nervensystems. Einhorn, Reinbek, S 246-260

Schmidt J (1912) Untersuchungen über das klinische Verhalten der seuchenhaften Gehirn- und Rückenmarksentzündungen (Borna'schen Krankheit) des Pferdes nebst Angaben über diesbezügliche therapeutische Versuche. Berl tierärztl Wochenschr 28:581-586 und 597-603

Schmidt RM (1987) Der Liquor cerebrospinalis. Untersuchungsmethoden und Diagnostik. Fischer, Stuttgart

Schneemann A, Schneider PA, Kim S, Lipkin WI (1994) Identification of signal sequences that control transcription of Borna disease virus, a nonsegmented, negative-strand RNA virus. J Virol 68:6514-6522

Schneemann A, Schneider PA, Lamb RA, Lipkin WI (1995) The remarkable coding strategy of Borna disease virus: a new member of the non segmented negative strand RNA viruses. Virology 210:1-8

Schneider K (1980) Klinische Psychopathologie. 12. Aufl. Thieme, Stuttgart

Schneider PA, Schneemann A, Lipkin WJ (1994) RNA Splicing in Borna disease virus, a nonsegmented negative-strand RNA virus. J Virol 68:5007-5012

Schneider PA, Schwemmle M, Lipkin WI (1997) Implication of a cis-acting element in the cytoplasmic accumulation of unspliced Borna disease virus RNAs. J Virol 71:8940-8945

Schott K, Batra A, Klein R, Bartels M, Koch W, Berg PA (1992) Antibodies against serotonin and gangliosides in schizophrenia and major depressive disorders. 7:209-212

Schüttler R (1987) Psychiatrische Vorlesungen. Zuckschwerdt, München

Seifried O, Spatz H (1930) Die Ausbreitung der encephalitischen Reaktion bei der Borna'schen Krankheit der Pferde und deren Beziehungen zu der Encephalitis epidemica, der Heine-Medinschen Krankheit und der Lyssa des Menschen. Eine vergleichend-pathologische Studie. Zentralbl Neurol 124:317-382

Selten JP, van Loon AM, van Vliet K, Pleyte W, Hock HW, Kahn RS (1998) Borna disease virus in Caribbean immigrants to the Netherlands, diagnosed with schizophrenia. Schizophrenia Res (special issue) 29:19

Shadduck JA, Danner K, Dahme E (1970) Fluoreszenzserologische Untersuchungen über Auftreten und Lokalisation von Borna-Virusantigen in Gehirnen experimentell infizierter Kaninchen. Zbl Vet Med 1:494-503

Sharma T, Murray RM (1993) Aetiological theories in Schizophrenia. Curr Opin Psychiatry 6:80-84

Shima S, Jano K, Sugiura M, Tokunega J (1991) Anticerebral antibodies in functional psychoses. Biol Psychiatry 29:322-328

Shiwach R (1994) Psychopathology in Huntington's disease patients. Acta Psychiatr Scand 90:241-246

Shoya J, Kobayashi T, Koda T, Lai PK, Tanaka H, Koyama T, Ikuta K, Kakinuma M, Kishi M (1997) Amplification of a full-length Borna disease virus (BDV) cDNA from total RNA of cells persistently infected with BDV. Microbiol Immunol 41:481-486

Sierra-Honigmann AM, Carbone KM, Yolken RH (1995) Polymerase chain reaction (PCR) search for viral nucleic acid sequences in schizophrenia. Br J Psychiatry 166:55-60

Simpson GM, Cooper TB (1966) The effect of phenothiazines on cerebrospinal fluid. Int J Neuropsychiatry 66:223-226

Sirota P, Firer MA, Schild K, Tanay A, Elizur A, Meytes D, Slor H (1993) Autoantibodies to DNA in multicase families with schizophrenia. Biol Psychiatry 33:450-455

Smith J (1958) Spinal fluid changes during chlorpromazine therapy. Am J Psychiatry 115:167-169

Solbrig MV, Koob GF, Fallon JH, Lipkin WI (1994) Tardive dyskinetic syndrome in rats infected with Borna disease virus. Neurobiol Dis 1:111-119

Solbrig MV, Fallon JH, Lipkin WI (1995) Behavioral Disturbances and Pharmacology of Borna Disease. In: Koprowski H, Lipkin WI (eds) Borna disease. Springer, Berlin Heidelberg New York, pp 93-102

Solbrig MV, Koob GF, Joyce JN, Lipkin WI (1996a) A neural substrate of hyperactivity in Borna disease: changes in brain dopamine receptors. Virology 222:332-338

Solbrig MV, Koob GF, Fallon JH, Reid S, Lipkin WI (1996b) Prefrontal cortex dysfunction in Borna disease virus (BDV) - infected rats. Biol Psychiatry 40:629-633

Solbrig MV, Koob GF, Lipkin WI (1996c) Naloxone - induced seizures in rats infected with Borna disease virus. Neurology 46:1170-1171

Spatz H (1930) Encephalitis. In: Bumke O (Hrsg) Handbuch der Geisteskrankheiten. Spezieller Teil 7, Die Anatomie der Psychosen. Bd. 11. Springer, Berlin Heidelberg, S 217-224

Spielmeyer W (1925) Über Versuche der anatomischen Paralyseforschung zur Lösung klinischer und grundsätzlicher Fragen. Zschr ges Neurol Psych 97:287-328

Spielmeyer W (1930) Zur Einführung. Die anatomische Krankheitsforschung in der Psychiatrie. In: Bumke O (Hrsg) Handbuch der Geisteskrankheiten: Die Anatomie der Psychosen. Spez. Teil VII, Bd 10. Springer, Berlin, S 1-41

Spivak B, Radwan M, Brandon J, Molcho A, Ohring R, Tyano S, Weizman A (1991) Cold agglutinin autoantibodies in psychatric patients: their relation to diagnosis and pharmacological treatment. Am J Psychiatry 148:244-247

Sprankel H, Richarz K, Ludwig H, Rott R (1978) Behavior alterations in tree shrews (tupaia glis, Diard 1820) induced by Borna disease virus. Med Microbiol Immunol 165:1-18

Sprockhoff H v (1954) Untersuchungen über die Komplementbindungsreaktion bei der Borna'schen Krankheit. Zbl Vet Med 1:494-503

Starace F, Baldassarre C, Biancolilli V, Fea M, Serpelloni G, Bartoli L, Maj M (1998) Early neuropsychological impairment in HIV-seropositive intravenous drug users: evidence from the Italian Multicentre Neuropsychological HIV Study. Acta Psychiatr Scand 97:132-138

Stark DD, Bradley WG Jr (1992) Magnetic resonance imaging. Vol. 1, 2nd, Morley Year Book, St. Louis

Stevens JR (1992) Abnormal reinnervation as a basis for schizophrenia: a hypothesis. Arch Gen Psychiatry 49:238-243

Stitz L, Krey HF, Ludwig H (1980) Borna disease in rhesus monkeys as a model for uveo-cerebral symptoms. J med Virol 6:333-340

Stitz L, Soeder S, Deschl U, Frese K, Rott R (1989) Inhibition of immune-mediated meningoencephalitis in persistently Borna disease virus-infected rats by Cyclosporin A. J Immunol 143:4250-4256

Stitz L, Schilken D, Frese K (1991) Atypical dissemination of the highly neurotropic Borna disease virus during persistent infection of cyclosporin-A-treated, immunosuppressed rats. J Virol 65:457-460

Stitz L, Bilzer T, Richt JA, Rott R (1993) Pathogenesis of Borna disease. Arch Virol [Suppl] 7:135-151

Stitz L, Rott R (1994) Borna disease virus. In: Webster RG, Granoff A (eds) Encyclopedia of Virology. Academic Press, New York, pp 149-154

Stitz L, Planz O, Bilzer T (1998) Lack of antiviral effect of amantadine in Borna disease virus infection. Med Microbiol Immunol 186:195-200

Stöber G, Franzek E, Beckmann H (1992) The role of maternal infectious diseases during pregnancy in the etiology of schizophrenia in the offspring. Eur Psychiatry 7:147-152

Strömgren E (1987) Contributions of genetic studies on schizophrenia. In: Häfner H, Gattaz WF, Janzarik W (eds) Search for the causes of schizophrenia. Springer, Berlin Heidelberg, pp 171-175

Strongin W (1992) Sensitivity, specificity, and predictive value of diagnostic tests: definitions and clinical applications. In: Lennette EH (ed) Laboratory diagnosis of viral infections 2nd ed, revised and expandet. Dekker, New York, pp 211-222

Takahashi H, Nakaya T, Nakamura Y, Asahi S, Onishi Y, Ikebuchi K, Takahashi TA, Katoh T, Sekuguchi S, Takazawa M, Tanaka H, Ikuta K (1997)

Higher prevalence of Borna disease virus infection in blood donors living near thoroughbred horse farms. J Med Virol 32:330-335

Thiedemann N, Presak P, Rott R, Stitz L (1992) Antigenic relationship and further characerization of two major Borna disease virus-specific proteins. J Gen Virol 73:1057-1064

Thierer J, Riehle H, Grebenstein O, Binz Th, Herzog S, Thiedemann N, Stitz L, Rott R, Lottspeich F, Niemann H (1992) The 24K protein of Borna disease virus. J Gen Virol 73:413-416

Torrey EF (1986) Functional psychoses and viral encephalitis. Integr Psychiatry 4:224-236 including commentaries

Torrey EF, Peterson M (1976) The viral hypothesis of schizophrenia. Schiz Bull 1:136-146

Torrey EF, Kaufmann CA (1986) Schizophrenia and neuroviruses. In: Nasrallah HA (ed) Handbook of Schizophrenia. Vol 1. Nasrallah HA, Weinberger D (eds) The neurology of schizophrenia. Elsevier, Amsterdam, pp 361-376

Torrey EF, Bowler AE, Taylor EH, Gottesman I I (1994) Schizophrenia and manic-depressive disorder. Basic Books, New York

Tourtellotte WW (1987) Cerebrospinal fluid profile indicative of clinical definite multiple sclerosis: a proposal, facts, issues, opportunities and perspectives. In: Thompson FJ (ed) Advances in CSF protein research and diagnosis. MTP, Lancaster, pp 17-35

Treisman G, King J, Lyketsos C, Fishman M (1994) Neuropsychiatry and HIV infection. Curr Opin Psychiatry 7:102-105

Tsuang MT, Lyons M, Faraone SV (1990) Heterogeneity of schizophrenia. Conceptual models and analytic strategies. Br J Psychiatry 156:17-26

Tsuang MT, Faraone SV, Lyons MJ (1993) Identification of the phenotype in psychiatric genetics. Eur Arch Psychiatry Clin Neurosci 243:131-142

Ullmann H, Kühn J (1988) Varicella-Zoster virus infection of the CNS with symptoms resembling cardiophobia or schizophrenia. Nervenarzt 59:113-117

Ur E, White PD, Grossman A (1992) Hypothesis: Cytokines may be activated to cause depressive illness and chronic fatigue syndrome. Eur Arch Psychiatry Clin Neurosci 241:317-322

Vande Woude S, Richt JA, Zink MC, Rott R, Narayan O, Clements JE (1990) A Borna Virus cDNA encoding a protein recognized by antibodies in humans with behavioral diseases. Science 250:1278-1281

van Os J, Wright P, Murray RM (1997) Follow-up studies of schizophrenia I: Natural history and non-psychopathological predictors of outcome. Eur Psychiatry [Suppl5] 12:327s-341s

Villemain F, Chatenoud L, Galinowski A, Homo-Delarche F, Ginestet D, Loo H, Zarifian E, Bach JF (1989) Aberrant T Cell-mediated immunity in untreated schizophrenic patients: deficient interleukin-2 production. Am J Psychiatry 146:609-616

Wagner K, Ludwig H, Paulsen J (1968) Fluoreszenzserologischer Nachweis von Borna-Virus-Antigen. Berl Münch Tierärztl Wschr 81:395-396

Waltrip RW, Carrigan DR, Carpenter WT (1990) Immunopathology and viral reactivation: a general theory of schizophrenia. J Nerv Ment Dis 178:729-738

Waltrip RM II, Buchanan RW, Summerfelt A, Breier A, Carpenter WT, Rubin SA, Carbone KM (1993) Schizophrenia and Borna disease antibodies. Soc Neurosci [Abstracts] 19: Mental Illness I 9.10

Waltrip RW II, Buchanan RW, Summerfelt A, Breier A, Carpenter WT, Bryant LN, Rubin SA, Carbone KM (1995) Borna disease virus and schizophrenia. Psychiatry Res 56:33-44

Waltrip RW II, Buchanan RW, Carpenter WT Jr, Kirkpatrick B, Summerfelt A, Breier A, Rubin SA, Carbone KM (1997) Borna disease virus antibodies and the deficit syndrome of schizophrenia. Schizophrenia Res 23:253-257

Weber T, Freter A, Baumann E, Lüer W, Gerhards J, Mous J, Stüber D, Döbeli H, Haas J, Stark E, Poser S, Felgenhauer K (1991a) Der Einsatz rekombinanter Antigene in der Diagnose der HIV-Enzephalitis. In: Huffmann G, Braune HJ (Hrsg) Infektionskrankheiten des Nervensystems. Einhorn, Reinbek, S 83-91

Weber T, Turner RW, Lüer W, Lüke W, Ruf B, Haas J, Stark E, Poser S, Hunsmann G, Pohle HD, Felgenhauer K (1991b) Anwendung der Polymerase-Ketten-Reaktion am Beispiel der progressiven multifokalen Leukoencephalopathie. In: Huffmann G, Braune HJ (Hrsg) Infektionskrankheiten des Nervensystems. Einhorn, Reinbek, S 70-82

Weinberger DR (1986) The pathogenesis of schizophrenia: a neurodevelopmental theory. In: Nasrallah HA, Weinberger DR (eds) The neurology of schizophrenia. Elsevier, Amsterdam New York, pp 367-406

Weinberger DR (1987) Implications of normal brain development for the pathogenesis of schizophrenia. Arch Gen Psychiatry 44:660-669

Wexler BE (1992) Editorial: Beyond the Kraepelinian dichotomy. Biol Psychiatry 31:539-541

Wiborg A (1994) Zur Frage der Borna´schen Krankheit beim Menschen- eine retrospektive Studie an schizophrenen Patienten. Dissertation, Med. Fakultät, Universität Ulm

Wieck HH (1962) Zur Analyse der Syndromgenese bei körperlich begründbaren Psychosen. In: Kranz H (Hrsg) Psychopathologie heute. Kurt Schneider zum 75. Geburtstag. Thieme, Stuttgart, S 212-220

Wieck HH (1977) Lehrbuch der Psychiatrie. 2 Aufl. Schattauer, Stuttgart

Williams SD, Kwok S (1992) Polymerase chain reaction: applications for viral detection. In: Lennette EH (ed) Laboratory diagnosis of viral infections. Dekker, New York Basel, pp 147-174

Windhaber J, Dantendorfer K, Sachs G, Maierhofer D, Holzinger A, Berger P (1997) BDV antibodies are not increased in panic disorder. Biol Psychiatry 42:30

Wollinsky KH, Hülser PJ, Brinkmeier H, Mehrkens HH, Kornhuber HH, Rüdel R (1994) Filtration of cerebrospinal fluid in acute inflammatory demyelinating polyneuropathy (Guillain-Barré syndrome). Ann Med Interne 145:451-458

Woods BT, Douglass A, Gescuk B (1991) Is the VBR still a useful measure of changes in the cerebral ventricles? Psychiatry Res Neuroim 40:1-10

World Health Organisation (1991) Tenth revision of the international classification of diseases. Chapter V (F): mental and behavioral disorders (including disorders of psychological development). Clinical description and diagnostic guidelines 1991. (Deutsche Übersetzung Dilling H et al., Huber, Bern Göttingen, 1. Aufl.)

Ygata-Yi R, Yamaguchi K, Yoshiki K, Takemoto S, Yamasaki H, Matsuoka M, Miyakawa T (1996) Borna disease virus and the consumption of raw horse meet. Nature Med 2:948-949

Zheng YM, Schäfer MKH, Weihe E, Sheng H, Corisdeo S, Fu ZF, Koprowski H, Dietzschold B (1993) Severity of neurological signs and degree of inflammatory lesions in the brain of rats with Borna disease correlate with the induction of nitric oxide synthase. J Virol 67:5786-5791

Zimmermann W, Dürrwald R, Ludwig H (1994a) Detection of Borna disease virus RNA in naturally infected animals by a nested polymerase chain reaction. J Virol Methods 46:133-143

Zimmermann W, Breter H, Rudolph M, Ludwig H (1994b) Borna disease virus: immunoelectron microscopic characterization of cell-free virus and further information about the genome. J Virol 68:6755-6758

Zöfel P (1985) Statistik in der Praxis. Fischer, Stuttgart

Zwick W, Seifried O (1925) Übertragbarkeit der seuchenhaften Gehirn-Rückenmarksentzündung des Pferdes (Borna'sche Krankheit) auf kleine Versuchstiere (Kaninchen). Berl tierärztl Wschr 41:129-132

Zwick W (1926) Über die ansteckende Gehirn-Rückenmarksentzündung (Kopfkrankheit, Bornasche Krankheit) der Pferde. Dt tierärztl. Wschr 34:763-764

Zwick W, Witte J, Bert F (1932) Über das Vorkommen des Virus der Bornaschen Krankheit im Harn, im Blut und im Liquor cerebrospinalis. Berl Tierärztl Wschr 47:33-35

Zwick W (1939) Borna'sche Krankheit und Encephalomyelitis der Tiere. In: Gildemeister E, Haagen E, Waldmann O (Hrsg.): Handbuch der Viruskrankheiten. Fischer, Jena, 2:254-356

9
Verzeichnis der Abkürzungen

AG	=	Antigen
AK	=	Antikörper
BD	=	Borna disease, Bornasche Krankheit
BDV	=	Borna disease Virus, Virus der Bornaschen Krankheit
BLS	=	Blut-Liquor-Schranke
cCT	=	Craniales Computertomogramm
CH	=	chirurgisch, Chirurgie
DNA	=	Desoxyribonukleinsäure
DSM-III-R	=	Diagnostisches und statistisches Manual psychischer Störungen. 3. revidierte Fassung (American Psychiatric Association)
EEG	=	Elektroencephalogramm
Ges	=	Gesamt
HA	=	Hirnatrophie
HCH	=	Dr. Dr. HC Estler, Günzburg
HIV	=	Human Immunodeficiency Virus
I-BDV	=	Liquor-Serum-Index für BDV-spezifisches IgG
ICD-9, ICD-10	=	Internationale Diagnostische Klassifikation, 9. und 10. Version (WHO)
IF	=	indirekte Immunfluoreszenz
IFT	=	indirekter Immunfluoreszenztest (= IIFA = indirect immunofluorescence assay)
IgG	=	Immunglobulin G

IgM	=	Immunglobulin M
JD	=	Dr. J. Dittmann, Neu-Ulm
k Da	=	kilo Dalton
kB	=	kilo Basen
KBR	=	Komplementbindungsreaktion
M	=	Männlich
MB$_1$	=	PD Dr. Michael Bauer, München
MB$_2$	=	Dr. Michael Bauer, Bad Wörishofen
MCH	=	major histocompatibility complex
MDCK-Zellen	=	Madine Darbine Canine Kidney-Zellen
MRI	=	magnetic resonance imaging, Kernspintomographie
NL	=	neurologisch, Neurologie
nm	=	Nanometer
n.s.	=	nicht signifikant
PCR	=	Polymerasekettenreaktion, polymerase chain reaction
PS	=	psychiatrisch(e), Psychiatrie
PSR	=	Patellarsehnenreflex
RNA	=	Ribonukleinsäure
RT-PCR	=	Reverse Transkriptase Polymerase Ketten Reaktion
SV	=	Suizidversuch(e)
W	=	Weiblich
WHO	=	World Health Organisation
ZNS	=	Zentralnervensystem

10
Danksagung

Herrn Prof. Dr. R. Schüttler, Ärztlicher Leiter des Bezirkskrankenhauses Günzburg und Leiter der Abteilung Psychiatrie II der Universität Ulm am Bezirkskrankenhaus Günzburg, schulde ich großen Dank. Er regte mich zur Durchführung dieser Arbeiten an und gewährte mir jederzeit die gewünschte Unterstützung. Ohne seine stete Ermutigung und seinen Rat wäre die Arbeit nicht zustandegekommen.

Herrn Prof. Dr. Rott, Leiter des Instituts für Virologie an der Universität Gießen, und seinen Mitarbeitern danke ich für die langjährige gut funktionierende wissenschaftliche Kooperation, welche erst die Durchführung dieser Untersuchungen ermöglichte. Herr Prof. Rott gab auch den ursprünglichen Impuls zu diesen Studien.

Ganz besonders danke ich Frau Dr. Sybille Herzog, Institut für Virologie der Universität Gießen, welche die serologischen und die meisten virologischen Arbeiten mit ihren Mitarbeitern, vor allem Frau Gottfried, durchführte. Die interdisziplinären Diskussionen mit Frau Dr. Herzog waren Werkstätte der Hypothesengenerierung und der Entwicklung von Studiendesigns.

Herrn Prof. von Albert, Leiter der Abteilung Neurologie am Bezirkskrankenhaus Günzburg, und den Chefärzten der Chirurgischen Abteilung des Kreiskrankenhauses Günzburg, Herrn Dr. von Gottberg und Herrn Dr. Michel, danke ich für die Möglichkeit zur Durchführung vergleichender Studien.

Für die aktive Mitarbeit an verschiedenen Teilstudien danke ich folgenden ärztlichen Kollegen: PD Dr. M. Bauer, Arzt für Radiologie, München, für die Mitarbeit an der MRI-Studie. Dr. W. Auernhammer, Oberarzt am Bezirkskrankenhaus Günzburg, Abteilung Neurologie und Dr. M. Bauer, Arzt für Neurologie, jetzt Bad Wörishofen, früher Abteilung Neurologie Bezirkskrankenhaus Günzburg, für die Mitarbeit an einer Fallkontrollstudie zur Diagnoseneinschätzung bei neurologischen Patienten. Dr. W. Behr, Arzt für Labormedizin und Oberarzt am Zentralklinikum Augsburg, für die Bestimmungen der Liquorproteine. Dr. J. Dittmann, Neu-Ulm, früher Bezirkskrankenhaus Günzburg Abteilung Psychiatrie, für die Mitarbeit an einer Fallkontrollstudie zur diagnostischen Einschätzung psychiatrischer Patienten.

Ferner habe ich zu danken den Doktoranden Dr. Dr. HC Estler, D. Hölle, J. Saur und Dr. A. Wiborg für ihr Interesse an der Fragestellung und der Durchführung eigener Studien.

Für die statistische Beratung danke ich Herrn Dr. R. Muche, Abteilung Klinische Dokumentation (Leiter Prof. W. Gauss) der Universität Ulm.

Den veterinärmedizinischen Kollegen Dr. Aust und Dr. Schmid, Staatliches Veterinäramt Günzburg, danke ich für ihr Interesse und ihre Mitwirkung bei der Untersuchung von Tieren und der Abnahme von Serumproben.

Frau Sabine Baur, Sekretariat der Forschungsstelle am Bezirkskrankenhaus Günzburg, Abteilung Psychiatrie, schulde ich großen Dank für ihre stets zuverlässige Arbeit, das hartnäckige Sammeln der Krankenakten, die Dateneingabe und mühevolle Schreibarbeit, ebenso Frau Karola Krötzinger für die Aktualisierung der Arbeit und Formatierung zum Druck.

Ganz besonders danke ich auch der Leiterin des Labors an den Kliniken Günzburg Frau IM Stenzel und ihren Mitarbeiterinnen, die über viele Jahre klaglos und zuverlässig die Seren gesammelt haben und durch die Arbeiten zusätzlich belastet waren.

Sehr zu danken habe ich auch allen bisher nicht genannten ärztlichen Kollegen der Abteilung Psychiatrie des Bezirkskrankenhauses Günzburg für ihre großzügige Unterstützung und Mitarbeit. Nicht ungenannt bleiben sollen auch das Pflegepersonal, der Fahrdienst und die Mitarbeiter der Poststelle am Bezirkskrankenhaus Günzburg für ihre organisatorische Mitwirkung.

Die hier vorgelegten Studien wurden unterstützt mit Mitteln des Bundesministeriums für Forschung und Technologie (BMFT), Fördernr. 01 KI 8825.

Druck: Strauss Offsetdruck, Mörlenbach
Verarbeitung: Schäffer, Grünstadt